U0937799

广州市高校创新创业（就业）教育项目（穗教高教〔2019〕15号）成果

宫颈机能不全防治

MANAGEMENT OF CERVICAL INSUFFICIENCY

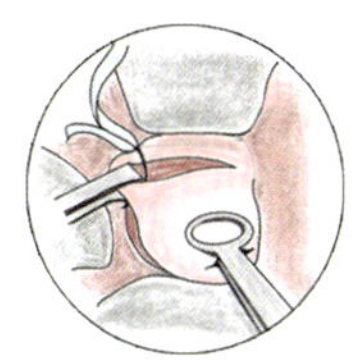
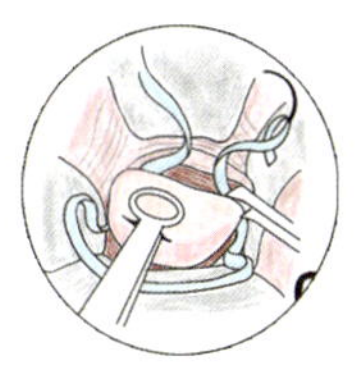
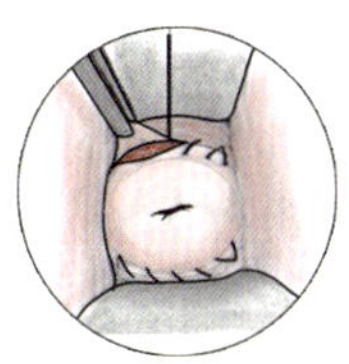
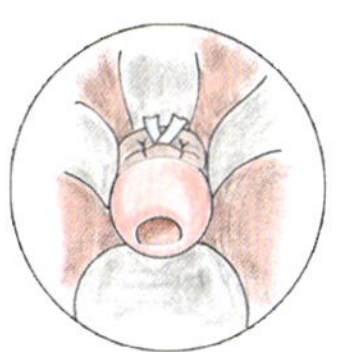

主编　李映桃

SPM 南方出版传媒

广东科技出版社｜全国优秀出版社

·广　州·

图书在版编目（CIP）数据

宫颈机能不全防治／李映桃主编．—广州：广东科技出版社，2021.1

ISBN 978-7-5359-7219-4

Ⅰ．①宫…　Ⅱ．①李…　Ⅲ．①子宫颈疾病—防治　Ⅳ．①R711.74

中国版本图书馆CIP数据核字（2020）第245479号

出 版 人：朱文清
责任编辑：黎青青　潘羽生
封面设计：林少娟
责任校对：高锡全　杨崚松　陈　静
责任印制：彭海波
出版发行：广东科技出版社
（广州市环市东路水荫路11号　邮政编码：510075）
销售热线：020-37592148／37607413
http：//www.gdstp.com.cn
E-mail：gdkjcbszhb@nfcb.com.cn
经　　销：广东新华发行集团股份有限公司
印　　刷：广州市彩源印刷有限公司
（广州市黄埔区百合三路8号　邮政编码：510700）
规　　格：787mm × 1 092mm　1/16　印张22　字数450千
版　　次：2021年1月第1版
2021年1月第1次印刷
定　　价：218.00元

主编简介

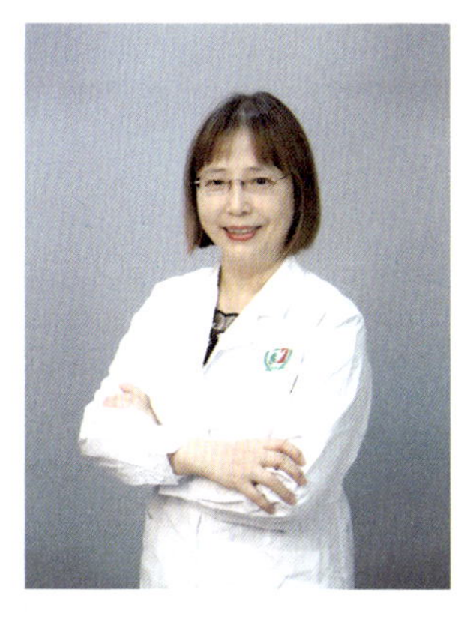

李映桃　教授、主任医师

专长于急危重症孕产妇的救治和管理，产科适宜技术的研发和推广，以及妊娠合并糖尿病的发病机制研究。曾作为访问学者在法国斯特拉斯堡大学附属医院和美国路易斯威尔大学医院进修学习。首届柔济名医和羊城好医生，2007年度全国卫生系统先进个人，2019年广州市最美医师，2020年广东省医师奖获得者。参与产科“国家临床重点专科”单位建设、“广东省产科重大疾病重点实验室”及“广东省产科重大疾病防控协同创新中心”的工作。创立“妊娠期糖尿病和宫颈机能不全创新工作室”，其经验被广东省内多家医院借鉴和推广。

现为广东省保健协会母婴安康分会主任委员，广州市医师协会母胎医学分会主任委员，广东省医学会生殖免疫与优生分会副主任委员，广东省医学会围产分会委员，广州市围产保健专家委员会委员，广东省和广州市科技项目评审专家，广州医科大学科普进校园“青春期健康教育”主讲导师。先后主持省市级科研项目共18项，在研4项。获国家新型实用专利8项。参编著作11部，主编《产科急救快速反应团队演练及技术操作示范》《妊娠合并糖尿病知识读本》《图说糖妈妈饮食3+3》等。在国内外发表论文共90余篇。在国内率先建设“柔济糖妈妈在线”互联网医疗平台。

编委会名单

主　编　李映桃

副主编　陈娟娟　陈　慧　陈　佳　王振宇

编　委

万　波　南方医科大学第三附属医院

王　艳　广州医科大学附属第三医院

王振宇　中山大学孙逸仙纪念医院

方炼砂　惠州市第一人民医院

丘峻朝　广州医科大学附属第五医院

卢澄钰　南方医科大学深圳医院

李兆生　珠海市妇幼保健院

李映桃　广州医科大学附属第三医院

刘玉冰　广州医科大学附属第三医院

朱　斌　广州市番禺妇幼保健院

陈　平　惠州市第一妇幼保健院

陈　佳　广州医科大学附属第三医院

陈娟娟　广州医科大学附属第三医院

陈智毅　广州医科大学附属第三医院

陈　慧　中山大学孙逸仙纪念医院

吴伟珍　广州医科大学附属第三医院

吴侃倪　韶关市妇幼保健院

肖晓梅　广州医科大学附属第三医院

范建辉　中山大学附属第三医院

单　青　南方医科大学第五附属医院

周梦阳　广州医科大学附属第三医院

贺　芳　广州医科大学附属第三医院

郭　慧　广州医科大学附属第二医院

钟彩娟　广东省妇幼保健院

祝丽琼　中山大学孙逸仙纪念医院

贾金平　花都区妇幼保健院

莫瀚杰　中山大学孙逸仙纪念医院

徐崇彬　广州医科大学附属第三医院

黄颖敏　广州医科大学附属第三医院

梁黎璇　广州医科大学附属第三医院

韩　俊　广州市中西医结合医院

韩凤珍　广东省人民医院

温景锋　广州医科大学附属第三医院

温济英　广东省妇幼保健院

美　编　朱苑桐　陈　慧　陈　佳　王振宇　朱梦兰　陈俐颖

序 Preface

宫颈机能不全是导致晚期流产及早产的常见原因。随着我国妇女生育年龄的推迟、社会生活压力的增大、辅助生殖技术需求的增加，宫颈机能不全的发生率正逐渐升高，晚期流产儿及早产儿的病死率、病残率也越来越受到重视。因此，宫颈机能不全的诊治逐渐成为产科领域关注的热点。

然而，目前宫颈机能不全的筛查、诊断和治疗方法在全球尚未统一，国内也缺少关于宫颈机能不全相关问题系统、实用的临床参考书。李映桃教授根据自己多年的临床经验，从理论基础出发，以临床处理为导向，精心组织编写了本书。本书既为同行提供了宫颈机能不全的理论参考，有助于更好地理解发病机制，又为同行提供了临床处理方案，有利于疑难患者的诊疗。

本书详细阐述了宫颈机能不全的发病原因、发病机制、临床表现、诊断及治疗方法，介绍了宫颈机能不全的病因学研究进展、筛查及诊断方法的研究进展、经阴道宫颈环扎术式的研究进展、双胎妊娠合并宫颈机能不全治疗手段的研究进展、紧急宫颈环扎术式临床应用的新进展、宫颈黏液栓的生理特性与宫颈机能不全、辅助生殖技术与宫颈机能不全、羊膜腔穿刺术评价和指导宫颈机能不全的应用进展、妊娠期宫颈超声检查评估早产的研究进展，最后以典型病例及病案讨论对宫颈机能不全的诊治进行了深入分析，并且详细阐述了经阴道宫颈环扎术手术步骤和注意事项。本书内容丰富，形式新颖，前后呼应，有利于读者对宫颈机能不全的基础及新进展进行系统的学习，帮助同行灵活运用理论知识处理临床实际问题。

本书邀请了在该领域非常有经验的专家共同编写，凝聚了各位专家的经验及智慧。相信本书将会为广大妇产科同行提供良好的参考。

中山大学孙逸仙纪念医院

2020年10月

前言

据有关数据统计，在普通的产科人群中，宫颈机能不全的发生率为0.05%～1%。由宫颈机能不全引起的早产约占晚期流产和早产总数的8%，在妊娠16～28周习惯性流产中占15%左右。而早产是围产儿死亡的首要原因，唯一可通过微创手术治疗的早产则是宫颈机能不全引起的早产。因此，规范诊治宫颈机能不全，从而防治早产，改善母儿预后，尤为重要。

一、宫颈机能不全的诊断技术

宫颈机能不全的筛查、诊断和治疗方法在全球尚未统一。2014年，美国妇产科医师学会（ACOG）指出宫颈机能不全至今没有明确的诊断标准，目前主要依据病史、体格检查及超声进行诊断。其诊断标准为：①病史。既往在孕14~36^{+6}周发生过1次或1次以上自发性分娩，此次单胎妊娠的女性在孕24周前TVU CL（经阴道超声检查宫颈长度）<25mm。②体格检查。孕16~23^{+6}周内检或窥阴检查发现宫颈扩张。③病史排除其他原因的无痛性宫颈扩张导致妊娠中期反复流产的临床诊断。TVU CL测量技术是关键，须标准化。

二、宫颈机能不全的治疗技术

宫颈环扎术是治疗宫颈机能不全的手段之一。宫颈环扎术的目的是修复及建立宫颈内口的形态和功能，借助缝合技术提高宫颈张力，阻止子宫下段的延伸及宫颈口的扩张，协助宫颈内口承担妊娠后期胎儿及其附属物的重力；或减少子宫下段与胎盘分离的机会，延长孕周，防治早产。Shirodkar和McDonald分别于1955年和1957年对宫颈环扎术正式命名，同时对宫颈环扎术的操作也进行了详细的说明，并应用于抗中期妊娠丢失和抗早产治疗，这两种术式现已广泛应用于临床。1965年，Benson和Durfee第一次提出了经腹宫颈环扎术。

宫颈环扎术的适应证包括：①宫颈机能不全高风险的妇女可以做预防性宫颈环扎术。②在宫颈开始变短时（如超声监测下）做治疗性宫颈环扎术有可能阻止宫颈进一步变短。③在宫颈已经扩张、宫颈外口可以见到胎膜膨出的孕妇可以做紧急宫颈环扎术。④经腹宫颈环扎术的最佳适应证是经阴道宫颈环扎术已经无效。

最佳手术时机的选择：预防性宫颈环扎为孕13～16周，治疗性宫颈环扎为孕16～24周，紧急宫颈环扎为孕18～28周。国内报道预防性宫颈环扎术、治疗性宫颈环扎术、紧急宫颈环扎术的成功率分别为90%～100%、53%～83%、43%～65%。

宫颈环扎术的近期并发症：出血、感染及手术刺激可能会增加子宫收缩的风险；宫颈创伤、胎膜早破和缝线异位，环扎线难以去除。宫颈环扎术的远期并发症：宫颈撕裂伤、瘢痕及每次妊娠都需要做环扎术。

缝线、缝针、宫颈钳及缝合时机等也都会影响手术的成功率。基层医院依然使用古典的双10丝线缝合，这大大影响了成功率。广州医科大学附属第三医院近10年来对此大力改进，效果良好。本书附有视频二维码链接，可手把手教会基层人员相关技术。

三、术后随访和护理管理技术

教会孕妇如何自我监测先兆早产和胎动计数、预防生殖道感染、适时拆除缝线等极为重要。但基层医院医务人员紧缺，常有宫颈环扎术后并发严重宫内感染和严重宫颈撕裂患者转诊广州医科大学附属第三医院，这提示须为基层医院提供宫颈环扎术后规范的随访模式。宫颈机能不全创新工作室的示范性建立，提供了良好的医护患沟通平台和危重疑难病例的转诊中心。

宫颈机能不全创新工作室由产科专科护士专人负责，目前已建立8个患者随访微信群，人数近1 000人。群内24h在线答疑及健康宣教、指导监护、预约随访和相关检查。工作室利用微信平台“柔济糖妈妈在线”做健康教育，内设宫缩计数APP和胎动计数APP，指导宫颈机能不全患者及时接受随访和就诊。工作室建立5年以来，广州医科大学附属第三医院的宫颈环扎患者未发生严重宫颈撕裂、严重出血等并发症。

本书参考了国内外的循证医学研究证据，系统全面地介绍了宫颈机能不全的病因及发病机制、临床表现、诊疗标准、治疗方法，以及国内外关于宫颈机能不全的最新研究进展。典型病例及病案讨论，让读者身临其境，最大限度地参与作者团队对疾病的诊断与治疗。本书既记录了诊治成功的喜悦和面对病魔的无奈，更记录了从实践中学习、脱胎换骨般进步的体会。这一个个鲜灵活现的病例，将引发我们深入思考、探索病因和机制，寻求最佳治疗方案和评估预后的方法。我们也希望借此机会与广大读者共勉，在持续的经验总结中，不断提高临床诊治水平。

2020年8月

目录

Contents

第一章　宫颈机能不全防治的基础知识

第二章　宫颈机能不全诊治的研究进展

第三章 典型病例

第四章　病案讨论

第五章　经阴道宫颈环扎术手术步骤和注意事项

附录

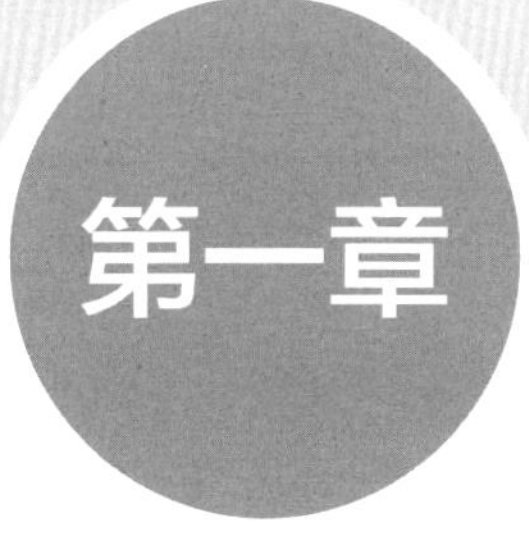

第一章

宫颈机能不全防治的基础知识

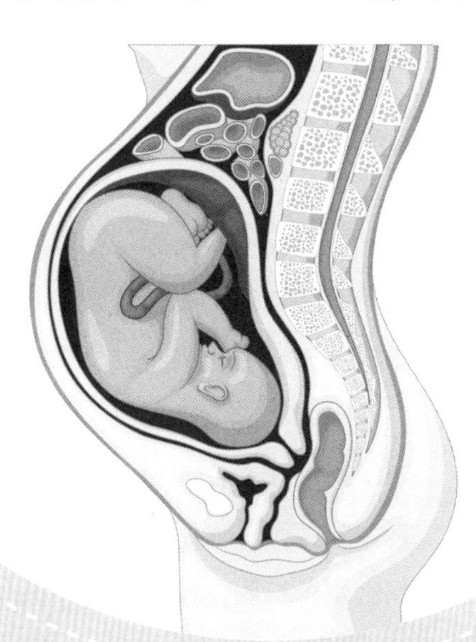

第一节　宫颈机能不全的病因及发病机制

一、宫颈机能不全的定义

宫颈机能不全（cervical insufficiency，CI），又称宫颈内口闭锁不全、宫颈口松弛症，指宫颈由于先天性或后天性的解剖及功能缺陷，导致在没有宫缩的情况下，患者出现孕中期无痛性宫颈扩张，随之胎儿胎盘娩出，妊娠终止的病史，常发生在孕24周前，不合并其他明确导致宫缩和早产（preterm birth，PTB）的因素（如出血、感染和胎膜早破）。

宫颈机能不全的经典定义：反复无痛性宫颈扩张导致3次或3次以上妊娠中期分娩。

2014年，美国妇产科医师学会（American College of Obstetricians and Gynecologists，ACOG）[1]定义宫颈机能不全：妊娠中期出现缺乏症状和体征的临床宫缩和分娩，以致无法维持妊娠的宫颈失能状态。

2019年，加拿大妇产科医师学会（Society of Obstetricians and Gynecologists of Canada，SOGC）[2]定义宫颈机能不全：以妊娠37周前在缺乏早产征象的情况下发生宫颈管扩张和宫颈管缩短为特点。典型表现为妊娠中期出现无痛性、进行性宫颈管扩张，伴或不伴胎膜早破、羊膜囊凸出宫颈口，最终导致中期妊娠流产或早产。

有学者认为[3]，宫颈机能与妊娠状态相适应：随着孕周的增加，宫颈逐步软化；随着胎儿的增大，宫颈逐步缩短；随着宫缩的发生与增强，宫颈逐步缩短且宫颈口进行性扩张；等等。当出现与目前临床妊娠状态不相符合的宫颈成熟状态（如宫颈无诱因的软化、缩短甚至扩张）时，即考虑出现了宫颈机能不全。

宫颈机能不全是临床诊断性疾病，但其诊断标准十分模糊，缺乏客观的金标准。

二、宫颈机能不全的流行病学特点

宫颈机能不全的发生率为0.05%～1%。据统计，宫颈机能不全患者早产率高出非宫颈机能不全者3.3倍。宫颈机能不全导致的早产占全部早产的8%～9%，占自然早产的40%～50%，占胎膜早破的20%～30%。20%～25%的妊娠中期流产的原因为宫颈机能不全，<30%的妊娠中期流产者会复发[2，4-5]。

三、宫颈长度在妊娠期的生理变化

宫颈位于子宫与阴道之间，在非孕期，其长度为25～30mm。在孕期，它的主要作用是在胎儿外部形成一道屏障。随着孕周的增加，宫颈的长度逐渐变短，宽度逐渐变宽，但是宫颈的内径并未见明显的变化，这与妊娠期宫颈平滑肌纤维组织的增生肥大、胶原纤维肿胀有关。研究发现，妊娠次数也对宫颈径线有一定的影响，随着妊娠次数的增加，宫颈的长度和宽度明显增加；有2次或2次以上流产史的病例，妊娠早期宫颈的长度和宽度均比初产妇和有1次流产史者增加，其数值接近经产妇的数值，这可能与宫颈在流产时组织受损、感染、结缔组织相应增生有关。

妊娠期间宫颈长度（cervical length，CL）是动态变化的，孕14～22周宫颈长度为35～40mm，孕24～28周时平均缩短到35mm，孕32周以后宫颈长度约为30mm[6-8]。

通过观察宫颈长度随孕周进展的速度变化（单位时间内宫颈长度变化的快慢），可进行宫颈机能不全的诊断和早产的预测。

四、宫颈的生理结构和功能

宫颈外观近似中空的圆锥体。上端经组织学内口与解剖学内口的子宫峡部相连而通往宫腔，下端通过宫颈外口开口于阴道。育龄妇女宫颈长2.5～3cm，直径约2.5cm，未孕妇女宫颈外口为圆形，阴式分娩后形成横裂。圆锥体中央的宫颈管形如纺锤，前后扁平，中央的1/3稍扩大，最宽横径约7mm，前后径约4mm（见图1–1）[9-10]。

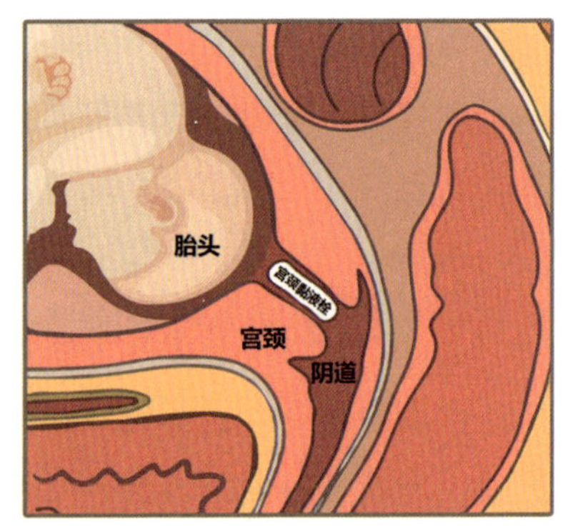

图1–1 宫颈的生理结构

宫颈间质主要由结缔组织和少量平滑肌组织构成。结缔组织由胶原纤维、少量富含伸展性的弹力纤维和网状纤维构成，其中胶原纤维占70%，分为可溶性胶原纤维与不溶性胶原纤维，后者决定了宫颈的韧性及张力。宫颈间质中的蛋白聚糖包绕胶原纤维，影响其排列和物理特性。蛋白聚糖中的硫酸软骨素影响宫颈的韧度，硫酸角质素则影响胶原纤维的粗细。宫颈内口由子宫体外层纵行的平滑肌延续成螺旋状排列，该部分平滑肌可占50%～60%，发挥括约肌的功能。在宫颈管中部，平滑肌明显减少10%～15%，成为平滑肌的终末端。在宫颈下端及外口的间质中，除包绕血管外周的平滑肌外几乎无平滑肌成分。宫颈间质中纤维结缔组织呈纵行束状走行，其间也有环形纤维走行。宫颈阴道部由于环形胶原纤维十分发达而隆起，其张力协同发挥括约肌的功能。尽管宫颈无环形括约肌，上述解剖学结构协同保障倒置的子宫即便在妊娠中晚期也不会因妊娠内容物对宫颈内口的压力增加而导致胎膜膨出，出现早产。

妊娠期宫颈的成熟度变化，与宫颈的胶原纤维含量密切相关。妊娠期间质中的硫酸软骨素由非妊娠期的55%下降到31%，有利于宫颈的软化；而硫酸角质素则由非妊娠期的17%增至33%，有利于胶原纤维的降解。妊娠期间胶原酶活性增加，使胶原降解，在妊娠早期与非妊娠期相似。妊娠中期胶原纤维开始松散，粗细不均；中期后胶原纤维减少，断裂、疏松成网状，至妊娠晚期足月时降至非妊娠期的1/3，结缔组织也明显减少，其变化有利于宫颈成熟。宫颈过早成熟，与早产相关。

正常宫颈在妊娠期有两大功能：①机械屏障（纤维结缔组织）：防止宫颈扩张，避免妊娠内容物的膨出。如果纤维结缔组织薄弱，妊娠到一定时间妊娠内容物会突出，导致晚期流产或早产。②免疫屏障［宫颈黏液栓（cervical mucus plug，CMP）］：含有能抵抗感染的蛋白，可阻止细菌进入子宫。如果宫颈过短，屏障功能障碍导致宫内感染（intrauterine infection，IAI），与早产有关。

五、宫颈机能不全的病因

目前对宫颈机能不全的病因及病理生理仍缺乏足够的认识，宫颈机能不全的病因仍不明确。一般认为，宫颈机能不全的病因包括先天因素和后天因素。先天因素指宫颈发育不良，后天因素指各种原因引起的宫颈损伤。事实表明，后天因素，如分娩、引产造成的宫颈裂伤，宫颈锥切术、宫颈环形电切术（loop electrosurgical excision procedure，LEEP）等导致的宫颈括约肌功能的完整性受损均为宫颈机能不全的高危因素。宫颈锥切术后所引起的宫颈机能不全与宫颈锥切术后宫颈管的长短有关。此外，反复的机械性扩张宫颈也构成风险，尤其是在妊娠晚期。先天因素，如宫颈组织结构缺陷、妊娠期宫内持续宫颈组织结构缺陷和妊娠期宫内持续增长的压力是导致宫颈机能不全的高危因素。其他先天因素还有先天性米勒管发育不全、宫颈胶原与弹力蛋白缺乏和宫内己烯雌酚暴露等，但是这些因素与宫颈机能不全并非特异性相关。

传统的观点将宫颈机能划分为完好或者不全，但目前大量的证据表明，宫颈机能的改变是一个与妊娠相适应的连续过程，并不存在宫颈机能的全或无[11]。在被临床确诊为宫颈机能不全的孕妇中，仅有小部分病例的宫颈确实存在解剖或组织结构上的缺陷，而大多数病例的不良孕产史的原因更可能为“宫颈过早成熟过程（process of premature cervical ripening）”，即由于亚临床的感染、局部的炎症、激素及遗传等一个或多个潜在原因导致宫颈力学或免疫学的完整性遭到破坏，从而启动“宫颈成熟过程”，在临床上表现为宫颈无法维持妊娠至足月而发生流产或早产[12]。

六、宫颈机能不全的发病机制

宫颈机能不全的发病机制尚不十分明确，部分病例存在宫颈完整性差的解剖证据，但是大多数临床诊断宫颈机能不全的患者在外观上宫颈的解剖是正常的。有学者提出：宫颈机能不全是一个连续的进程，由于宫颈过早成熟而引起各种基本过程，这些过程包括感染、炎症、局部或全身的激素作用，甚至是基因的易感性，使得不良产科史可能更有助于宫颈机能不全的发生发展；一旦宫颈的完整性受到损害，其他过程就会被激发［如未足月胎膜早破（preterm premature rupture of membrane，PPROM）、早产］，临床上将这个进程称为自发性早产（spontaneous preterm birth，sPTB）。因此，宫颈机能不全越来越被认为是一个复杂的、难以理解的、宫颈较早成熟或妊娠中期流产发生的过程[13]。

七、宫颈机能不全的高危因素

宫颈机能不全可能的病因为宫颈括约肌结构与功能缺损，无法承受中晚孕期宫内胎儿及其附属物的重力，从而引起宫颈下段延伸、扩张，导致流产或早产的发生。因此，引起宫颈括约肌合成受阻或损伤的因素均可导致宫颈机能不全的发生，主要包括先天因素、后天因素及药物因素等。

（一）先天因素

宫颈主要由上皮、腺体、结缔组织及平滑肌组成，其中结缔组织主要由胶原纤维组成，对宫颈起类似括约肌的功能。先天性宫颈发育不良者，其宫颈胶原纤维较少，导致宫颈括约肌功能薄弱，从而引起宫颈机能不全的发生。这类因素有米勒管异常、宫颈胶原及弹性蛋白缺乏等。但此类人群大多合并先天性子宫发育异常，如单角子宫、双角子宫、纵隔子宫及T形子宫等，子宫发育异常者流产或早产的风险较正常子宫者增加。

（二）后天因素

主要由于宫颈操作使宫颈胶原纤维受损，宫颈组织缺损，导致宫颈机能不全。患者大多有外科手术或创伤史，如分娩或引产造成宫颈裂伤、刮宫或人工流产等宫腔操作前宫颈扩张过快及反复多次宫颈扩张。因宫颈细胞学检查异常，行宫颈手术（如宫颈锥切术及宫颈环形电切术）切除部分宫颈组织送病理检查，也会导致宫颈机能不全。宫颈锥切术后并发宫颈机能不全主要与术后宫颈长度有关。最新的研究认为，产程中进行的剖宫产由于子宫下段牵拉明显，若切口选取过低则可能导致宫颈机能不全；单纯的第二产程延长并不增加其后妊娠发生宫颈机能不全的风险，但第二产程延长后的剖宫产分娩则可增加发生宫颈机能不全的风险。

（三）其他因素

曾在胎儿期暴露于己烯雌酚宫内环境中的女婴出生后出现宫颈机能不全的风险明显增高。己烯雌酚与天然的雌二醇具有相同的药理作用，它随血液通过胎盘到达胎儿体内，影响宫颈胶原纤维的构成[9]。近年来，研究者认为多囊卵巢综合征（polycystic ovarian syndrome，PCOS）患者宫颈机能不全的发病率也大大增加[14]。

也有学者将宫颈机能不全的高危因素简单分为先天性因素和获得性因素，先天性因素包括子宫内己烯雌酚暴露、胶原血管障碍（罕见）、米勒管异常、子宫异常，获得性因素包括早产史、妊娠中期胎儿丢失史、人流史、宫颈环形电切术史、冷刀锥切活检史、激光锥切及其他宫颈手术史、宫颈裂伤史[9，15]。

八、宫颈机能不全的高危人群

有2次或2次以上不明原因的晚期流产或早产史，或未足月胎膜早破史，且分娩或破膜前无明显宫缩，胎儿存活者；第1胎分娩有引产、急产、手术产（钳产、胎头吸引、臀位牵引）或宫颈损伤史者；有宫颈或宫腔手术（如宫颈切除、宫颈修补、宫颈电灼、宫颈息肉摘除、多次人流、诊刮术等）史者；先天性宫颈发育不良、过小，或可能有宫颈肌组织与结缔组织比例失调，子宫畸形者。

参考文献

[1] American College of Obstetricians and Gynecologists. ACOG practice bulletin no.142: cerclage for the management of cervical insufficiency [J]. Obstet Gynecol, 2014, 123 (2 Pt 1): 372–379.

[2] Society of Obstetricians and Gynaecologists of Canada. SOGC clinic practice guideline no.373: cervical insufficiency and cervical cerclage [J]. J Obstet Gynecol Can, 2019, 41 (2): 233–247.

[3] 王永清, 赵扬玉. 宫颈机能不全的病因与诊断的研究进展 [J]. 国际妇产科学杂志, 2016, 43 (6): 630–633.

[4] DACOSTA V, WYNTER S, HARRIOTT J, et al. Laparoscopic cervicoisthmic cerclage for the treatment of cervical incompetence: case reports [J]. West Indian Med J, 2011, 60 (5): 590–593.

[5] FRIEDMAN A M, ANANTH C V, SIDDIQ Z, et al. Trends and predictors of cerclage use in the United States from 2005 to 2012 [J]. Obstet Gynecol, 2015, 126 (2): 243–249.

[6] IAMS J D, GOLDENBERG R L, MEIS P J, et al. The length of the cervix and the risk of spontaneous premature delivery [J]. N Engl J Med, 1996, 334 (9): 567–572.

[7] BERGELIN I, VALENTIN L. Normal cervical changes in parous women during the second half of pregnancy: a prospective, longitudinal ultrasound study [J]. Acta Obstet Gynecol Scand, 2002, 81 (1): 31–38.

[8] JAFARI-DEHKORDI E, ADIBI A, SIRUS M. Reference range of the

weekly uterine cervical length at 8 to 38 weeks of gestation in the center of Iran [J]. Adv Biomed Res, 2015, 4: 115.

[9] DANFORTH D N, BUCKINGHAM J C. Cervical incompetence: a re-evaluation [J]. Postgrad Med, 1962, 32: 345–351.

[10] LUDMIR J, SEHDEV H M. Anatomy and physiology of the uterine cervix [J]. Clin Obstet Gynecol, 2000, 43(3): 433–439.

[11] ROMERO R, ESPINOZA J, EREZ O, et al. The role of cervical cerclage in obstetric practice: can the patient who could benefit from this procedure be identified? [J]. Am J Obstet Gynecol, 2006, 194(1): 1–9.

[12] MANCUSO M S, OWEN J. Prevention of preterm birth based on a short cervix: cerclage [J]. Semin Perinatol, 2009, 33(5): 325–333.

[13] FEIGENBAUM S L, CRITES Y, HARARAH M K, et al. Prevalence of cervical insufficiency in polycystic ovarian syndrome [J]. Hum Reprod, 2012, 27(9): 2837–2842.

[14] ROMAN A, SUHAG A, BERGHELLA V. Overview of cervical insufficiency: diagnosis, etiologies, and risk factors [J]. Clin Obstet Gynecol, 2016, 59(2): 237–240.

[15] 夏恩兰. 重视宫颈机能不全的防治 [J]. 中国实用妇科与产科杂志, 2014, 30(2): 81–84.

第二节　宫颈机能不全的临床表现

一、妊娠期宫颈机能不全的表现

典型的临床表现为妊娠中晚期的宫颈无痛性扩张，伴有妊娠囊膨入阴道，随后不成熟胎儿娩出。经阴道超声（transvaginal ultrasound，TVU）检查提示：宫颈管短缩并软化，宫颈内口开大2cm以上。孕16～24周单胎孕妇行宫颈B超提示宫颈长度＜25mm，宫颈内口的直径＞15mm。

二、宫颈机能不全的特异症状

患者通常在宫颈改变发生前没有症状。然而，一些最终被诊断为宫颈机能不全的患者会出现盆腔压力、经前下腹痉挛样或背痛等症状，并在数天或数周内阴道分泌物增加。其中一些症状可能与妊娠期的正常生理症状相似，最初被排除。产科医生应警惕背痛、宫缩、见红、骨盆压迫感、阴道黏液分泌物增多等症状，尤其是有宫颈机能不全危险因素的妇女[1-2]。

三、宫颈机能不全的病史求证

宫颈机能不全主要依靠临床诊断，如有反复无痛性宫颈扩张的病史和自发性中孕（16~24周）流产，继而早产分娩活婴。诊断通常是回顾性的。妇产科医生管理既往自发性妊娠中期分娩的患者，评估和记录宫颈机能不全的临床标准是否满足条件（羊膜囊凸出、无痛性规律子宫收缩）且排除其他导致妊娠中期分娩的原因（如胎盘剥离、胎儿死亡、胎儿畸形）是非常关键的。

四、宫颈机能不全的超声特征

目前没有检测宫颈机能不全的有效工具。尤其对于一些初产妇，既往无中期妊娠丢失病史，仅在妊娠中期的早期阶段通过超声筛查胎儿时发现宫颈缩短、宫口扩张甚至发生妊娠丢失。临床工作中，应用较为广泛的是妊娠期使用超声检测宫颈长度和宫颈口形态诊断宫颈机能不全。目前业界广为应用的标准为：既往在孕34周前有自发性早产病史，此次单胎妊娠在妊娠中期超声检查发现宫颈长度＜25mm（见图1–2、图1–3）。

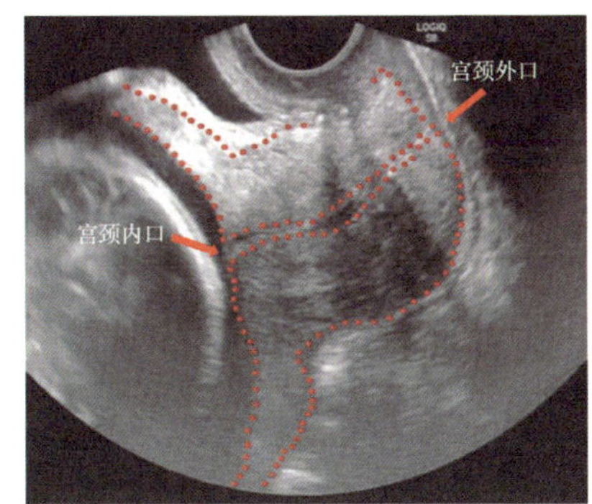

图1–2　正常宫颈

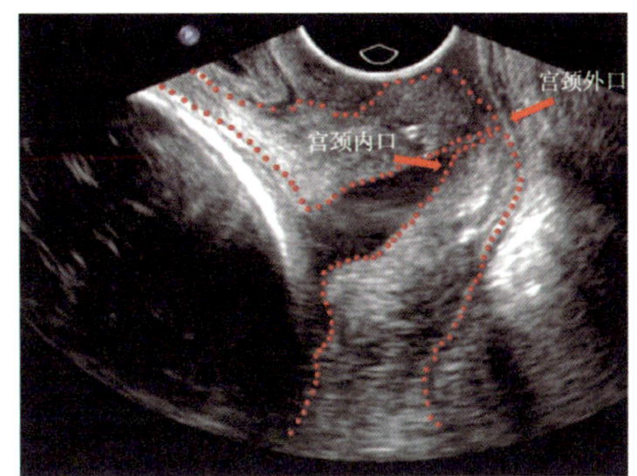

图1–3　宫颈机能不全患者的宫颈

五、宫颈机能不全的体格检查特征

既往在妊娠中期有1次或2次无痛性宫颈扩张，继而出现无宫缩、产兆、出血、感染和胎膜早破等明确病理因素的妊娠物排出即可诊断。查体可见宫颈缩短、宫口扩张，有时羊膜囊膨出（见图1–4）并凸出宫颈外口。在上述情况下，根据病史和查体可考虑宫颈机能不全。这可简单概括为：①排除临床定义的分娩发动或明显的宫内感染，妊娠中期宫颈扩张，羊膜囊在外口可见或超出外口。②在妊娠中期通过触诊发现明显（一系列）无症状宫颈扩张。

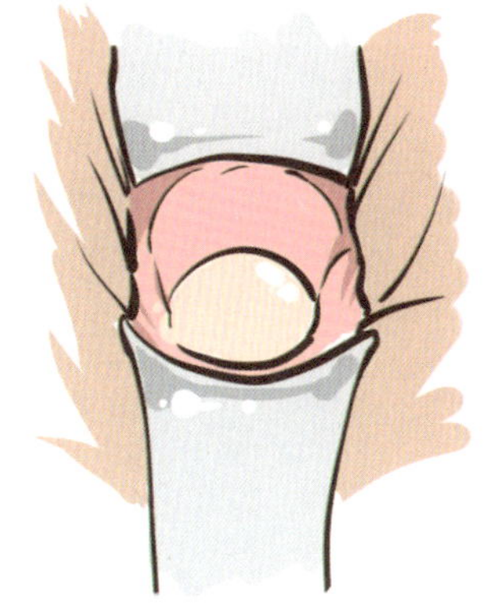

图1–4　羊膜囊膨出

参考文献

［1］American College of Obstetricians and Gynecologists. ACOG practice bulletin no.142: cerclage for the management of cervical insufficiency［J］. Obstet Gynecol, 2014, 123(2 Pt 1): 372–379.

［2］Society of Obstetricians and Gynaecologists of Canada. SOGC clinic practice guideline no.373: cervical insufficiency and cervical cerclage［J］. J Obstet Gynecol Can, 2019, 41(2): 233–247.

第三节　宫颈机能不全的诊断

一、宫颈机能不全的临床诊断标准

2014年，美国妇产科医师学会[1]定义宫颈机能不全：妊娠中期宫颈在无宫缩或无分娩发动，或上述两者皆存在的情况下，宫颈的形态及功能无法维持妊娠顺利进行，是引发晚期流产、早产的重要原因之一。由于缺乏客观的研究数据和明确的诊断标准，目前宫颈机能不全的诊断主要基于既往有过1次或1次以上孕14~36周的自发性早产或流产病史，排除宫缩、产兆、出血、感染和胎膜早破等其他明确的病理影响因素，在孕16~23周阴检发现无痛性宫颈扩张或（和）孕24周以前经阴道超声检查发现宫颈长度＜25mm。

二、超声下宫颈形态的分类

Zilianti等[2]描述了宫颈内口在妊娠期随时间的变化，超声下的宫颈形态分为4种，主要根据宫颈内口漏斗的形态来分类，包括T形、Y形、V形及U形（见图1-5）。随着妊娠进展，宫颈管扩张、软化、消退、展平，宫颈管延伸成子宫下段的一部分，宫颈管与子宫下段的关系从T形变为Y形，进一步发展，由Y形变为V形，最终变为U形。T形代表与羊膜囊相连的闭合口，宫颈管和羊膜形成T形。Y形代表羊膜囊呈轻微的喙状突起进入宫颈，宫颈管形成Y形的茎。V形代表进一步发展的漏斗。U形代表宫颈管最高级的消退，只能看到很短的宫颈管。

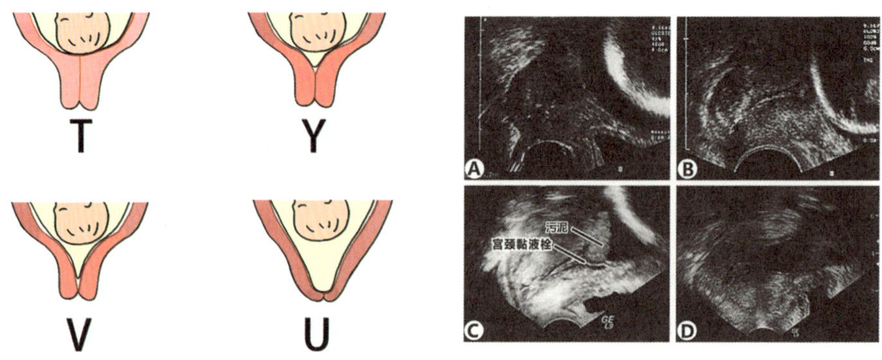

图1-5　超声下的宫颈形态

一般认为T形是正常形态，此时宫颈常常呈弧形，内口未开，漏斗未形成。随着宫颈容受，宫颈越来越短，当内口开大≥5mm时，即认为漏斗形成。当漏斗形态从Y形进展为U形时，流产或早产的概率也随之增加。

三、宫颈过短的超声评价意义

短宫颈截断值的选择是一个具有争议的话题。目前公认的短宫颈是指妊娠中期宫颈长度＜25mm，这截断值与第16周、第22周和第28周的第3百分位数、第5百分位数和第10百分位数有关。在多个探讨宫颈长度与自发性早产（sPTB）关系的研究实验中，应用的宫颈长度截断值各不相同，大致选取的宫颈长度截断值区间为15～30mm。即使不同孕妇所处的产科高危因素的程度不同，对短宫颈截断值的选择也有所不同，但不同的宫颈长度截断值同样能提高对sPTB的检出率。以孕24周以前宫颈长度＜25mm为截断值被认为对预测sPTB的准确性最高。不同截断值的选择对药物的指导效果也不一样。与25mm≤宫颈长度＜30mm的孕妇使用阴道孕酮尚无明显效果比较，宫颈长度＜25mm的孕妇使用阴道孕酮可显著降低sPTB的风险（见表1-1）[3-5]。

表1-1　国际上建议的宫颈过短的定义

指标	类别	数值	备注
宫颈长度（孕16~28周经阴道超声检查测量的宫颈长度）	有早产史者	＜25mm	宫颈漏斗的形成可增加对早产的预测，但它独立于宫颈长度观察时意义很小
	没有早产史者	≤20mm	
宫颈指数（漏斗长度+1）/宫颈长度	预测早产警戒值	＞0.5	足月妊娠者，宫颈长度随孕周增大而缩短，宫颈指数随孕周增大而增大
	预测早产危险值	＞0.8	

四、宫颈长度的敏感性和特异性、阳性预测值和阴性预测值

由宫颈长度筛查的短宫颈和自发性早产人群的敏感性和特异性、阳性预测值和阴性预测值根据选定的宫颈长度截断值而变化。例如：以宫颈长度≤15mm作为最佳截断值用于预测早产的特异性为81%、阳性预测值为83%。而以宫颈长度＜25mm作为最佳截断值用于预测早产的敏感性为37.3%、特异性为92.2% [6]。

国外也有学者认为，一个短的宫颈长度≤25mm，针对不同人群，其敏感性和阳性预测值是不同的。在没有自发性早产史的单胎妊娠中，潜在自发性早产的短宫颈的敏感性为35%～45%，阳性预测值是20%~30%，这意味着大多数宫颈长度短的女性将在35周或随后分娩；但在先前发生过自发性早产的单胎妊娠患者中，短宫颈的敏感性则高达70%；在双胎妊娠中，短宫颈的敏感性大概是35% [1，4，7–8]。

五、超声监测孕期宫颈的变化

根据患者合并的高危因素来决定超声检查的时间，孕14～18周宫颈长度正常的高危孕妇需要在孕18～22周再次行超声检查确认，而对于有过中期妊娠流产史或早期早产史的极高危孕妇，至少要在孕14～24周期间每2周行1次超声检查。

六、宫颈机能不全高危孕妇监测宫颈长度及形态的建议

（1）有早产症状或迹象的孕妇需要监测宫颈长度及形态。

（2）有自发性早产史、晚期流产史、宫颈锥切术或环形电切术后、子宫畸形、多胎妊娠、可疑宫颈机能不全等的无症状高危孕妇需要监测宫颈长度及形态。

（3）现在发现很多辅助生育术后无论单胎还是双胎，大多于20～24周出现胎膜早破和宫口开大，目前尚未找到明确的原因。有这些高危因素的孕妇需要定期做早产预测。

七、超声筛查的流程

参考美国妇产科医师学会和加拿大妇产科医师学会的建议，见图1–6。

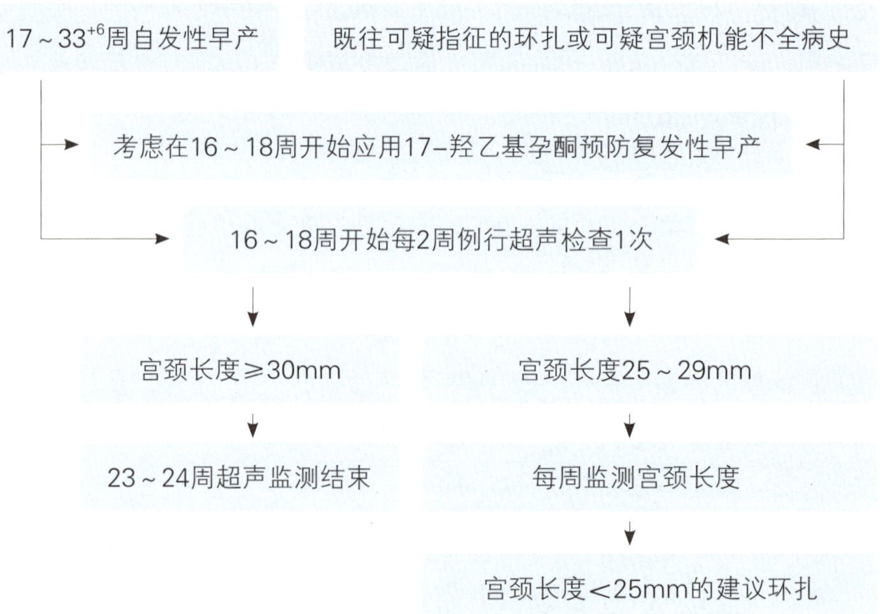

图1–6　超声筛查的流程

八、妊娠期超声诊断宫颈机能不全的方法

单独的超声检查不能诊断宫颈机能不全，但超声检查是评价妊娠期宫颈机能不全的参考指标之一。对于既往有过1次或1次以上自发性早产史或中期妊娠流产史的孕妇，在孕24周以前经超声检查发现宫颈长度＜25mm或（和）阴检发现无痛性宫颈扩张典型的宫颈机能不全的体格表现，则考虑诊断为妊娠期宫颈机能不全。由于宫颈机能不全是回顾性诊断性疾病，对于首次妊娠的孕妇出现以上描述的超声表现或（和）出现无痛性宫颈扩张典型的宫颈机能不全的体格表现，在排除其他明确病理因素（出血、感染、羊膜破裂等）的情况下，也考虑诊断为妊娠期宫颈机能不全，但现有的、公认的指南的诊断标准并未涵盖全部妊娠女性。暂时没有指南明确提出这部分妊娠人群的诊断标准。

近年来，人们尝试在妊娠中期评估宫颈长度和把宫颈缩短作为超声诊断宫颈机能不全的标志。所有国家的指南在描述宫颈长度检查时都明确推荐经阴道超声检查，经阴道超声检查是通过评估宫颈长度预测早产的金标准，是安全、可接受、便捷的检查[9]。

九、经腹部超声检查对评估宫颈机能不全的作用

在预防自发性早产（sPTB）的筛查策略中，经阴道超声检查是测量宫颈长度的首选方法。经阴道超声检查测量宫颈长度的观察者内部和观察者间的变异性较小。在妊娠中期进行经阴道超声检查测量宫颈长度的观察者内部的重复性高，组内相关系数（ICC）可达0.899～0.93。鉴于某些孕妇不能接受TVU检查，不少学者已经探索了其他的替代方法，如经腹部超声检查（transabdominal ultrasound，TAU）。然而，TAU无法在所有妊娠女性中充分地观察到宫颈。充盈膀胱的宫颈可见度为56%~97%，而排空膀胱的宫颈可见度只有46%~93%。TAU在充盈膀胱时的中位宫颈长度测量值较排空膀胱时长6mm。此外，TAU在检测短宫颈方面存在敏感性和特异性不稳定

的缺陷，并且对一些细微结构（漏斗、污泥等）的检测较差。可视化问题影响宫颈观察或怀疑有短宫颈的情况出现时，最初进行TAU筛查的孕妇，其中有60%仍需要额外的TVU复查。基于以上因素，在预防sPTB的策略中，TVU被认为是目前测量宫颈长度最有效和可重复性最高的方法。对于不愿接受TVU评估的患者，应保留TAU的宫颈长度测量，并在TAU操作过程中，按照经阴道超声检查宫颈长度（transvaginal ultrasound cervical length，TVU CL）测量方法的流程完成宫颈长度的测量。从成本和效益考虑，TAU适用于低风险人群的筛查。

总的来说，TAU测量对发现短宫颈缺乏敏感性，由此可能造成过度评估宫颈长度和诊断短宫颈，而且还存在如下问题：①充盈的膀胱是必要的。②宫颈也许被胎儿部分遮盖。③腹部探头到宫颈的距离远，导致图像质量差。④TAU相比TVU缺少敏感性和预测性。鉴于此，TAU不被推荐用来监测宫颈长度，也不被推荐用于早产预测[10-11]。

十、经阴道超声检查评估宫颈长度测量技术的标准化操作步骤

（1）检查前准备：首先要排空膀胱，避免宫颈及子宫下段过度拉伸、变长，影响宫颈长度的正确测量。

（2）体位：患者取膀胱截石位。使用高分辨率（≥5MHz）的阴道探头，并套上无菌避孕套，轻轻地沿着阴道腔插入。

（3）标准化图像：宫颈的经阴道超声图像应该占屏幕的75%，捕捉最好的图像可见纵切子宫及完整宫颈黏膜声像，且可见膀胱下端，并显示宫颈和子宫下段的矢状视图，使宫颈外口、宫颈管、宫颈内口3个标志清晰可视。

（4）操作方法：操作者力度要适当，一旦上述3个标志同时被看见，探头应缓慢撤回，直至图像模糊。在保持这些标志的视图的同时，操作者应稍微增加插入压力，直到令人满意的图像恢复。该技术能使宫颈上的压力最小化并防止周围解剖结构的机械变形，使宫颈处于自然伸展的状态，显示厚度相近的宫颈前唇和宫颈后唇。在保持图像可视的同时，施加适度

的基底压力大约15s（不足以引起患者任何的不适），以确定漏斗是否发展或宫颈长度是否缩短。宫颈长度缩短也可以自发发生，应记录这种现象及缩短的宫颈长度的测量值（见图1-7）。为了观察动态变化，建议宫颈扫描持续3 ~ 5min。

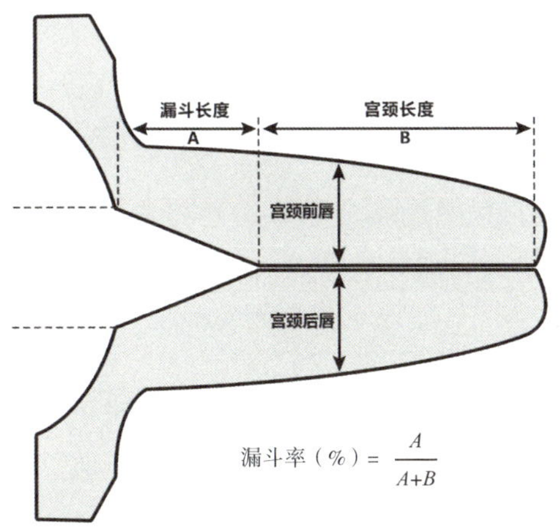

图1-7　超声下测量宫颈长度

（5）测量宫颈长度的方法有2种：①当宫颈管呈接近直线时，使用直接测量法，即测量宫颈内口到宫颈外口的距离。②当宫颈呈一定弧度时，以转折点为界，使用分段测量法，即测量宫颈内口到转折点的距离与转折点到宫颈外口的距离之和。

（6）结果记录：正确放置测量卡尺，测量宫颈长度3次，取最短值，而不是平均值[10]。

十一、宫颈长度测量不准确的常见原因分析

（1）操作力度不当致宫颈前唇受压变形。

（2）图像标志不可视，不能清晰辨认宫颈内口、宫颈管和宫颈外口。

（3）膀胱过度充盈致妊娠宫颈失去自然伸展状态而使其呈现过度拉伸、变长等状态。

（4）错误放置测量卡尺。

（5）图像放大比例失调。

美国妇产科医师学会和母胎医学会都强调行经阴道超声检查准确测量宫颈长度对识别和早期诊断宫颈机能不全具有重要意义。为确保宫颈长度测量的准确性，建议进行标准的宫颈长度测量培训。国内的医学教育机构已开始效仿国外机构有目的地推广宫颈长度标准测量教育计划[1，11]。

十二、适合进行经阴道超声筛查宫颈机能不全的人群

普通孕妇或具有宫颈机能不全危险因素的孕妇，都适合进行经阴道超声筛查宫颈机能不全。宫颈机能不全的危险因素包括先天性危险因素和获得性危险因素两类。先天性危险因素有先天性米勒管发育异常、宫颈胶原和弹性蛋白缺乏及子宫内膜暴露于己烯雌酚环境下，获得性危险因素有早产史、妊娠早中期流产史、人流史、宫颈手术史（宫颈锥切术、环形电切术史等）、宫颈撕裂伤史、妇科手术操作史（扩宫、宫腔镜手术、刮宫史等）。

简单地说，最适合经阴道超声检查的人群包括：既往无症状且无早产的单胎妊娠患者，既往无症状但有早产的单胎妊娠患者，既往有症状的单（多）胎妊娠患者[1，7]。

十三、如何配合进行经阴道超声检查

（1）受检查者须提前排空尿液，放松自己。

（2）检查者与受检查者核对一般信息后讲解操作的过程，以减少受检查者对经阴道超声检查的疑惑或误解，顺利配合并完成检查。

十四、孕前宫颈机能不全的常用评估方法

在非妊娠妇女中，各种各样的诊断性试验试图证实宫颈机能不全的存在，包括：①在月经的黄体期用8号Hegar宫颈扩张器试探宫颈内口有无阻力来探测宫颈内口的直径，若8号Hegar宫颈扩张器能无阻力通过未扩

张的宫颈内口则为阳性，诊断为宫颈机能不全。②通过子宫输卵管造影（hysterosalpingography，HSG）测量宫颈内口的宫直径，若宫颈内口水平的宫颈管宽度>0.6cm，则诊断为宫颈机能不全。③将Foley导管置于宫腔后，向水囊内注入1mL生理盐水，如果能够在<600g的牵引力之下将水囊拉出宫颈内口则证明宫颈内口松弛，诊断为宫颈机能不全。然而，这些方法仅能评价宫颈解剖结构是否完整，无法确诊宫颈机能不全，因为绝大多数诊断为宫颈机能不全的孕妇都有正常的宫颈解剖形态。经过严格的随机对照试验（randomized controlled trial，RCT）后，这些方法被认为缺少科学依据，均不能作为诊断宫颈机能不全的金标准[9]。

目前，尚无国内外专家一致认可的孕前金标准能确诊宫颈机能不全。

十五、非妊娠期宫颈机能不全的诊断标准

各种非妊娠期妇女的诊断性试验建议用于确定宫颈机能不全的存在，包括子宫输卵管造影术、宫颈球囊牵引摄像、应用Hegar或Pratt宫颈扩张器评估宫颈扩张情况、球囊回弹试验和宫颈扩张分级计算宫颈阻力指数。但没有任何一个试验是被严格的科学研究验证的，所以，它们都不能用作诊断宫颈机能不全的金标准。

十六、磁共振成像对检测妊娠期宫颈机能不全的作用

除了常规应用超声检查测量宫颈长度外，研究发现磁共振成像（MRI）可以用于妊娠期评估宫颈长度，早期识别宫颈机能不全的迹象，但它价格昂贵，非首选。英国的一项研究指出，MRI也可评估妊娠期的宫颈机能不全，其主要征象是宫颈管内的低信号[12]。宫颈内含有胶原、腺上皮和黏液，宫颈机能不全者可能会出现脱水、纤维化、黏液和胶原减少等改变，从而导致成像异常（低信号）。但这仅是小样本试验，未经过循证医学验证。

十七、宫颈机能不全的其他诊断方法

国外有学者提出[13]超声弹性成像能作为检测宫颈机能不全的手段。他们的实验通过对既往诊断宫颈机能不全的非妊娠期女性与正常健康的非妊娠期女性的宫颈组织应变比进行比较，结果发现宫颈机能不全组的宫颈内口周围区域与对照组相比更软。在宫颈机能不全组中，宫颈前唇和宫颈后唇的外部区域相对也较硬。这是一份评估宫颈弹性成像对预测宫颈机能不全价值的初步研究。虽然他们得出的结论证明了超声弹性成像可以作为可靠的方法确定宫颈机能不全，但有必要在不同类型的人群中进行研究并通过大样本数据进行循证医学验证。

国内学者张立鹤等[14]提出了相似的观点。他们利用E-cervix宫颈弹性成像技术辅助诊断非妊娠期宫颈机能不全。E-cervix技术是专为宫颈弹性成像研发的多参数半定量弹性成像技术，借助Elastoscan软件实现，可检测分析子宫动脉搏动对宫颈的作用力引起的组织形变的大小，并以弹性图像的不同颜色显示出来。在动脉搏动力的作用下，偏硬的成分发生形变较小，偏软的成分发生形变较大。将矢状切面显示的宫颈设置为感兴趣区域（region of interest，ROI），图像可自动分析得到宫颈长度并评价整个宫颈的均质性及软硬程度的多个参数。他们把非妊娠期宫颈机能不全患者作为病例组，纳入同期检查的正常的非妊娠期经产妇作为对照组。采用经阴道超声检查的方式，以宫颈正中的矢状切面为初始切面，获取3幅连续存储的弹性图像。通过E-cervix技术自动测量弹性对比指数、硬度比值、宫颈内外口应变值、宫颈内外口应变比值、宫颈长度等多个参数，并比较两组间各参数的差异。研究发现：与正常妇女相比，宫颈机能不全患者的宫颈相对偏软且不均质。硬度比值可作为诊断非孕期宫颈机能不全较敏感的指标。

国外还有一种研究观点认为，诱发宫颈机能不全的实质因素是发生宫颈重塑，通过检测宫颈重塑的发生可有望检测出宫颈机能不全的患者群。不少学者描述宫颈重塑过程主要是发生胶原的降解与重新排列及水含量的增多等病理、生理过程。在一定程度上，通过一些有效的方法检测胶原与水含量的变化差异可以帮助检测宫颈重塑的发生，如基于声波背向散射的超声组织定征技术。超声组织定征试图通过定量摄取人体组织中的有用信息，对声像图进行量化检测，以达到识别各种正常组织和病理组织并对其进行鉴别和分析的目的。它通过分析了解正常组织、异常组织的组织声学参数和病理结果的关系，分析其形态学基础。超声组织定征研究的范围主要有声速、声衰减、声散射、超声估计组织弹性、回声强度、声学参数测量与组织成分对照等。除了上面提及的超声弹性成像外，声衰减信号及声散射都曾应用于宫颈组织上，以探讨宫颈重塑的临床应用价值。图像处理技术还可以获取宫颈异质性特征。国外有学者以图像处理技术获取的宫颈异质性特征来描述正常孕妇和早产孕妇的宫颈重塑差异。宫颈异质性的定量超声测量被认为是一种有应用前景、无创性的创新工具，可用于早期预测自发性早产[15-18]。

参考文献

［1］American College of Obstetricians and Gynecologists. ACOG practice bulletin no.142: cerclage for the management of cervical insufficiency［J］. Obstet Gynecol, 2014, 123（2 Pt 1）: 372-379.

［2］ZILIANTI M, AZUAGA A, CALDERON F, et al. Monitoring the effacement of the uterine cervix by transperineal sonography: a new perspective［J］. J Ultrasound Med, 1995, 14（10）: 719-724.

［3］IAMS J D, GOLDENBERG R L, MEIS P J, et al. The length of the cervix and the risk of spontaneous premature delivery［J］. N Engl J Med, 1996, 334（9）: 567-572.

［4］OWEN J, YOST N, BERGHELLA V, et al. Mid-trimester endovaginal sonography in women at high risk for spontaneous preterm birth [J]. JAMA, 2001, 286 (11): 1340–1348.

[5] ROMERO R, YEO L, CHAEMSAITHONG P, et al. Progesterone to prevent spontaneous preterm birth [J]. Semin Fetal Neonatal Med, 2014, 19 (1): 15–26.

[6] 夏恩兰. 重视宫颈机能不全的防治 [J]. 中国实用妇科与产科杂志, 2014, 30 (2): 81–84.

[7] Society of Obstetricians and Gynaecologists of Canada. SOGC clinic practice guideline no.373: cervical insufficiency and cervical cerclage [J]. J Obstet Gynecol Can, 2019, 41 (2): 233–247.

[8] BERGELIN I, VALENTIN L. Normal cervical changes in parous women during the second half of pregnancy: a prospective, longitudinal ultrasound study [J]. Acta Obstet Gynecol Scand, 2002, 81 (1): 31–38.

[9] GOLDENBERG R L, IAMS J D, MIODOVNIK M, et al. The preterm prediction study: risk factors in twin gestations [J]. Am J Obstet Gynecol, 1996, 175 (4 Pt 1): 1047–1053.

[10] GABBE S, NIEBYL J, SIMPSON J, et al. Obstetrics: normal and problem pregnancies [M]. 7th ed. Amsterdam: Elsevier, 2016: 596–614.

[11] HABIB V , ARAUJO J E, SUN S Y, et al. Early indicators of cervical insufficiency assessed using magnetic resonance imaging of the cervix during pregnancy [J]. J Matern Fetal Neonatal Med, 2015, 28 (6): 626–631.

[12] ÖCAL F D, ÇEKMEZ Y, ERDOĞDU E, et al. The utility of cervical elastosonography in prediction of cervical insufficiency: cervical elastosonography and cervical insufficiency [J]. J Matern Fetal Neonatal Med, 2015, 28 (7): 812–818.

[13] HERNANDEZ-ANDRADE E, HASSAN S S, AHN H, et al. Evaluation

of cervical stiffness during pregnancy using semiquantitative ultrasound elastography [J]. Ultrasound in Obstetrics & Gynecology, 2013, 41(2): 152-161.

[14] 张立鹤, 谢红宁, 郑巧, 等. E-cervix宫颈弹性成像辅助诊断非孕期宫颈机能不全的研究[J]. 中国临床新医学, 2019, 12(8): 817-821.

[15] 刘兴会, 徐先明, 段涛, 等. 实用产科手术学[M]. 北京: 人民卫生出版社, 2014: 15-17.

[16] EKELE B, AIREDE L. Cervical cerclage for prevention of preterm delivery in women with short cervix: randomised controlled trial [J]. Lancet, 2004, 364(9449): 1934.

[17] FONSECA E B , CELIK E, PARRA M, et al. Progesterone and the risk of preterm birth among women with a short cervix [J]. N Engl J Med, 2007, 357(5): 462-469.

[18] FOX N S, GELBER S E, KALISH R B, et al. History-indicated cerclage: practice patterns of maternal-fetal medicine specialists in the USA [J]. J Perinat Med, 2008, 36(6): 513-517.

第四节　宫颈机能不全的治疗

一、宫颈环扎术概述

（一）宫颈环扎术的发展史

1950年，Lash描述了非妊娠期部分切除宫颈，进行宫颈的修复，消除可能薄弱的区域。

1955年，Shirodkar应用宫颈黏膜下绑带。

1957年，McDonald发明了宫颈荷包式缝合的环扎技术。

1965年，Benson和Durfee首次描述了经腹宫颈环扎术（transabdominal cervicoisthmic cerclage，TACC）。

1998年，Lesser等和Scibetta等分别报道了腹腔镜下宫颈环扎术（laparoscopic transabdominal cervical cerclage，LTACC）在治疗宫颈机能不全中的应用。

近10年来，机器人辅助腹腔镜技术（robotic-assisted laparoscopic surgery，RALS）不仅用于治疗外科疾病，也用于治疗宫颈机能不全，自此越来越多的腹腔镜下宫颈环扎术报道成功，且腹腔镜下宫颈环扎术具有与经腹宫颈环扎术相同的效果。在宫颈环扎治疗宫颈机能不全的问题上，国内外的许多学者也报道了相关经验，但学术界尚存在争议，国外许多大样本的随机对照试验对宫颈环扎术的疗效评价不一。长期以来，宫颈机能不全及其处理方式受到各个领域的医生的关注，这不仅包括妇科和内镜医生，还包括产科医生[1]。

（二）宫颈环扎术的作用和效果

目前，宫颈环扎术（cervical cerclage，CC）是治疗宫颈机能不全的唯一术式和有效方法。其治疗目的是借助缝合技术尽可能加强宫颈管的张力，阻止子宫下段延伸子宫峡部和宫颈口扩张，协助宫颈内口承受妊娠后期胎儿及胎儿附属物的重力；同时术后保胎治疗可降低子宫肌纤维的张力及子宫下段的负荷，或减少子宫下段与胎盘分离的机会，延长孕周，维持妊娠，防止复发性流产（recurrent spontaneous abortion，RSA）和早产。宫颈环扎术为弱化的宫颈结构提供了一定程度的支持，有助于保持宫颈长度和保留宫颈黏液栓，后者对防止上行感染十分重要。

（三）宫颈环扎术的分类

（1）根据手术途径：分为经腹及经阴道环扎（见图1-8）[2]。

（2）根据手术时间：分为妊娠前和妊娠期环扎。

（3）根据宫颈开大情况：分为择期（宫颈无变化）、限期（宫颈缩短）、紧急（宫口已开大）手术。

（4）根据手术目的：分为以预防为目的和以治疗为目的两种。

（5）根据临床情况：分为病史指征的环扎、超声（发现）指征的环扎和体格检查（发现）指征的环扎3种类型。

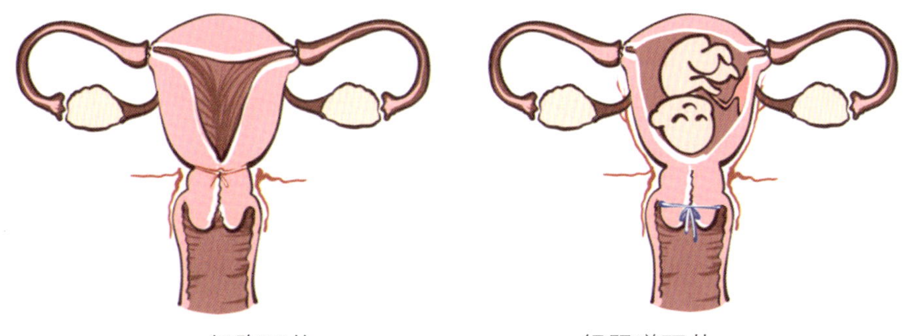

图1-8　宫颈环扎术的分类

（四）常用宫颈环扎术的临床分类及术式

宫颈环扎术分为3类：预防性宫颈环扎术、治疗性宫颈环扎术、紧急宫颈环扎术（emergency cervical cerclage，ECC）[3-5]。

预防性宫颈环扎术是基于病史指征（中期妊娠流产或极早产史）实施。预防性宫颈环扎术可经阴道或经腹施行。McDonald术式和Shirodkar术式是经阴道宫颈环扎的两种主要术式，通常于孕12～14周进行。前者术中无须游离膀胱，在宫颈和阴道交界处进行荷包式缝合环扎；后者术中需游离膀胱宫颈间隙、直肠阴道间隙，于近宫颈内口处进行缝扎，环扎位置较McDonald术式更高。目前，尚无证据显示这两种术式孰优孰劣，但据有限证据提示，Shirodkar术式继发的剖宫产风险似乎稍高。若患者有典型宫颈机能不全病史且曾经阴道宫颈环扎术失败，则考虑行预防性经腹宫颈环扎术；广泛宫颈切除术后有生育要求的女性也被纳入经腹宫颈环扎术的指征范围。经腹宫颈环扎术可利用腹腔镜或开腹路径实施，通常于孕前或孕10～14周施术。

治疗性宫颈环扎术是基于超声指征（非偶发性的孕24周前宫颈长度＜25mm）实施，一般经阴道环扎，术式同预防性宫颈环扎术的术式，通常于孕14～24周施术。

紧急宫颈环扎术的手术指征包括体征或超声提示宫颈管扩张＞1～2cm，且无明显宫缩，伴或不伴羊膜囊向外凸出宫颈外口，且排除绒毛膜羊膜炎的临床征象。

（五）妊娠妇女行宫颈环扎术的选择

预防性和治疗性宫颈环扎术是基于病史指征（中期妊娠流产或极早产史）及超声指征（非偶发性的孕24周前宫颈长度＜25mm）实施[3，6]。术前需充分考虑患者前次流产的孕周，对于流产孕周逐次提前的患者，是否实施环扎及何时环扎尤其要慎重考虑。

紧急宫颈环扎术通常于孕期发生宫颈扩张后作为治疗手段实施。手术指征包括体征或超声提示宫颈管扩张＞1cm，且无明显宫缩，伴或不伴羊膜囊向外凸出宫颈外口，且排除绒毛膜羊膜炎的临床征象。有研究报道，紧急宫颈环扎术延长孕周达6～9周，而以卧床休息为主的保守治疗延长孕周不足4周。即使当宫颈管扩张达4cm时也应考虑实施紧急宫颈环扎术。

有典型宫颈机能不全病史且经阴道宫颈环扎术失败者，可考虑行预防性经腹宫颈环扎术；广泛宫颈切除术后有生育要求的女性也被纳入该术式的指征范围。可利用宫颈镜或开腹路径实施，通常于孕前或孕10～14周施术。目前腹腔镜下宫颈环扎术以其微创优势似乎更受推崇，但无论选择何种手术路径，施术者均需具备丰富的环扎术经验。

（六）宫颈环扎术的适应证

孕中期反复胎儿丢失病史（排除产兆或胎盘早剥）、无痛性宫颈扩张的患者；既往存在环扎史，此后孕中期出现无痛性宫颈扩张的患者。

病史：一次或多次孕中期的晚期流产史，流产过程中出现无痛性宫颈扩张、没有产兆及胎盘早剥。前次宫颈环扎术是因为妊娠中期出现无痛性宫颈扩张。

体格检查：妊娠中期的无痛性宫颈扩张。

合并前次早产史的超声诊断：目前单胎妊娠，前次＜34周自发性早产，本次妊娠＜24周时超声测量宫颈长度＜25mm。

（七）宫颈环扎术的禁忌证

（1）绒毛膜羊膜炎、胎膜早破、胎儿畸形、胎死宫内、活动性子宫出血是宫颈环扎术的绝对禁忌证。

（2）前置胎盘、胎儿生长受限是宫颈环扎术的相对禁忌证。

（八）宫颈环扎术的并发症

总的来说，宫颈环扎术的并发症发生率较低。报道的并发症包括出血、胎膜早破、绒毛膜羊膜炎、宫颈撕裂伤、宫颈性难产、缝线移位等。值得说明的是，纳入多项研究的Meta分析[5]并未证实接受宫颈环扎的女性罹患绒毛膜羊膜炎及发生早产的风险更高。并发症可分为近期并发症和远期并发症。

（1）近期并发症：出血、感染及手术刺激可能增加子宫收缩的风险；宫颈创伤、胎膜早破、缝线移位，环扎线难以去除。

（2）远期并发症：宫颈撕裂伤、瘢痕及每次妊娠都需做宫颈环扎术。

并发症的发生率因宫颈环扎的时机及适应证的不同而不同。胎膜破裂或宫颈扩张时行环扎术会增加并发症的发生率。危及生命的并发症如子宫破裂、孕产妇败血症等是极为罕见的，但在所有类型的环扎术式中均有个案报道。与经阴道宫颈环扎术相比，经腹宫颈环扎术除了所有与腹部手术相关的并发症外，发生危及生命的大出血的并发症的概率更高。

（九）超声指征的宫颈环扎术效果评价

环扎术能降低早产发生率最强有力的证据见于有既往早产史的超声指征的环扎。有研究表明[7]：具有妊娠中期胎儿丢失史的孕妇，在孕24周前超声测量宫颈长度＜25mm时，行超声指征环扎可降低30%的早产发生率，环扎后降低围产儿的发病率和死亡率可达36%。单胎妊娠不足34周的自发性早产史、24周前宫颈长度＜25mm的孕妇虽不满足宫颈机能不全的诊断标准，但有证据表明环扎对孕周的延长是有效的，它可明显降低早产率，改善新生儿的患病率和致死率。对于无自发性早产病史且孕16～24周、宫颈长度＜25mm的孕妇，环扎不能明显降低早产率。

宫颈环扎的受益程度与宫颈的情况密切相关。与随机试验中宫颈长度为15～24mm的患者相比，宫颈长度＜15mm的患者获益更多，但推荐环扎的阴道超声监测宫颈长度临界值（如＜25mm、＜15mm）仍不明确。U形宫颈（不是V形宫颈）也是早产的高危因素，在这些患者当中，行环扎术可明显延长孕周[8]。

（十）体格检查指征的经阴道宫颈环扎术效果评价

宫颈扩张时所行的经阴道宫颈环扎叫作体格检查指征的环扎，也叫作救援性环扎或紧急环扎，它可明显延长孕周和显著提高新生儿的生存率。到目前为止，这种类型的环扎的指征仍不十分明确。临床上将进行性宫颈扩张、不伴有产兆及胎盘早剥的患者作为紧急环扎的候选者，另外需临床检查排除子宫敏感或宫内感染。

体格检查指征的环扎可明显延长孕周并显著提高新生儿的生存率。有研究表明[9]，体格检查指征的环扎可明显延长胎儿的宫内生存时间，延长时间约为1个月，但该结论仍存在局限性。有2项回顾性研究表明应用体格检查指征的环扎后，新生儿的平均生存率（带婴回家率）分别为50.7%和64%，平均孕期延长分别为7.4周和8.2周。紧急宫颈环扎术延长孕周可达6～9周，而以卧床休息为主的保守治疗延长孕周不足4周[10-11]。

二、经腹宫颈环扎术

（一）经腹宫颈环扎术的术式类型

分为开腹宫颈环扎术、腹腔镜下宫颈环扎术和机器人辅助腹腔镜下宫颈环扎术。

开腹宫颈环扎术由Benson等首先在临床上使用，一般选择在孕14～16周进行手术。开腹后，下推膀胱，确定子宫峡部，将环扎带置于子宫动脉与子宫壁之间的间隙内，相当于子宫峡部的子宫内口水平，依照术者习惯将环扎带系于子宫前方或后方。文献报道其成功率为81%～100%[12]。由于腹式子宫峡部环扎需要开腹手术，而且在短期内还需要再行剖宫产术，如果失败或遇到胎儿问题，有可能需要行剖宫取胎术来终止妊娠。现阶段由于腹腔镜的运用，开腹宫颈环扎术仅适用于孕周过大、不适宜腹腔镜下宫颈环扎的患者。

腹腔镜下宫颈环扎术，与开腹宫颈环扎术一样，将环扎带经子宫峡部两侧的子宫动脉与子宫壁之间穿过，将线结打在子宫前方或后方，所有手术操作均在腹腔镜下进行。手术一般选择在孕7~10周进行，随着孕周增大，手术操作空间越小，镜下操作越困难，而手术带来的风险也随之增高。

机器人辅助腹腔镜下宫颈环扎术，国内外有少量报道。由于其开展时间较短，效果不明确，还需大量临床数据证实。

（二）经腹宫颈环扎术的适应证

经腹宫颈环扎术适用于因宫颈机能不全而具有环扎术指征，但由于解剖局限性无法施术患者的补救治疗（例如宫颈切除术），或经阴道宫颈环扎术失败导致孕中期妊娠丢失的案例。经腹宫颈环扎术通常适用于已诊断宫颈机能不全，但因宫颈解剖异常（如宫颈过短、广泛性宫颈切除术后、宫颈瘢痕挛缩坚硬等）无法行经阴道宫颈环扎及反复经阴道宫颈环扎失败的患者（见图1-9）。

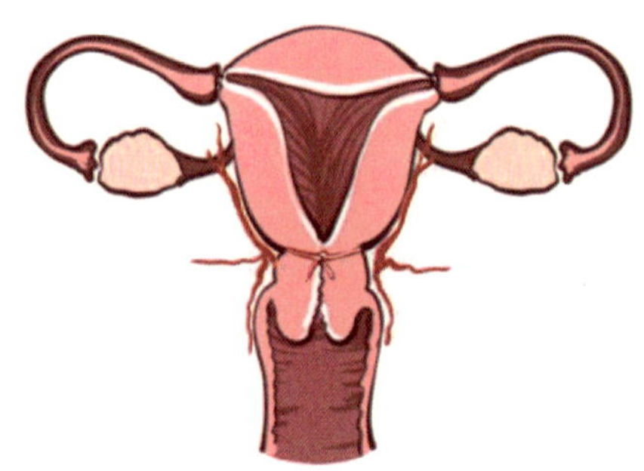

图1-9　经腹宫颈环扎术

（三）腹腔镜下宫颈环扎术的技术特点

1998年，Lesser等和Scibetta等分别报道了腹腔镜下宫颈环扎术在治疗宫颈机能不全中的应用。通过腹腔镜下穿刺缝合的方法，将慕斯林（Mersilene）环扎带在子宫峡部两侧的子宫动脉与子宫壁之间的间隙穿过，将线结打在子宫峡部前方或后方，在子宫峡部水平环扎子宫峡部上缘，理论上可以比较准确地环扎宫颈内口。腹腔镜下子宫峡部环扎术可以在非孕期和孕早期进行。

（四）妊娠前腹腔镜下宫颈环扎术

非妊娠期多安排在准备妊娠前进行，通过腹腔镜下穿刺缝合的方法，将慕斯林环扎带在子宫峡部两侧的子宫动脉与子宫壁之间的间隙穿过，需要将环扎带的松紧度调整为6.5号Hegar宫颈扩张器微阻力通过宫颈管的水平，这便于经血排出、受孕及胚胎移植，也可避免宫颈环扎过松而导致环扎失败。

（五）妊娠早期腹腔镜下宫颈环扎术

妊娠期进行的子宫峡部环扎，无须在宫腔内放置举宫器。术中用超声刀将圆韧带切断，助手钳夹圆韧带近子宫断端，将子宫牵拉向一侧，暴露术侧阔韧带，剪开阔韧带无血管处至膀胱腹膜反折水平，用宫颈钳钳夹推起宫颈，用超声刀剪开膀胱腹膜反折，推开膀胱，暴露子宫峡部的子宫血管束，以慕斯林环扎带的弯针从子宫血管束的内侧由后（前）向前（后）进针，将线结打在子宫峡部前（后）方。再次环扎子宫峡部，完成子宫峡部双重环扎。由于妊娠早期在宫颈峡部环扎时无法检测宫颈管的直径，尽可能以扎紧子宫峡部为标准，妊娠使子宫峡部变软后更容易扎紧。缝线在妊娠期能够保留至剖宫产。

此类患者在孕足月剖宫产时一定要检查宫颈管的直径，若宫颈管完全闭合则需要拆除缝线，以免恶露排出不畅而滞留于宫腔。

（六）经腹或腹腔镜下环扎者拆线时机

（1）由于所有孕妇均为剖宫产分娩，因此在剖宫产的同时可顺便拆除缝线，无须在分娩前特意进行手术。

（2）1次环扎可妊娠1次以上，对于有继续妊娠要求的患者可保留缝线。

（3）因缝线反应过度造成慢性盆腔炎症等不良反应的患者，可在分娩后择期经腹腔镜手术拆除缝线。

（4）出现妊娠并发症而要求妊娠中期分娩的患者，可切开后穹隆，切断环扎缝线，允许经阴道分娩；或开腹行剖宫产，拆除环扎线。

（七）腹腔镜下宫颈环扎术的优点

（1）具有微创特点，术后次月可安排计划妊娠。

（2）腹腔镜下子宫峡部环扎在腹腔内进行，阴道内无伤口，减少了感染的机会，避免了经阴道宫颈环扎有可能造成感染及胎膜早破的风险，提高了妊娠成功率。

（3）对于经阴道宫颈环扎失败的患者，或者因先天性宫颈发育不良、手术切除宫颈而不能够行经阴道宫颈环扎的患者，腹腔镜下子宫峡部环扎术仍可施行；妊娠期与非妊娠期腹腔镜下子宫峡部环扎同样安全有效。

（4）由于慕斯林环扎带与人体组织相容性非常好，如果患者有再次妊娠的需要，在剖宫产时可以不拆除环扎带，以便再次妊娠。

（5）孕期患者不需要严格卧床，生活可以自理。

（八）腹腔镜下宫颈环扎术的缺点

（1）环扎带侵蚀切割子宫峡部可能是这个术式的最大问题。术后应定期随访，注意罕见但可能出现的子宫破裂风险。

（2）如果在胎儿还不能存活时出现胎膜早破或胎儿畸形、死胎等情况，妊娠不能继续，就必须采用下腹部小切口剪断环扎带，或使用腹腔镜拆除环扎带，然后让胎儿从阴道分娩，以终止妊娠。必要时也可采取剖宫取胎的方法终止妊娠。庆幸的是，这种情况发生的概率非常低（小于1%）。

（3）足月妊娠者需要剖宫产取出胎儿。如果预计胎儿能够存活并出现不能控制的宫缩，就应该及时剖宫产，以终止妊娠，避免环扎造成产道梗阻而引起子宫完全或不完全破裂。

三、经阴道宫颈环扎术

（一）标准术式类型

经阴道宫颈环扎术的标准术式包括Shirodkar术式和McDonald术式2种。但紧急宫颈环扎术一般只能应用McDonald术式进行荷包式缝合，其他方法都不适用。

1. Shirodkar术式经阴道宫颈环扎术

1955年，Shirodkar报道了关于宫颈机能不全的成功管理，即应用黏膜下绑带。他起初用羊肠线作为缝线材料，后来用慕斯林环扎带在宫颈内口水平缝合。这个手术方法需要上推膀胱并在宫颈内口尽可能高的位置进行U形缝合。这种术式难以在宫颈表面下拆除缝合线，以致许多患者需剖宫产分娩，而且通常须在产后拆除缝合线。

具体手术流程如下：

（1）麻醉。单次腰麻或静脉全麻。

（2）选择体位。患者取膀胱截石位。

（3）常规消毒外阴，铺无菌巾单，点数。

（4）常规消毒尿道口后导尿。

（5）阴道拉钩暴露宫颈，观察并记录宫颈长度、宫颈表面是否光滑、有无阴道出血、宫颈口处有无赘生物。消毒阴道和宫颈。

（6）2把无损伤皮钳，分别钳夹宫颈前唇和宫颈后唇，并轻轻向外牵拉，横行切开宫颈前唇的阴道黏膜，上推膀胱，术中需游离膀胱宫颈间隙、直肠阴道间隙，分离出宫颈阴道上部，切开宫颈后唇黏膜，用卵圆钳将宫颈前唇和宫颈后唇拉近，于近宫颈内口处从切开的黏膜下由前向后进针，再由后向前进针，从切开的黏膜下出针打结，连续缝合黏膜并包埋线结（见图1-10）。

（7）再次消毒宫颈和阴道，检查宫颈有无出血、长度、宽度及缝线距宫颈外口的距离。

（8）术毕，听胎心，观察宫缩，安返病房。

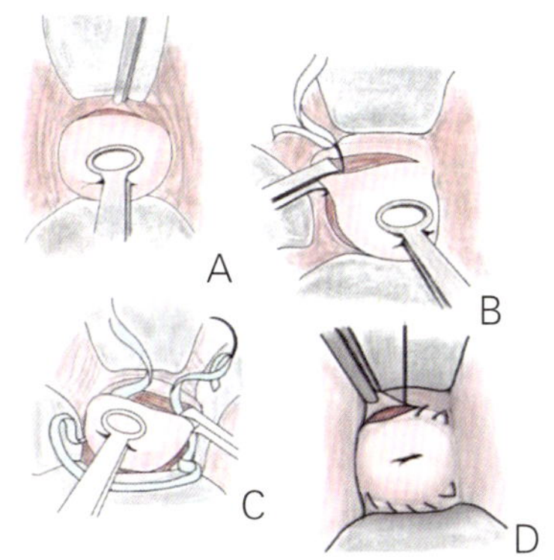

图1-10　经阴道宫颈环扎术（Shirodkar术式）

2. McDonald术式经阴道宫颈环扎术

1957年，McDonald发明了荷包式缝合的环扎技术，它不需要切开宫颈，更易于在妊娠期操作。这种手术方法一般在宫颈上缝合4～5针，并尽可能避免对膀胱或直肠造成损伤；缝线在前穹隆或后穹隆处打结，易于拆除。因McDonald术式经阴道宫颈环扎术具有简易性及有效性，推荐它作为首选的术式。

具体手术流程如下：

（1）麻醉。单次腰麻或静脉全麻。

（2）选择体位。患者取膀胱截石位。

（3）常规消毒外阴，铺无菌巾单，点数。

（4）常规消毒尿道口后导尿。

（5）阴道拉钩暴露宫颈，观察并记录宫颈长度、宫颈表面是否光滑、有无阴道出血、宫颈口处有无赘生物。消毒阴道和宫颈。

（6）2把无损伤皮钳，分别钳夹宫颈前唇和宫颈后唇，并轻轻向下牵拉，靠近阴道穹隆部的宫颈内口水平予慕斯林环扎带荷包式缝合（自宫颈11点处进针，在9点至10点处出针，环绕宫颈缝数针，在1点处出最后一针，拉紧环绕宫颈的缝线，将宫颈管的直径缩小到5～10mm，在阴道前穹隆处打结）（见图1-11）。

（7）再次消毒宫颈和阴道，检查宫颈有无出血、长度、宽度及缝线距宫颈外口的距离。

（8）术毕，听胎心，观察宫缩，安返病房。

术中无须游离膀胱，在宫颈和阴道交界处进行荷包式缝合环扎。

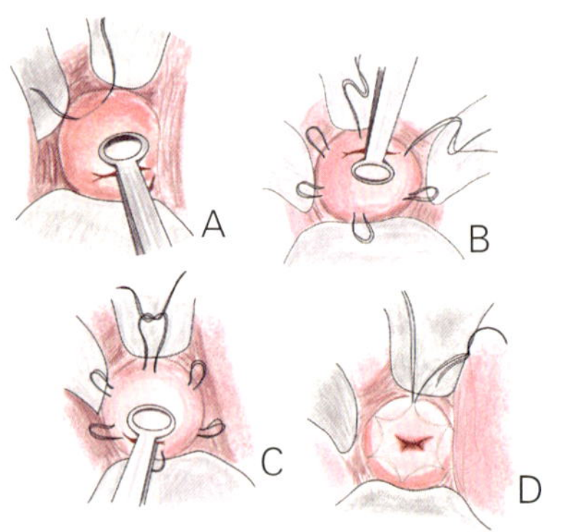

图1-11　经阴道宫颈环扎术（McDonald术式）

3. McDonald术式与Shirodkar术式经阴道宫颈环扎术的效果对比

McDonald术式经阴道宫颈环扎术只需要在宫颈和阴道交界处做简单

的荷包式缝合即可。Shirodkar术式经阴道宫颈环扎术需要切开宫颈膀胱黏膜，推开其间隙，让环扎线更接近宫颈内口位置。尚未证实这两种方式中哪一种缝合方法和手术技能更优。

Wong等[13]在一项回顾性研究中发现，Shirodkar术式与McDonald术式相比，孕28周前流产率及孕34周前早产率的差异无统计学意义，但Shirodkar术式组中孕周＞34周和孕周＜37周的早产率更低，新生儿呼吸窘迫综合征发生率更低。Cook等[14]在一项回顾性队列研究中得出结论：环扎线下宫颈长度≥14.5mm者较宫颈长度＜14.5mm者术后发生早产的风险降低。因此，环扎在较高的位置更利于妊娠的维持。从这一观点分析，暴露于阴道内的宫颈长度有限时，更倾向于行Shirodkar术式经阴道宫颈环扎术。

（二）缝合材料的类型与选择

常用的缝合材料包括慕斯林环扎带、Prolene不可吸收缝线及部分网状材料等。但不同材料的优劣仍缺乏客观的、系统性的评判。虽然临床应用的缝合材料各式各样，但缺乏临床的研究数据来比较不同类型的缝合材料或缝针对手术效果的影响。1955年，Shirodkar首次报道了在宫颈内口的位置应用黏膜下绑带治疗宫颈机能不全，他起初用羊肠线作为缝线材料，后来应用慕斯林环扎带。多数临床医生更倾向于选择慕斯林环扎带。但也有学者提出应用更细的缝合材料，如丙烯或其他合成的不可吸收缝线进行环扎，这是因为慕斯林环扎带径线较宽，与宫颈周围组织摩擦增加，可能会增加环扎后的感染风险。无论何种类型的宫颈环扎术，缝针均不宜粗大或过长，以选择直径2cm的半圆曲度的胖圆针或胖角针为宜。对于宫口未开、宫颈组织正常、无宫缩的患者，缝线的选择范围较广。对于宫口开大、宫颈组织很薄且有宫缩的患者，可选择2号不可吸收的聚酯线或尼龙线+胖圆针或胖角针，因其对组织的切割力很小。

以往较常用7号/10号丝线，因丝线较细，对宫颈有慢性切割力，故之后有学者在丝线外套输液管或将丝线编织成带，以减轻其对宫颈的慢性切割力作用。而5mm宽慕斯林环扎带具有打结后不易滑脱、对宫颈的慢性切割力较小的优点，为目前宫颈环扎术的首选材料。但慕斯林环扎带较宽，置入患者体内存在感染的高风险。有学者提出聚丙烯网带可避免腐蚀。近年来，广州医科大学附属第三医院（简称广医三院）对预防性和治疗性宫颈环扎选用慕斯林环扎带和MB66编织线环扎，紧急宫颈环扎则采用W6977编织线和VP-523合成线双重环扎，均取得良好的效果（见图1-12至图1-15）。

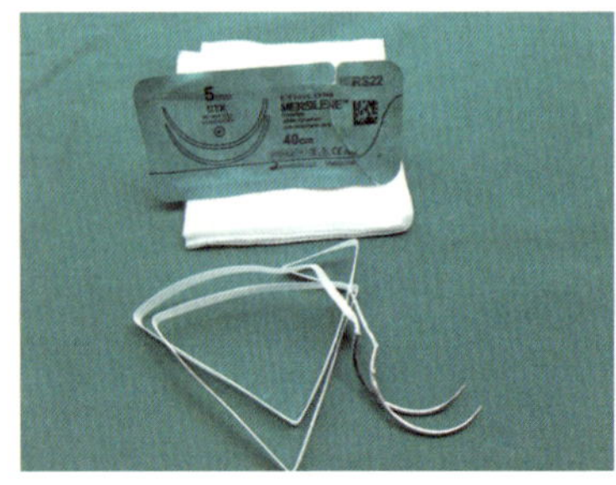

图1-12　慕斯林环扎带

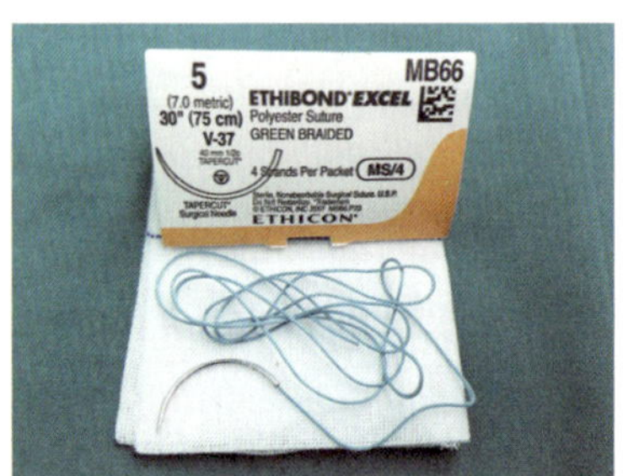

图1-13　MB66编织线

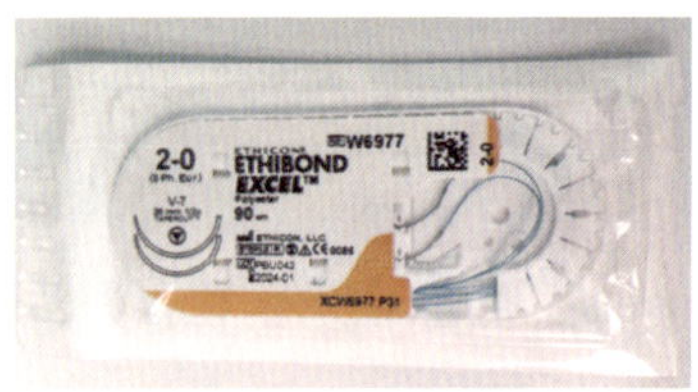

图1-14　W6977编织线

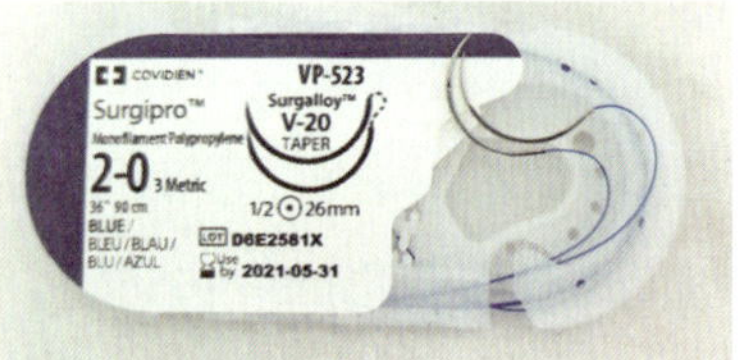

图1-15　VP-523合成线

（三）单重环扎与双重环扎的效果比较

宫颈环扎术有单重缝合、双重缝合两种缝合法。2019年，加拿大妇产科医师学会的指南阐述了双重环扎的两种方法。一种是仅利用2条宫颈环扎带或缝线进行环扎，目的在于增强宫颈组织的承托力，该方法已被证实无明显增效；另一种是在一次环扎之后，在宫颈外口处进行二次环扎闭合，以保留足够的宫颈黏液栓，有利于其发挥抵御感染的屏障作用。目前没有证据表明双重缝合比单重缝合所获得的手术效果好。一项回顾性研究表明[15]，双重缝合组与单重缝合组的早产发生率无明显差别。一项随机对照试验也表明[16]，在宫颈外口水平双重缝合以维持这个部位的宫颈黏液栓，也未能使患者获益。

（四）宫颈发育不全或当宫颈锥切至与阴道壁齐平时，经阴道宫颈环扎术的可行性

宫颈锥切组织活检、环形电切术或米勒管发育异常等的患者行经阴道宫颈环扎术是否有益，目前证据尚不足。当宫颈与阴道壁齐平时，若患者拒绝开腹手术，经阴道宫颈环扎仍可尝试进行。建议在超声指引下，打开膀胱腹膜反折，分离出宫颈阴道上部，以荷包式缝合的方式或从12点到6点、从3点到9点交叉的方式进行缝合。国外学者报道有32名患者完成了这种术式，避免了开腹手术并获得良好的妊娠结局：50%的患者剖宫产分娩，50%的患者在阴道后穹隆切开一个小口拆除缝线后经阴道分娩[17]。

（五）经阴道行预防性宫颈环扎术的最好时机

手术时间以孕12～24周为宜，预防性宫颈环扎一般主张孕12～14周为手术最佳时间。专家建议：有3次或3次以上中期妊娠流产或极早产史的女性，排除宫颈机能不全之外的诱因后，在孕12～14周行择期宫颈环扎术（ⅠA，一级推荐A类证据）；有自发性早产或可能有宫颈机能不全病史的女性，若其孕24周前的宫颈长度＜25mm，建议行预防性宫颈环扎术（ⅠA）。

（六）经阴道宫颈环扎术的麻醉选择

全身麻醉或区域麻醉都可以。事实上，宫颈环扎术属于短时操作的手术，区域麻醉是足够的，脊髓麻醉对于环扎更合适。

（七）经阴道宫颈环扎术拆除宫颈环扎线的时机选择

美国妇产科医师学会发布的《宫颈环扎术治疗宫颈机能不全指南》[6]指出，无并发症患者行McDonald术式经阴道宫颈环扎术后，建议在孕36～37周拆除缝线。如果计划经阴道分娩，不推荐人为推迟拆除缝线。宫颈环扎术后缝线拆除并不是分娩的指征。对于选择在孕39周或孕39周后行剖宫产分娩的患者，可以在剖宫产分娩时行环扎术后缝线拆除；但是，必须考虑孕37～39周分娩自然发动的情况。

国内专家认为，若宫颈环扎术后出现明显宫缩、阴道出血、胎膜早破，需及时至医院检查，必要时拆除环扎线，避免出现严重宫颈裂伤；若

环扎术后无特殊不适，待妊娠至足月，即单胎孕36~37周时应拆除环扎线，也有专家建议双胎孕34~36周时应拆除环扎线。

若发生胎膜早破、先兆早产，根据英国皇家妇产科医师学会（Royal College of Obstetricians and Gynaecologists，RCOG）的指南[5]，孕24～34周的宫颈环扎术后患者，在没有感染证据的情况下，可以推迟48h拆除缝线，以完成宫内转运或地塞米松促胎肺成熟治疗，但对于孕周＜24周或孕周＞34周的患者，因为延迟拆线的获益远远低于宫内感染的风险，故推荐尽快拆除环扎缝线。

国内专家认为，若发生胎膜早破，无感染征象，应根据孕周决定是否去除环扎线：①孕周≥32周，胎儿娩出可以很好存活，则可去除环扎线。②孕周＜22周，环扎线也应去除，因为此时胎儿大多不能存活，或者新生儿的死亡率及发病率都很高。③孕22～31^{+6}周的孕妇，应该个体化对待。

（八）经阴道宫颈环扎术发生胎膜早破、先兆早产的综合治疗

目前尚无关于宫颈环扎术发生胎膜早破、先兆早产处理的前瞻性研究，回顾性研究的结论不一致，但是发现胎膜早破、先兆早产患者保留超过24h的环扎带通常有利于延长妊娠时间。此外，由于报道的非随机性，究竟是什么因素（产兆或感染）迫使医生行宫颈环扎缝线拆除至今尚未明确，这也导致产生了不同的妊娠结局。有研究表明，未足月胎膜早破后保留环扎缝线会增加新生儿的死亡率，而导致新生儿死亡的因素有新生儿败血症、呼吸窘迫综合征等。对于未足月胎膜早破是否应立即拆除环扎缝线，尚无定论。可以肯定的是，在未足月胎膜早破后选择保留环扎缝线，不推荐7天或7天以上长时间使用抗生素。行环扎术的患者诊断早产临产将更加困难，出现早产症状的患者建议根据临床指征及时拆除宫颈环扎缝线。对有症状的早产临产患者应进行早产临产的常规治疗。推荐在宫颈出现渐进性扩张、有痛宫缩、阴道出血增加时拆除环扎带。

（1）环扎线：应个体化处理。

（2）抗生素：作用肯定，可以降低新生儿的发病率和病死率，以及产

褥感染的发生率。药物治疗前需要做阴道分泌物细菌培养。首选青霉素类药物，青霉素过敏者改用头孢类抗生素，疗程3～5天。

（3）糖皮质激素：促胎肺成熟，临床上无明显宫内感染征象即可应用，方法和剂量同早产。

（4）宫缩抑制剂：如无宫缩不必应用，如有宫缩、孕周＜34周且无临床感染征象可以短期应用。注意不能勉强使用，以免掩盖感染表现，一旦出现绒毛膜羊膜炎迹象，尽快终止妊娠。

四、紧急宫颈环扎术

（一）紧急宫颈环扎术的手术技巧

应用McDonald术式进行荷包式缝合，尽量靠近宫颈内口，缝线不要穿透黏膜层，不要损伤羊膜囊。减少羊膜囊凸出的方法包括让患者取头低脚高位，湿纱布上推羊膜囊或用小儿导尿管将羊膜囊回纳至宫颈管内，然后向膀胱内注入1L的生理盐水，使子宫下段上移。如果宫颈薄，主张双重缝线加固。在宫口明显开大、羊膜囊过胀时，术前可以先经腹部放羊水，羊膜腔穿刺使羊水减量的目的是减压，羊水减少还可降低手术难度，同时收集羊水进行细菌培养以排除宫内感染。

（二）紧急宫颈环扎术的手术步骤

（1）对于胎囊脱出较少、较浅者，可以见到宫颈，用蘸过生理盐水的纱布遮盖于胎囊上，用阴道拉钩单向拉开右上部分阴道，暴露出一个象限的宫颈边缘（9点至12点），再用无损伤皮钳夹住此处宫颈略加牵拉。同法处理其他3个象限，合拢皮钳，还纳羊膜囊，荷包式缝合4针，在12点处打结。在扎完第一根线后，可在距离第一道环扎线0.2～0.5cm处再环扎一道线，形成双重环扎。

（2）对于胎囊脱出较大、较深者，抑制宫缩，减轻胎囊张力，取头低脚高位，轻轻施力推送胎囊至宫颈内口，缩小针间距离至1.5cm左右，漂浮行针，避免穿透宫颈及进针时刺穿胎膜。在扎完第一根线后，可在距离第一道环扎线0.2~0.5cm处再环扎一道线，形成双重环扎。

（三）紧急宫颈环扎术的效果

虽然临床医生不愿意给羊膜囊凸出的患者进行环扎，但研究表明[18]，尽管宫颈进行性扩张，环扎的救治率仍可超过70%，其中仅有40%的患者在35周前分娩。当宫颈管扩张>1cm时，无论多胎还是单胎妊娠，行紧急宫颈环扎术对患者均有潜在获益价值。

1．手术时机

并非所有妊娠中期宫口扩张都适宜做紧急环扎。只有宫颈机能不全导致的宫口扩张做宫颈环扎才有效。排除临床定义的分娩发动或明显的宫内感染，在妊娠中期见羊膜囊凸入宫颈外口或超出宫颈外口，或在妊娠中期通过触诊发现明显（一系列）无症状宫颈进行性扩张（<40 mm）。手术指征包括体征或超声提示宫颈管扩张>1cm，且无明显宫缩，伴或不伴羊膜囊向外凸出宫颈外口、排除绒毛膜羊膜炎的临床征象者。

宫口开大多少能实施紧急宫颈环扎术，目前没有明确的诊疗指南。宫口越大，流产概率越大。宫口开大到3~4cm是手术效果好坏的界限。国内有文献报道，宫口开大的上限为6cm。

2．术前准备

（1）详细询问病史，包括停经史、月经史、妊娠史、分娩史等，特别要注意既往流产病史、有无宫颈严重损伤病变史。了解孕前宫颈机能不全的相关检查，以及目前患者有无不适。了解宫缩情况，排除早产临产。

（2）妇科窥器检查。了解宫颈长度、宫颈口扩张情况。

（3）产科超声检查。了解胎儿发育情况，术前需排除胎儿畸形。

（4）常规做血常规、凝血常规；阴道分泌物检查滴虫、假丝酵母菌、细菌性阴道病、清洁度等；宫颈拭子检查支原体、衣原体，排除急性感染。上述检查结果用以指导术后抗生素的运用。

（5）紧急宫颈环扎术后常规应用宫缩抑制剂，常用的是利托君（β受体激动剂），需要注意心肺功能，及时进行相关检查，并了解血糖及电解质情况。

（四）紧急宫颈环扎术后药物的使用

1. 宫缩抑制剂

目前没有明确的诊疗指南证实术前预防性应用宫缩抑制剂是有效的。但在临床实施紧急宫颈环扎术前、术后常使用宫缩抑制剂，目的不仅是要抑制病理性宫缩，也要尽量减少生理性宫缩，因为术前宫口开大后进行手术，有可能因为一次生理性宫缩而导致手术失败。但是，所有宫缩抑制剂都不适合长期使用，只有利托君和阿托西班两种药相对好一些。如果长期使用宫缩抑制剂，需要密切监测药物引起的副作用。

2. 抗生素

目前没有明确的诊疗指南。术后恢复了宫颈的解剖结构，但不一定能恢复其免疫屏障功能，紧急宫颈环扎术后患者宫内感染的发生率比择期手术者要高得多，所以术后一定要注意患者感染方面的监测。感染监测可以在预防性使用2～3天广谱抗生素后进行，密切观察患者的体温和脉搏，定期复查血常规、C–反应蛋白、阴道分泌物细菌培养，如果有感染迹象要及时终止妊娠。

（五）实施紧急宫颈环扎术后如何预防下肢深静脉血栓

女性在围产期，由于凝血系统变化、静脉血流瘀滞及分娩过程中组织因子释放，成为血栓形成的高危人群。怀孕或分娩后的女性静脉血栓栓塞症（venous thromboembolism，VTE）风险会增加4～5倍，每1 000名孕妇中就有0.5～2人患有VTE。小腿肌肉的泵作用对下肢静脉的回流起着重要的作用，制动后静脉血回流明显减慢，从而增加了下肢深静脉血栓（deep vein thrombosis，DVT）发病的风险。在长途坐车或坐飞机旅行的人群中，DVT的发病率较高。有专家认为卧床0~7天的患者DVT发病率为15%，而卧床2~12周者DVT发病率为79%～94%[19]。

实施紧急宫颈环扎术后需长期卧床，应注意在床上活动四肢，经常按摩，穿弹力袜。每天都应行双下肢压力充气装置治疗。定期复查凝血指标，如果有明显高凝状态，主张预防使用低分子肝素抗凝治疗。

五、注意事项

（一）谨慎考虑是否需行宫颈环扎术的患者

（1）无单胎妊娠早产病史，偶尔一次测得宫颈长度较短，不能诊断为宫颈机能不全的患者。

（2）双胎妊娠且超声检查提示宫颈长度＜25mm的患者，宫颈环扎可能增加早产的风险。但最新的指南认为，在这些患者中，宫颈长度＜15mm时，环扎术可能有优势。

（3）孕24周之后、宫颈管扩张≥4cm且伴宫缩的患者及术前发现非整倍体或胎儿畸形风险高的的患者，暂不考虑行宫颈环扎术。

（4）准备行宫颈环扎术前发现泌尿生殖系统感染的患者，应先予抗感染治疗，暂缓考虑行宫颈环扎术。

（二）宫颈机能不全孕妇的孕期注意事项

（1）避免重体力活动及长时间站立，避免过度增加腹压的动作。

（2）严禁性生活，保持会阴部清洁。

（3）定期产检，学会自数胎动、宫缩强度和频率的监测。

（4）孕14～18周宫颈长度正常者，需要在孕18～22周再次行超声检查确认；而对于有过孕中期流产史或早期早产史的极高危孕妇，至少要在孕14～24周期间每2周行1次超声检查。

Berghella等发现，对有早产史或晚期流产史者从孕16周开始每2周监测1次至24周，如果超声检查发现宫颈长度＜25mm，建议再行环扎术，超声动态监测可以减少约50%的不必要的环扎。

（三）宫颈环扎术的术前准备

（1）术前需确认宫内妊娠为活胎、胎膜完整，并排除胎儿畸形、胎儿生长受限等异常。

（2）超声检查宫颈长度、宫颈内口宽度和有无羊膜腔嵌入宫颈管。

（3）告知患者术前1周避免性生活。

（4）术前应完善各项常规检查，如胎儿超声、心电图、血常规、肝功能及阴道清洁度等，排除阴道炎症。

（5）术前预防性使用宫缩抑制剂抑制宫缩。

（6）患者需要放松心情，避免过度紧张，与医护人员充分沟通病情并配合。

（四）宫颈环扎术后出院时机

（1）根据英国皇家妇产科医师学会2011年的指南，经阴道行预防性宫颈环扎术患者手术当天即可回家观察；超声指征性或救援性宫颈环扎术患者发生胎膜早破、感染、早产或流产的风险较高，术后至少应留院观察24h。

（2）在我国，大多数专家认为，预防性和治疗性宫颈环扎术后大多需使用宫缩抑制剂抑制宫缩、使用抗生素预防感染治疗，术后48～72h复查宫颈超声，确定术后宫颈长度和手术效果。一般术后2～4天可以出院。紧急环扎者需个体化处理。

（五）宫颈环扎术后出院的注意事项

因闭合的宫颈、完整的羊膜腔及相对安静的子宫肌活动是维持妊娠的重要条件，多数专家认为，宫颈环扎和宫缩抑制剂联合应用，双重阻断宫缩是提高干预效果的关键。

（1）告知患者出院后可轻微活动，限制剧烈活动。

（2）避免性交、盆腹腔增加压力，减少长时间的站立和提重物。

（3）饮食方面要加强营养，注意食物的新鲜卫生及合理搭配，防止腹泻和便秘的发生。

（4）嘱患者术后每隔2周到门诊产前检查1次，每2～4周复查1次宫颈超声，如宫颈进一步缩短并扩张，需评估再次入院及行救援性宫颈环扎术的时机；如出现腹痛、阴道出血、流液等情况，应立即就医。无异常情况者可在分娩前或孕足周后拆除环扎线。

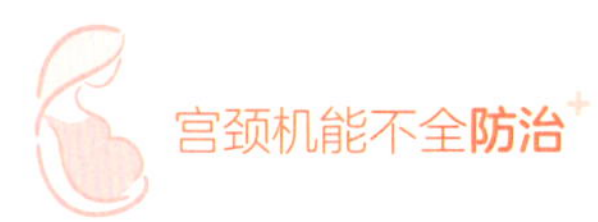

（六）术后医疗干预和术后超声评估对宫颈环扎术后的作用

美国妇产科医师学会发布的《宫颈环扎术治疗宫颈机能不全指南》[6]指出，使用抗生素或者预防性使用宫缩抑制剂，无论时机和指征如何，均不能增加环扎术后的疗效。此外，宫颈环扎术后不必继续超声监测宫颈长度。

广州医科大学附属第三医院宫颈机能不全创新工作室的经验认为，须个体化管理，术后随访并定期超声评估对于环扎术后患者妊娠结局的改善是有作用的，起码可以相对精准地确定入院时机并争取促胎儿肺成熟的时机，及时有效地实施抗感染治疗，减少绒毛膜羊膜炎的发生率，改善母儿预后。

（七）拆除宫颈环扎线后临产时间的预测

据国内外的统计数据，环扎线拆除至自发性分娩的平均间隔时间是14天。广州医科大学附属第三医院统计的环扎线拆除至自发性分娩的间隔时间为1～42天。

（八）做了宫颈环扎术后成功足月分娩者，再次怀孕时是否需要做宫颈环扎术

大部分患者需要做，个别患者因宫颈环扎术后瘢痕挛缩，不一定要做，最好在计划再次怀孕前3个月和再次怀孕的孕早期进行评估。

（九）预防性宫颈环扎术与紧急宫颈环扎术的优缺点

紧急宫颈环扎术是指在妊娠中期已经出现宫颈短缩或宫颈口扩张、羊膜囊膨出等宫颈机能不全的表现时，为挽救妊娠进行的补救手术。相比于预防性手术，紧急手术术中更容易出现胎膜早破、感染，手术失败率高。研究发现，与预防性宫颈环扎术相比，紧急宫颈环扎术胎膜早破和绒毛膜羊膜炎的发生率较高；但它可以显著延长孕周，使60%的新生儿在28周后出生，且新生儿的存活率超过70%，能获得较好的妊娠结局。对于宫口开大、胎膜膨出的病例，紧急宫颈环扎术是安全的，它可降低32周前的早产率、改善胎儿的生存率。对于羊膜囊已经脱垂至阴道的患者，紧急宫颈环扎术同样是有效的。

总结广州医科大学附属第三医院2012—2016年的112例宫颈环扎术后的临床分析可知，预防性宫颈环扎术与紧急宫颈环扎术相比：①预防性宫颈环扎术的平均分娩孕周为（36.17 ± 6.48）周，紧急宫颈环扎术的平均分娩孕周为（32.00 ± 4.80）周，预防性宫颈环扎术所延长的平均天数为（148.69 ± 35.85）天，紧急宫颈环扎术所延长的平均天数为（66.91 ± 39.50）天，分娩孕周和延长的平均天数均有统计学意义。②紧急宫颈环扎术后并发症的发生率明显高于预防性宫颈环扎术，其中紧急宫颈环扎术后发生感染的机会是预防性宫颈环扎术的4.237倍。该结论虽然具有一定的局限性，但对临床医生选择宫颈环扎的手术时机有一定的参考价值。

（十）择期、应激（治疗）性和紧急宫颈环扎术的效果比较

（1）择期宫颈环扎术。一般在孕12~16周实施，此类患者均在孕前或孕早期明确诊断而行择期手术。手术效果最好。

（2）应激（治疗）性宫颈环扎术。超声发现宫颈内口羊膜囊呈“鸟嘴状”改变者，手术时机一般较前者略晚，约在孕20周。手术效果次之。

（3）紧急宫颈环扎术。患者有典型的宫颈机能不全症状：盆腔压力大；宫颈扩张≥2cm；无规律宫缩，宫颈外口或以下可见或未见胎膜。手术时机平均在孕22周左右。手术效果往往欠佳。

（十一）宫颈机能不全患者妊娠囊脱出宫颈下达阴道内的处理技巧

妊娠囊已突入阴道者，无论要求安胎或放弃胎儿，都应该及时住院。①予足够时间的抗感染治疗，防治急性绒毛膜羊膜炎。②要求安胎者可使用宫缩抑制剂，大于26周者予促胎肺成熟治疗，间隔3 ~ 4天复查感染指标及白带常规等，排除宫内感染；如出现发热、母胎心率过快、胎儿窘迫、血常规或白带异常、阴道分泌物恶臭、子宫压痛等宫内感染征象者，应及时终止妊娠。③有紧急宫颈环扎指征者，尽快安排有经验的医生进行手术治疗。

（十二）宫颈机能不全患者孕前做宫腔镜检查的必要性

对于宫颈机能不全患者，在实施预防性宫颈环扎术之前常规行宫腔镜检查非常必要，它可以及时发现宫腔粘连并给予相应治疗，也可以发现有

无子宫畸形（如子宫纵隔）。宫颈机能不全的病因可以是先天性的，也可以是后天性的，宫腔镜可以协助诊断和治疗。

（十三）宫颈机能不全者的孕前修正

可以行宫腔镜下宫颈成形术，效果较好。方法是：在月经干净后3～7天，宫腔电切镜下依据宫颈松弛程度，宫颈内口两侧各切出深达内肌层的新创面，再将宫颈下拉到处女膜缘，7号丝线纵向缝扎两侧宫颈管，使其仅能通过4号宫颈扩张器。2个月后拆线，再次扩宫试验，如果正常可以在3～6个月后备孕。

（十四）宫颈机能不全患者能否孕育双胎

建议患有宫颈机能不全的准妈妈尽量孕育单胎，双胎妊娠的早产发生率为56.6%，是单胎妊娠的早产发生率（9.7%）的5.8倍。在双胎妊娠并发早产的患者中，与宫颈因素相关的早产率高达7%～20%，且双胎妊娠者宫颈机能不全的发生率是单胎妊娠者的6倍。若为双胎妊娠，则在妊娠期可能会因为先兆流产，不得不选择进行治疗性减胎术及宫颈环扎两种手术，这增加了手术的风险及流产和早产的风险。

（十五）双胎妊娠超声发现短宫颈时行宫颈环扎术的建议

对于双胎妊娠合并短宫颈的患者是否行宫颈环扎术存在很大的争议。2014年，美国妇产科医师学会提出[6]，孕妇为双胎妊娠且B超检查提示宫颈长度<25mm时，宫颈环扎可能增加早产的风险，因此不推荐使用。在这些患者中，宫颈长度<15mm时，宫颈环扎术可能有优势，而宫颈扩张>10mm的双胎妊娠孕妇应考虑行紧急或救援性宫颈环扎术。

（十六）双胎妊娠合并宫颈机能不全的体格检查的诊断标准

国内外尚未统一。有学者提出定义[18]：在孕16～23^{+6}周无痛性宫颈扩张，窥器检查宫颈外口可见羊膜囊或羊膜囊已脱出宫颈外口，同时经阴道超声检查时宫颈长度为0；孕15～26周或孕16～23^{+6}周出现无症状的宫口扩张，有或无羊膜囊凸出宫颈外口。

（十七）双胎妊娠合并宫颈机能不全者行宫颈环扎术的建议

经体格检查指征宫颈环扎的双胎与单胎比较，早产的风险及围产期结局都相当，因此双胎妊娠在妊娠中期伴有宫颈的明显变化时，体格检查指征的宫颈环扎应该是一个治疗的候选方案。宫颈内口距离环扎线>6mm时，环扎被认为是安全的[19]。

（十八）双胎妊娠合并宫颈机能不全行宫颈环扎术后的围手术期管理

恰当的围手术期及术后的管理对改善妊娠结局意义重大。双胎妊娠合并宫颈机能不全患者，除存在宫颈机能不全带来的早产风险外，同时还存在因宫腔压力大、胎盘过大、胎儿过早成熟等带来的早产风险，因此双胎妊娠合并宫颈机能不全的治疗应该是一个综合治疗，除了需要提供给宫颈更强有力的支持（选择经腹宫颈环扎术、改良经阴道宫颈环扎术或在宫颈环扎术后放置子宫托等）以外，减少子宫收缩、降低子宫敏感性、预防感染也应成为宫颈环扎术前、术后必要的辅助治疗。术后定期至高危产科门诊复诊，行阴道超声动态监测宫颈长度、阴道分泌物细菌检查等，及时给予促胎肺成熟、胎儿脑保护、抗感染、抑制宫缩、阴道使用孕酮及拆除环扎线等治疗。

（十九）宫颈环扎术对子宫畸形所致流产患者的疗效

文献报道子宫畸形合并宫颈机能不全时施行宫颈环扎术，可有效地预防流产、早产。广州医科大学附属第三医院也有多个成功的临床个案报道。

（二十）实施救援性第二次宫颈环扎术的时机

在24周以前行预防性宫颈环扎术后，若发现宫颈扩张或展平可行二次手术，但要充分估计手术带来的胎膜早破、宫内感染及早产的潜在危险，排除绒毛膜羊膜炎并做好医患沟通。

（二十一）体格检查指征诊断宫颈机能不全患者的临床处置建议

目前仍然是不明确的。虽然体格检查指征的宫颈环扎或许是有效果的，但是医生的选择很大程度上是根据经验来决定的。尽管基于严格管理推荐的数据有限，他们共同表明了一些重要的观点：出现的孕周越早，宫颈扩张就越快，羊膜囊凸出和羊膜炎的出现就表明新生儿可能预后不良。

六、并发症的预防

（一）宫颈机能不全患者应用糖皮质激素促胎肺成熟的时机

糖皮质激素是目前促胎肺成熟最有效的药物，对于治疗性早产前及有早产风险的孕妇特别是宫颈机能不全妇女，应进行促胎肺成熟治疗[20]。

（1）糖皮质激素的应用时机：孕周＞24周。

（2）糖皮质激素的应用方法：地塞米松5mg，肌内注射，每12h注射1次，连续2天；倍他米松12mg，肌内注射，每天1次，共2次。

（3）首次用药在28周之前，且使用时间超过2～3周者，28周后可再次应用1个疗程。

（4）糖皮质激素的禁忌证：临床已有宫内感染证据者；对妊娠合并糖尿病者，注意监测血糖并适当调整胰岛素剂量。

（二）宫颈机能不全患者合并宫内感染的诊断要点

判断有无绒毛膜羊膜炎主要依据临床诊断。分娩后胎盘、胎膜和脐带行病理检查，剖宫产术中行宫腔检查及新生儿耳拭子做细菌培养可以帮助确诊，并可作为选用抗生素时的参考。

宫内感染的临床诊断指标如下（有3项或3项以上者即可诊断）。

（1）体温≥38℃。

（2）脉搏≥110次。

（3）胎心率＞160次/min或＜120次/min。

（4）血白细胞升高达15×10^9/L或有核左移。

（5）C–反应蛋白水平上升。

（6）羊水有异味。

（7）子宫有压痛。

（三）宫颈机能不全的孕妇出现早产迹象的早产儿脑神经保护

宫颈机能不全患者发生羊膜囊凸出、胎膜早破、中期妊娠流产、早产等的概率较正常孕妇高，美国妇产科医师学会推荐妊娠32周前早产者常规应用硫酸镁作为胎儿中枢神经系统保护剂治疗（ⅠA）。循证研究指出，硫酸镁不但能降低早产儿的脑瘫风险，而且能减轻妊娠32周前早产儿的脑瘫严重程度。若孕32周前出现早产迹象，建议使用硫酸镁（4～5g静脉注射或快速滴注，随后1～2g/h缓慢滴注12h，一般用药不超过48h）进行脑保护，同时予抑制宫缩、预防感染等处理，为脑保护及促胎肺成熟治疗提供时间。

加拿大妇产科医师学会推荐[3]：对孕24～31^{+6}周发生早产临产的孕妇，可以用硫酸镁来预防早产儿脑瘫。使用方法是宫口扩张后用药，硫酸镁首剂4g静脉滴注30min，1g/h静脉维持直到分娩，最长不超过24h（ⅡB，二级推荐B类证据）。

（四）宫颈环扎术后合并细菌性阴道病

有宫颈机能不全病史的妇女，宫颈环扎术后定期产检应进行尿培养和细菌对药物的敏感性分析，并进行阴道的细菌性阴道病检测，如发现感染，应进行治疗。细菌性阴道病与绒毛膜羊膜炎、胎膜早破、早产及产后子宫内膜炎等不良妊娠结局有关。

建议：①有症状的患者应当接受治疗，诊断标准同非妊娠期。②对于无症状的孕妇，不推荐抗生素治疗。③推荐方案：甲硝唑500mg，口服，每天2次，共7天；或克林霉素300mg，口服，每天2次，共7天；不推荐局部（阴道）给药。④治疗后1个月应再次检查确认治疗效果。

（五）宫颈环扎术后合并滴虫性阴道炎

宫颈环扎术后妇女，因宫颈环扎线为异物，比正常孕妇更易发生胎膜早破、流产、早产。宫颈环扎术后需注意会阴清洁，定期查阴道分泌物性质，监测有无感染。若出现滴虫性阴道炎，产妇发生胎膜早破及早产的风险增高。而硝基咪唑类是目前已知唯一可有效治疗滴虫感染的药物。中华医学会给出的治疗方案：①推荐方案。甲硝唑2g，单次顿服。②替代方案。甲硝唑400mg，口服，每天2次，连服7天。

（六）宫颈环扎术后合并假丝酵母菌阴道病

推荐注意个人卫生，保持外阴清洁，采用局部7天低剂量唑类治疗方案，如咪康唑栓剂100～200mg或克霉唑片剂100mg，每天1次，共7天。也可以采用克霉唑500mg，3天后加用1次，1周后复查。

（七）宫颈机能不全的妇女须预防静脉血栓栓塞症的发生

产科静脉血栓栓塞症发生率为0.05%～0.20%，为同年龄非妊娠妇女的4～5倍，好发时期为产褥期＞孕晚期＞孕早、中期。妊娠期和产褥期各占50%。产后6周风险增加60～80倍，而产后1周内则增加100倍。英国皇家妇产科医师学会建议用“风险评估”作为妊娠期静脉血栓栓塞症的筛查方法，且建议筛查时间为早孕初检时，甚至可提早到孕前，且孕期和产褥期反复评估，按评分进行风险分层及预防治疗推荐。具体评分标准见表1–2[21]。

表1–2　围产期静脉血栓栓塞症风险评估

项目		分数	评分
已存在的危险因素	既往VTE史（重大手术的单个事件除外）	4	
	既往VTE史（因重大手术引起）	3	
	高危血栓形成风险人群（易栓症）	3	
	医学并发症（如肿瘤、心衰、系统性红斑狼疮、炎性肠病病变、肾病综合征、1型糖尿病肾病、镰状细胞病、静脉注射吸毒者等）	3	
	一级亲属中无静脉或雌激素相关静脉血栓栓塞的家族史	1	
	低危血栓形成风险人群（无VTE）		
	年龄＞35	1	
	BMI≥30	1	
	BMI≥40	2	

（续表）

	项目	分数	评分
产科危险因素	吸烟	1	
	大静脉曲张	1	
	本次妊娠子痫前期	1	
	IVF/ART（仅产前纳入评分）	1	
	多胎妊娠	1	
	急诊剖宫产手术	2	
	择期剖宫产手术	1	
	中位产钳术或伴有旋转的分娩	1	
	产程过长（>24h）	1	
	产后出血（PPH>1 000mL或输血）	1	
	本次妊娠早产（<37周）	1	
	本次妊娠死胎	1	
可逆危险因素	任何妊娠期和产褥期的外科手术（会阴缝合术，如阑尾切除术、产后绝育手术除外）	3	
	妊娠剧吐	3	
	卵巢过度刺激综合征（仅早孕期纳入评分）	4	
	全身感染	1	
	不运动或脱水	1	
总分			

建议抗凝预防时机和疗程：

产前：总分≥4，孕前或早孕期开始至产后6周；总分为3，孕期28周开始至产后6周。

产后：总分≥2，产后12h至产后10天。

有出血风险的孕产妇应对其评估出血风险后再考虑是否抗凝预防。

七、宫颈机能不全的其他治疗

（一）卧床休息（不推荐）

2014年，美国妇产科医师学会指出[6]：限制活动、卧床休息、骨盆支持器等在治疗宫颈机能不全方面的有效性均未得到证实，因而并不推荐选择应用（B级推荐）。

另外，长期卧床会引起下肢静脉栓塞及全身肌肉失用性萎缩等并发症。

（二）期待治疗

病史提示可能有宫颈机能不全，但尚不具备行预防性宫颈环扎术指征的患者，考虑以超声监测宫颈长度为主的保守观察治疗。治疗原则如下：①建议适当卧床休息或减少体力活动，尤其是对于重体力劳动者、久站者或经常负重者。②自妊娠16周起，或从既往最早流产孕周至少2周前开始，每1～2周行连续经阴道超声检查。③强烈建议患者戒烟。④妊娠超过23周时，若患者出现早产迹象或早产风险增加，可考虑预防性应用糖皮质激素促胎肺成熟治疗。

（三）孕激素治疗

目前证据并不支持孕激素联合宫颈环扎术治疗宫颈机能不全。单独比较两者疗效的研究多存在局限性，未有一致结论。有研究指出，单独应用孕激素治疗对早产的预防无明显改善；也有研究提示相反的结论，认为孕激素治疗有助于维持早产高危女性的宫颈长度，使早产发生的风险降低。孕激素对中期妊娠流产的改善作用尚不明确，不推荐其作为宫颈机能不全的常规治疗药物。

（四）子宫托

尽管近期有2项研究提出子宫托在改善宫颈机能障碍、早产及短宫颈方面有一定作用，但多中心研究证据表明，双胎妊娠女性应用子宫托并不能预防早产，即使双胎妊娠合并短宫颈者亦是如此。因此，将子宫托用于宫颈机能不全治疗的循证医学证据尚不充分，也不推荐其作为常规治疗方法[22-23]。

（五）使用孕激素治疗宫颈机能不全的效果评价

使用孕激素预防早产在生物学上是合理的，因为整个孕期通过孕激素和孕酮受体介导的炎症抑制可维持子宫静止，从而使引起收缩的基因受到抑制。

2014年，美国妇产科医师学会指出阴道内使用孕激素栓剂被推荐用于孕周＜24周、无早产史、偶然发现宫颈长度≤20mm的无症状者，以减少单胎妊娠的早产风险。推荐孕激素作为宫颈环扎术前后的辅助治疗，孕酮对预防单胎妊娠早产的作用不容忽视。

（六）放置子宫托治疗宫颈机能不全的效果评价

大量早期研究证实了子宫托在合并短宫颈的孕妇的早产防治中的有效性。Alfirevic等[24]通过Meta分析发现既往早产史、本次妊娠超声提示宫颈短的单胎孕妇行孕激素治疗、宫颈环扎术和子宫托治疗的疗效相似。Ludmir等[25]对18例拒绝行宫颈环扎术的高危单胎患者（既往早产史、本次妊娠20周后宫颈长度＜20mm）提供子宫托治疗作为新的选择，其中10例接受子宫托治疗者平均分娩孕周为（31.5 ± 6.8）周，而8例卧床休息者平均分娩孕周为（27.5 ± 3.4）周。此外，在紧急干预中，子宫托也可能有效，有学者对5例合并宫口扩张或羊膜囊凸出的单胎患者采取紧急子宫托放置术，其中4例（80%）患者可延长孕周且无并发症。因此，与其他治疗手段相比，由于子宫托取放简单、无侵入性且费用低，越来越多的学者倾向选择子宫托用于宫颈机能不全的治疗。但同时一些学者也提出了不同的观点：Hui等对孕20～24周、宫颈长度＜25mm的108例单胎孕妇行随机对照研究，结果显示子宫托的使用并未减少该人群34周前的早产率，他们认为仍需更多高质量的随机对照研究来明确子宫托的效果。

在双胎的研究中，Arabin等[26]对23例宫颈长度＜25mm的双胎孕妇进行子宫托治疗，发现子宫托组较对照组的分娩孕周明显增加[（35 ± 6）周 vs（33 ± 2）周，P =0.02]。2009年9月—2012年3月，荷兰40家医院对孕12～20

周的808例双胎进行大样本随机对照研究，孕妇随机分为子宫托组（401例）和对照组（407例），结果显示子宫托可降低宫颈长度<38mm的多胎孕妇的早产率。目前虽然有研究认为子宫托在短宫颈的双胎孕妇的早产治疗中有效，但大样本随机对照试验较少，仍须进一步研究评估其益处。

总体来说，诸多国内外研究显示子宫托在早产高危人群如宫颈机能不全、双胎中的防治效果显著，可延长分娩孕周，降低早产的发生率，减少围生儿不良结局的发生。放置子宫托操作简单，可独立完成，无侵入性，无须麻醉，经济成本低，患者放置后除了阴道分泌物稍增多和多胎妊娠中阴道感染略有增加外，不良反应小，这使子宫托在早产防治领域前景光明。多数专家均考虑将子宫托（见图1-16）作为宫颈环扎后的辅助治疗。

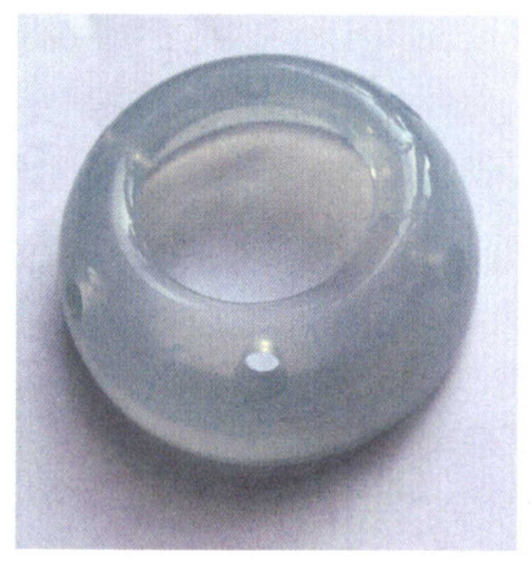
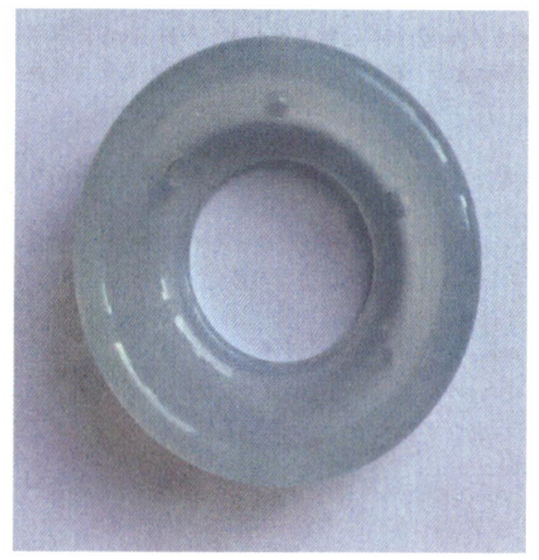

图1-16　子宫托

（七）宫颈环扎术后的孕妇适宜的身体局部运动和锻炼形式

（1）盆底肌肉锻炼（Kegel训练）：是妊娠后的特异性盆底运动训练，能减少尿失禁和膀胱无力。

（2）上肢运动：手持2磅（1磅≈0.454kg）哑铃或饮料瓶内装水或沙到2磅，先交替上举，左右各上举10次，然后双手同时上举10次，重复，持续20min。

（八）宫颈环扎术后的孕妇的孕期体重管理

与非宫颈机能不全孕妇同样管理。2009年，美国医学研究所（Institute

of Medicine，IOM）建议[27]根据孕前体重指数（body mass index，BMI）确定单胎和双胎孕妇孕期的体重增长范围，见表1–3和表1–4。

表1–3　与孕前BMI相对应的孕期体重管理（单胎）

孕前BMI／（kg·m^{-2}）	总增加体重		妊娠中晚期增加体重	
	区间／kg	区间／磅	平均值／（kg·$周^{-1}$）	平均值／（磅·$周^{-1}$）
低体重 BMI＜18.5	12.5~18	28~40	0.51（0.44~0.58）	1（1~1.3）
正常体重 18.5≤BMI＜25	11.5~16	25~35	0.42（0.35~0.50）	1（0.8~1）
超重 25≤BMI＜30	7~11.5	15~25	0.28（0.23~0.33）	0.6（0.5~0.7）
肥胖 BMI≥30	5~9	11~20	0.22（0.17~0.27）	0.5（0.4~0.6）

注：妊娠早期平均增重0.5~2kg（1.1 ~ 4.4磅）。

表1–4　单胎和双胎孕妇孕期体重增加的量

孕前BM／（kg·m^{-2}）	单胎总增加体重		双胎总增加体重	
	区间／kg	区间／磅	区间／kg	区间／磅
低体重 BMI＜18.5	12.5~18	28~40	19~27	41~59
正常体重 18.5≤BMI＜25	11.5~16	25~35	17~25	37~54
超重 25≤BMI＜30	7~11.5	15~25	14~23	31~50
肥胖 BMI≥30	5~9	11~20	11.5~19	25~42

（九）宫颈机能不全的孕妇的“特异性”产前保健教育

国内有学者指出，宫颈机能不全患者因多伴有多次流产史或胎儿丢失史，多易出现因焦虑、抑郁心理而导致的不良妊娠结局。通过健康知识普及而取得家属的支持并调动孕妇的主观能动性，间接提升患者的依从性和对病情的理解判断能力，提升患者的自我管理能力，辅助上述治疗手段减缓宫颈管消退速度，可以延长患者的孕周。对未行宫颈环扎术的宫颈机能不全患者开展健康教育、药物、营养、心理支持，使患者对病情和治疗的知晓率及自我健康管理意识增强，可为患者的治疗和妊娠期的延长提供有利条件，提升新生儿的存活率。

国外学者认为，在各国尤其是发展中国家，通过尽早关注早产的已知危险因素，开展由助产士主导的、以患者为中心的交互式产前保健教育的收益要优于预防早产的四大类医学疗法：①抗感染药物。②宫缩抑制剂。③孕酮。④宫颈环扎术。

通过对既往有早产史的备孕妇女进行干预（如子宫活动监测、戒烟戒酒、减少体力劳动）和健康宣教（如营养补充、心理支持、社会支持、早产防治教育），在孕期对受试者进行个体化的妊娠风险评估，针对危险因素采取医疗措施（如宫颈环扎、应用宫缩抑制剂等），可取得良好的妊娠结局。

参考文献

［1］FRIEDMAN A M, ANANTH C V, SIDDIQ Z, et al. Trends and predictors of cerclage use in the United States from 2005 to 2012［J］. Obstet Gynecol, 2015, 126（2）: 243–249.

［2］刘兴会，徐先明，段涛，等. 实用产科手术学［M］. 北京：人民卫生出版社，2014：15–17.

[3] Society of Obstetricians and Gynaecologists of Canada. SOGC clinic practice guideline no.373: cervical insufficiency and cervical cerclage [J]. J Obstet Gynecol Can, 2019, 41 (2): 233–247.

[4] 王永清, 赵扬玉. 宫颈机能不全的病因与诊断的研究进展 [J]. 国际妇产科学杂志, 2016, 43 (6): 630–633.

[5] Royal College of Obstetricians and Gynaecologists. Cervical cerclage (green-top guideline no.60) [J]. An International Journal of Obstetrics & Gynaecology, 2011, 58: S25–21.

[6] American College of Obstetricians and Gynecologists. ACOG practice bulletin no.142: cerclage for the management of cervical insufficiency [J]. Obstet Gynecol, 2014, 123 (2 Pt 1): 372–379.

[7] EHSANIPOOR R M, SELIGMAN N S, SACCONE G, et al. Physical examination-indicated cerclage: a systematic review and meta-analysis [J]. Obstet Gynecol, 2015, 126 (1): 125–135.

[8] CONDE-AGUDELO A, ROMERO R, NICOLAIDES K, et al. Vaginal progesterone vs cervical cerclage for the prevention of preterm birth in women with a sonographic short cervix, previous preterm birth and singleton gestation: a systematic review and indirect comparison metaanalysis [J]. Am J Obstet Gynecol, 2013, 208 (1): 42.e1–18.

[9] BERGMAN P, SVENERUND S. Traction test for demonstrating incompetence of internal os of the cervix [J]. Obstetrical and Gynecological Survey, 1958, 13 (2): 250–251.

[10] FONSECA E B, CELIK E, PARRA M, et al. Progesterone and the risk of preterm birth among women with a short cervix [J]. N Engl J Med, 2007, 357 (5): 462–469.

[11] FOX N S, GELBER S E, KALISH R B, et al. History-indicated cerclage: practice patterns of maternal-fetal medicine specialists in the USA [J]. J

Perinat Med, 2008, 36 (6) : 513–517.

[12] BERGHELLA V, RAFAEL T J, SZYCHOWSKI J M, et al. Cerclage for short cervix on ultrasonography in women with singleton gestations and previous preterm birth: a meta–analysis [J]. Obstet Gynecol, 2011 (117) : 663 - 671.

[13] WONG G, FARQUHARSON D, DANSEREAU J. Emergency cervical cerclage: a retrospective review of 51 cases [J]. Am J Perinatal, 1993, 10 (5) : 341–347.

[14] COOK G R, CHATFIELD S, CHANDIRAMANI M, et al. Cerclage position, cervical length and preterm delivery in women undergoing ultrasound indicated cervical cerclage: a retrospective cohort study [J]. PLoS ONE, 2017, 12 (6) : e0178072.

[15] GIRALDO–ISAZA M A, FRIED G P, HEGARTY S E, et al. Comparison of 2 stitches vs 1 stitch for transvaginal cervical cerclage for preterm birth prevention [J]. Am J Obstet Gynecol, 2013, 208 (3) : 209. e1–9.

[16] BRIX N, SECHER N J, MCCORMACK C D, et al. Randomised trial of cervical cerclage, with and without occlusion, for the prevention of preterm birth in women suspected for cervical insufficiency [J]. BJOG, 2013, 120 (5) : 613–620.

[17] GABBE S, NIEBYL J, SIMPSON J, et al. Obstetrics: normal and problem pregnancies [M]. 7th ed. Amsterdam: Elsevier, 2016: 596–614.

[18] KURUP M, GOLDKRAND J W. Cervical incompetence: elective, emergent, or urgent cerclage [J]. Am J Obstet Gynecol, 1999, 181 (2) : 240–246.

[19] MILLER E S, RAJAN P V, GROBMAN W A, et al. Outcomes after physical examination–indicated cerclage in twin gestations [J]. Am J Obstet Gynecol, 2014, 211 (1) : 46. e1–5.

[20] American College of Obstetricians and Gynecologists. ACOG practice bulletin no.171: management of preterm labor [J]. Obstet Gynecol, 2016, 127(1): e29-38.

[21] Royal College of Obstetricians and Gynaecologists. Thromboembolic disease in pregnancy and the puerperium (green-top guideline No.37a) [S/OL]. [2017-07-15]. https://www.rcog.org.uk/globalassets/documents/guidelines/gtg-37b.pdf.

[22] LIEM S, SCHUIT E, HEGEMAN M, et al. Cervical pessaries for prevention of preterm birth in women with a multiple pregnancy (ProTWIN): a multicentre, open-label randomised controlled trial [J]. Lancet, 2013, 382(9901): 1341-1349.

[23] VAN' T HOOFT J, VAN DER LEE J H, OPMEER B C, et al. Pessary for prevention of preterm birth in twin pregnancy with short cervix: 3-year follow-up study [J]. Ultrasound Obstet Gynecol, 2018, 51(5): 621-628.

[24] ALFIREVIC Z, STAMPALIJA T, MEDLEY N. Cervical stitch (cerclage) for preventing preterm birth in singleton pregnancy [J]. Cochrane Database Syst Rev, 2017(6): CD008991.

[25] LUDMIR J. Cervical pessary reduces spontaneous delivery before 34 weeks and adverse outcomes in pregnant women with a short cervix [J]. Evidence-Based Medicine, 2013, 18(3): 107-108.

[26] ARABIN B, HALBESMA J R, VORK F, et al. Is treatment with vaginal pessaries an option in patients with a sonographically detected short cervix? [J]. Journal of Perinatal Medicine, 2003, 31(2): 122-133.

[27] RASMUSSEN K M, YAKTINE A L. Weight gain during pregnancy: reexamining the guidelines [M]. Washington DC: National Academies Press, 2009.

第二章

宫颈机能不全诊治的研究进展

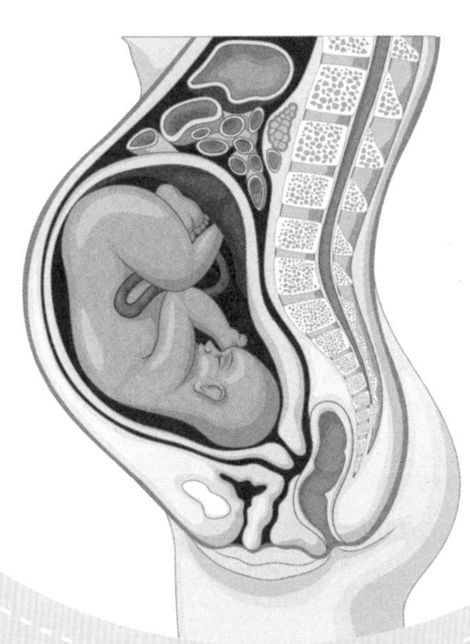

第一节　宫颈机能不全的病因学研究进展

宫颈机能不全的发生率为0.05%～1%。宫颈机能不全引发早产的发病率为0.34%～1.00%[1-2]，在孕16～28周习惯性流产中占15%左右，而早产是围产儿死亡的首因。

一、宫颈机能不全的定义

正常功能的宫颈是一个复杂的器官，它是维持胎儿和胎儿的附属物在子宫内直至妊娠终止的重要结构，在妊娠期及分娩期会发生极大的变化。1678年，Culpepper等[3]最初对宫颈机能不全的描述为“so slack that it can not keep in the seed”，也有产科教材定义这一术语为“cervical incompetence”，现在这一术语被更准确地描述为“cervical insufficiency（CI）”。

宫颈机能不全的经典定义是反复、无痛性宫颈扩张导致3次或3次以上妊娠中期分娩。

传统上，宫颈机能不全被定义的标准是单独建立在分娩史上的：单胎妊娠初产妇或经产妇先前发生无痛性宫颈扩张，导致反复妊娠中期妊娠丢失且没有其他原因存在。新的宫颈机能不全的诊断要同时存在以下两个标准：①在孕24周前经阴道超声检查宫颈长度短于25mm和（或）产检发现宫颈改变。②先前在不足37周前自发性分娩。关于第2项标准，部分学者制定的标准为34周前自发性分娩。

2014年，美国妇产科医师学会[4]指出：由于缺乏客观的调查结果和明确的诊断标准，宫颈机能不全的诊断是非常困难的。诊断是基于既往妊娠中期无痛性宫颈扩张，尤其是在妊娠24周前，没有宫缩或缺乏其他明确的病理改变（如出血、感染、胎膜破裂）。近年来，人们尝试在妊娠中期评估宫颈长度，把宫颈缩短作为超声诊断宫颈机能不全的标志。然而，宫颈长度缩短已被证明是早产的标志，而不是宫颈机能不全的特定标志。

二、宫颈机能不全的病理生理学认识

宫颈位于子宫与阴道之间，在非妊娠期，其长度为25～30mm。在孕期，它的主要作用是在胎儿外部形成屏障，其长度是一个动态变化的过程。孕14～22周宫颈长度为35～40mm，孕24～28周时平均缩短到35mm，孕32周以后宫颈长度约为30mm[5-7]。

宫颈主要是由细胞和细胞外基质构成的纤维连接组织组成。细胞外基质由Ⅰ型胶原、Ⅱ型胶原、弹性蛋白、糖蛋白等组成，而细胞部分则由血管平滑肌细胞组成。妊娠期宫颈在生化级联过程中发生极其复杂的改变，细胞与细胞间隔之间、宫颈间质浸润与炎症细胞之间相互作用，在级联相互作用过程中发生任何错乱均可能导致宫颈过早地成熟、宫颈机能不全、早产或流产。

1962年，Danforth和Buckingham的研究认为宫颈机能不全不是“全或无”的现象，而是由机能不全的程度构成，是多种因素的作用造成“cervical failure”[8]。其中强调：正常的宫颈不像子宫体，宫颈主要是由纤维组织组成，这些纤维组织是防止宫颈扩张主要的机械屏障。宫颈和黏液腺也起重要的免疫作用，阻挡阴道菌群进入无菌的子宫内环境。

有研究者分析来自产后妇女宫颈的活组织检查，并与来自非孕患者子宫切除的标本相比较。妊娠期宫颈的变化与含水量增加、胶原和糖蛋白显著降低以及糖胺聚糖增加相关。细胞和生化的改变表明在妊娠期宫颈扩张是一个动力过程，这也许能解释为什么女性在妊娠中可能有一个符合宫颈机能不全的妊娠结局，且即使不治疗，也有足月分娩的可能。由此推测，引起病理性宫颈改变的因素在妊娠期是变化的，宫颈不够强壮也许会提升导致宫颈变化和早产因素的易感性[9]。

Leppert等[10]扩大了观察的样本量，他们发现在生育史的基础上具有显著临床特征的宫颈机能不全患者的宫颈缺乏弹性纤维。相反，正常妊娠女性的宫颈活组织检查提示弹性纤维有正常的数量和正确的方向。总之，这些生化和超微结构的结果支持具有宫颈机能不全病史的女性存在多变、不可预料的临床过程和妊娠结局。

三、宫颈机能不全的病因和发生机制

宫颈机能不全被认为代表宫颈本身的内在缺陷导致没有能力去维持妊娠。失去正常的宫颈解剖结构是其主要的原因，而其他因素也起一定作用。造成宫颈机能不全的其他原因包括隐匿性子宫活动、子宫过度膨胀、蜕膜出血、感染或炎症（羊水或胎膜）、生物或遗传变异等，这些最初的改变通常在早产的临床症状和（或）未足月胎膜早破或宫内感染前出现。然而，痛性宫缩不是早期宫颈改变的主要特征，伴随宫缩的疼痛度与发病前的宫颈成熟度成反比[11]。与所提出的宫颈组织缺陷的机制不同，虽然一些患者可能确实存在宫颈完整性差的解剖证据，但是大多数临床诊断宫颈机能不全的女性外观上宫颈的解剖是正常的。而造成宫颈完整性损伤是否因最初的机械缺陷，相较局部或全身因素将更有助于定义最佳治疗方案。有学者提出：宫颈机能不全是宫颈过早成熟引起的一个连续的进程，这些过程包括感染、炎症、局部或全身的激素作用，甚至是基因的易感性，而不良产科史可能更有助于宫颈机能不全的发生发展；一旦宫颈的完整性受到损害，其他过程就会被激发（如未足月胎膜早破、早产），临床上将这个进程称为自发性早产。因此，宫颈机能不全越来越被认为是一个复杂的、难以理解的、宫颈较早成熟或中期妊娠流产发生的过程[9]。

四、宫颈机能不全的高危因素及其评价

宫颈机能不全的高危因素分为先天性因素和获得性因素[9, 12]，见表2-1。因为己烯雌酚的应用早在20世纪70年代已被淘汰，所以这个先天性高危因素现已不存在。

表2-1　宫颈机能不全的高危因素

先天性因素	获得性因素
子宫内己烯雌酚暴露	早产史
胶原血管障碍（罕见）	妊娠中期胎儿丢失史
米勒管异常	既往人流史
子宫异常	宫颈环形电切术史
	冷刀锥切活检史
	激光锥切及其他宫颈手术史
	宫颈裂伤史

既往认为妊娠中期宫颈扩张或消退与妊娠中期自发性流产相关。1990年，Atrash等[13]指出，自发性流产是否被赋予临床环境下与宫颈机能不全一致的特征是非常不清晰的。首次妊娠的女性因人工流产（通过真空抽吸术）终止妊娠，似乎不是宫颈机能不全重要的高危因素，但存在自发性早产的风险。孕中期宫颈经渗透扩张器作用后行手术流产在古老的文献中不被认为是高危因素，且一些调查者推断首次应用渗透扩张器相比于应用机械性扩张器也许会减少宫颈机能不全发生的风险[9]。

因宫颈切除术很少在育龄期女性中操作，相关风险在当前实践中很难确定，但它在过去的研究中被认为是自发性早产的风险因素[14]。环形电切术（LEEP）、环切除术（large loop excision of the transformation zone，LLETZ）、宫颈锥切术（冷刀或激光）是否增加宫颈机能不全的风险依然有争议，因为不同学者的研究结果是矛盾的，而且调查者一般集中于自发性早产风险的研究而不是宫颈机能不全风险的研究。除了宫颈手术外，存

在宫颈上皮内瘤变（cervical intraepithelial neoplasias，CIN）的危险因素与宫颈机能不全间的关联也令人十分困惑，包括大量的宫颈组织被切除及剩余的宫颈长度等。另外，由于几乎所有的研究都是回顾性的，存在相当大的偏差，而鉴于越来越广泛应用LEEP或LLETZ治疗宫颈病变，定义相关风险的确是非常重要的[9]。国外文献报道LEEP或锥切术增加了37周前自发性早产的风险。来自27项研究的Meta分析认为冷刀锥切使37周前自发性早产的风险增加了2.6倍（95%CI，1.80～3.72）；有LEEP史的女性自发性早产风险增加了1.7倍（95%CI，1.24～2.35），未足月胎膜早破的风险增加了近3倍（PPROM；95%CI，1.62～4.46）；但激光电灼后风险并没有增加。控制年龄、产次、吸烟史的亚组分析也表明在LEEP后增加了早产的相对风险（相对风险RR，2.10；95%CI，1.34~2.69）[15]。两项大型研究报道在LEEP或锥切术后增加自发性早产的风险。第一项研究报道在反复锥切术后自发性早产的风险增加了将近3倍[16]。第二项研究指出曾经因宫颈上皮内瘤变行手术治疗的25 000多名女性中存在2.9倍（95%CI，2.2～3.7）早产（28～31周）的相对风险和2.1倍（95%CI，1.47～2.99）极早产（不足28周）的相对风险[17]。最新的系统回顾和Meta分析表明宫颈上皮内瘤变和妊娠中期分娩间存在最令人信服的关联[18]：这些研究者确定早期报道妊娠结局的14项研究中，包括妊娠中期分娩的8项研究，虽然其中7项研究没有单独报道存在明显的联系，但是来自挪威的一项大型研究确认风险比为2.6（95%CI，1.5~2.7），存在非常明显的联系，提示大范围切除宫颈后增加了宫颈机能不全的风险，但其他自发性早产症状的成分不能确定是否被排除在外[19]。

Leiman等[20]总结自发性早产的风险只有在最大锥切高度超过20mm或容积超过4mL时才会增加。Raio等[21]做了一个既往经历激光锥切的64名女性的队列研究后发现，相比于对照组自发性早产的发生率并没有区别（9.4% vs 4.7%）。他们进一步统计且报道了相近的出生体重和分娩孕周，在二级分析中发现，激光锥切高度超过10mm是自发性早产明显的独立风险因素。1项321名女性LEEP后妊娠的回顾性研究发现，如果锥切容积超过6mL（95% CI，1.45~5.92）或切除组织的厚度超过12mm（95%CI，1.27~7.01），不足37周的自发性早产升高3倍[22]。Conner等[23]最近的Meta分析中报道，把有LEEP史的6 589名患者与没有锥切史的100多万名患者相比较，LEEP后不足37周自发性早产的风险稳步增加（RR，1.61；95%CI，1.35~1.92）。进一步分析发现，先前LEEP的患者与从未经历锥切手术的宫颈发育不良的患者存在相似的自发性早产风险。最近芬兰注册的一个回顾性研究发现，约450 000名患者，既往行LEEP者不足37周早产的风险增加了1.61倍，但严重的CIN不会增加这个风险。而且，研究者报道在那些通过病理组织学（如尖锐湿疣）确认非CIN损伤经历LEEP的女性会增加2倍的自发性早产风险（95%CI，1.5~2.9）；这些数据表明手术的确成为独立的早产风险因素。Poon等[24]做了一项来自阻止自发性早产的临床试验的二级数据分析，结果表明既往行LEEP的患者自发性早产的风险最好由妊娠中期宫颈长度反映。在这项研究中，经过常规的围产期保健的26 867名女性曾在孕20～24周行经阴道超声宫颈长度检测。有LEEP史的473名女性中，34周前的早产率是有所增加的（3.4% vs 1.3%，P=0.0002），而且妊娠中期宫颈长度明显缩短［32mm（IQR，27~38mm）vs 34mm（IQR，30～39mm），P＜0.0001］。在控制宫颈长度后，具有LEEP史不是有意义的sPTB预测。

Kuoppala和Saarikoski回顾性评价了既往行宫颈锥切活检的62名患者和相当数量的对照组[25]。22名有环扎史的患者妊娠结局与没有环扎、保守管理的患者妊娠结局相似，胎儿抢救率分别为97%和100%。基于这些结果和发表过的7个评论报道，他们得出结论：存在这种风险因素的妇女，环扎不应该被常规推荐。但是，1项已发表的存在风险因素的病史指征环扎的大样本随机试验最后总结道[14]，有1次或1次以上宫颈锥切活检或宫颈切除史的女性在33周前总体早产率为35%。然而，在这类人群中，病史指征环扎的患者也未能受益。

总之，现有的证据能确定在CIN手术治疗与自发性早产之间存在联系。然而，应该指出这些数据不能确定伴随临床表现的中期妊娠流产发生率与宫颈机能不全的临床诊断相一致。曾经大范围锥切（包括宫颈切除）的女性和既往多次LEEP或锥切可能增加了自发性早产的风险，可能会导致更早分娩。存在这类风险的女性中，病史指征环扎是否将是有效阻止自发性早产的策略仍有待探索。因为现有的临床试验数据未能表明病史指征环扎是有益的，现有的证据表明，过早的宫颈改变暗示宫颈机能不全。既往宫颈手术史伴反复自发性中孕流产史的女性则可临床诊断为宫颈机能不全，在未来妊娠中应建议其行病史指征环扎；而既往有LEEP或锥切史、没有自发性中期流产史者，则当作临床监测候选人更恰当。

关于因子宫异常而导致的宫颈机能不全，Mastrolia等[26]研究发现：双角子宫是宫颈机能不全的一个独立的危险因素，宫颈机能不全的患病率明显高于对照组（4.1% vs 0.4%，$P<0.001$）。双角子宫的复发性流产率明显高于对照组（12.4% vs 5.1%，$P<0.001$），这些患者与对照组相比更倾向于辅助生殖技术（assisted reproductive technology，ART）受孕（5.6% vs 1.9%，$P<0.001$）。

米勒管异常，容纳妊娠物的子宫腔容积不足会导致子宫下段压力增加，转而潜在影响宫颈机能。另外，畸形子宫妊娠后宫腔内压力的不对称，以及构成宫颈的肌肉和结缔组织间比例的相对失调，均可导致宫颈无力承托。但这项研究仍存在局限性。

综上所述，宫颈机能不全的病因和高危因素仍然难以确定，可能为先天性因素（解剖和组织学异常）和获得性因素（既往早产及任何与宫颈相关的手术）。因宫颈本身的内在缺陷而没有能力去维持妊娠的病理生理过程，目前也尚无定论，仍须进一步探索和研究。

参考文献

[1] DACOSTA V, WYNTER S, HARRIOTT J, et al. Laparoscopic

cervicoisthmic cerclage for the treatment of cervical incompetence: case reports [J]. West Indian Med J, 2011, 60 (5): 590–593.

[2] FRIEDMAN A M, ANANTH C V, SIDDIQ Z, et al. Trends and predictors of cerclage use in the United States from 2005 to 2012 [J]. Obstet Gynecol, 2015, 126 (2): 243–249.

[3] CULPEPPER N, COLE A, ROWLAND W, et al. The practice of physick [M]. London: George Strawbridge, 1678: 502.

[4] American College of Obstetricians and Gynecologists. ACOG practice bulletin no.142: cerclage for the management of cervical insufficiency [J]. Obstet Gynecol, 2014, 123 (2 Pt 1): 372–379.

[5] IAMS J D, GOLDENBERG R L, MEIS P J, et al. The length of the cervix and the risk of spontaneous premature delivery [J]. N Engl J Med, 1996, 334 (9): 567–572.

[6] BERGELIN I, VALENTIN L. Normal cervical changes in parous women during the second half of pregnancy: a prospective, longitudinal ultrasound study [J]. Acta Obstet Gynecol Scand, 2002, 81 (1): 31–38.

[7] JAFARI-DEHKORDI E, ADIBI A, SIRUS M. Reference range of the weekly uterine cervical length at 8 to 38 weeks of gestation in the center of Iran [J]. Adv Biomed Res, 2015, 4: 115.

[8] DANFORTH D N, BUCKINGHAM J C. Cervical incompetence: a re-evaluation [J]. Postgrad Med, 1962, 32: 345–351.

[9] GABBE S, NIEBYL J, SIMPSON J, et al. Obstetrics: normal and problem pregnancies [M]. 7th ed. Amsterdam: Elsevier, 2016: 596–614.

[10] LEPPERT P C, YU S Y, KELLER S, et al. Decreased elastic fibers and desmosine content in incompetent cervix [J]. Am J Obstet Gynecol, 1987, 157 (5): 1134–1139.

[11] IAMS J D. Identification of candidates for progesterone: why, who, how, and

when? [J]. Obstet Gynecol, 2014, 123(6): 1317-1326.

[12] ROMAN A, SUHAG A, BERGHELLA V. Overview of cervical insufficiency: diagnosis, etiologies, and risk factors [J]. Clin Obstet Gynecol, 2016, 59(2): 237-240.

[13] ATRASH H K, HOGUE C J. The effect of pregnancy termination on future reproduction [J]. Baillieres Clin Obstet Gynaecol, 1990, 4(2): 391-405.

[14] MRC/RCOG Working Party on Cervical Cerclage. Final report of the Medical Research Council/Royal College of Obstetricians and Gynaecologists multicentre randomised trial of cervical cerclage [J]. Br J Obstet Gynaecol, 1993, 100(6): 516-523.

[15] KYRGIOU M, KOLIOPOULOS G, MARTIN-HIRSCH P, et al. Obstetric outcomes after conservative treatment for intraepithelial or early invasive cervical lesions: systematic review and meta-analysis [J]. Lancet, 2006, 367(9509): 489-498.

[16] HEINONEN A, GISSLER M, RISKA A, et al. Loop electrosurgical excision procedure and the risk for preterm delivery [J]. Obstet Gynecol, 2013, 121(5): 1063-1068.

[17] JAKOBSSON M, GISSLER M, SAINIO S, et al. Preterm delivery after surgical treatment for cervical intraepithelial neoplasia [J]. Obstet Gynecol, 2007, 109(2 Pt 1): 309-313.

[18] KYRGIOU M, MITRA A, ARBYN M, et al. Fertility and early pregnancy outcomes after treatment for cervical intraepithelial neoplasia: systematic review and meta-analysis [J]. BMJ, 2014, 349: g6192.

[19] ALBRECHTSEN S, RASMUSSEN S, THORESEN S, et al. Pregnancy outcome in women before and after cervical conisation: population based cohort study [J]. BMJ, 2008, 337: a1343.

[20] LEIMAN G, HARRISON N A, RUBIN A. Pregnancy following conization

of the cervix: complications related to cone size [J]. Am J Obstet Gynecol, 1980, 136(1): 14–18.

[21] RAIO L, GHEZZI F, DINARO E, et al. Duration of pregnancy after carbon dioxide laser conization of the cervix: influence of cone height [J]. Obstet Gynecol, 1997, 90(6): 978–982.

[22] KHALID S, DIMITRIOU E, CONROY R, et al. The thickness and volume of LLETZ specimens can predict the relative risk of pregnancy–related morbidity [J]. BJOG, 2012, 119(6): 685–691.

[23] CONNER S N, FREY H A, CAHILL A G, et al. Loop electrosurgical excision procedure and risk of preterm birth: a systematic review and meta–analysis [J]. Obstet Gynecol, 2014, 123(4): 752–761.

[24] POON L C Y, SAVVAS M, ZAMBLERA D, et al. Large loop excision of transformation zone and cervical length in the prediction of spontaneous preterm delivery [J]. BJOG, 2012, 119(6): 692–698.

[25] KUOPPALA T, SAARIKOSKI S. Pregnancy and delivery after cone biopsy of the cervix [J]. Arch Gynecol, 1986, 237(3): 149–154.

[26] MASTROLIA S A, BAUMFELD Y, HERSHKOVITZ R, et al. Bicornuate uterus is an independent risk factor for cervical os insufficiency: a retrospective population based cohort study [J]. J Matern Fetal Neonatal Med, 2017, 30(22): 2705–2710.

第二节　宫颈机能不全筛查和诊断方法的研究进展

一、非孕期宫颈机能不全的检测方法及循证评价

因为宫颈机能不全可能是一个早产综合征，所以除了罕见、严重的宫颈缺陷外，仍未有被证实的客观检测标准。多数早期报道检测宫颈机能不全是建立在非妊娠期宫颈内部的生理基础与相关病史上的。客观评估包括在非妊娠期8号宫颈扩张器无阻力进入宫颈管内，Foley导管置于宫腔后向水囊内注入1mL生理盐水并在较小的牵引力下将水囊拉出宫颈，评估宫颈弹性性能。这些尝试在提供宫颈机能不全的客观诊断上均失败了，因为测试方法在关于标准特征（如敏感性和特异性）和一些诊断的参考标准方面尚不成熟。而且，这些测验不能合理地预测导致过早宫颈成熟和宫颈扩张（如机能不全）的妊娠相关情况，也就暂时不能作为宫颈机能不全的检测标准[1]。

ÖCAL等[2]初步研究后发现，在非妊娠期应用弹性成像可预测宫颈机能不全。40名女性中，20名既往诊断为宫颈机能不全（实验组），20名为健康的女性（对照组），她们在非妊娠期进行超声介导下的宫颈弹性成像的检查，邻近肌肉组织作为弹性成像评价宫颈机能不全的参考点。从所有患者中获得组织应变率值。试验发现，实验组宫颈内部区域组织相对柔软（较高的应变率，$P<0.05$），宫颈外部区域相对坚硬（较低的应变率，$P<0.05$）。但这个结论须在不同群体的宫颈组织中进行研究验证。Feltovich等[3]最近评论，Roman色谱、后散射功率损失和剪切波速度这几项技术在评估宫颈机能上有较高的临床前景。这些可能最终能提高人们对宫颈生理学的理解，在预测过

早的宫颈成熟中将起着重要的作用。

目前，尚无国内外专家一致认可的孕前金标准能确诊宫颈机能不全。

二、孕期宫颈机能不全的超声筛查和诊断的循证评价

2014年，美国妇产科医师学会[4]指出：由于缺乏客观的调查结果和明确的诊断标准，宫颈机能不全的诊断是非常困难的，是基于既往妊娠中期无痛性宫颈扩张，尤其是在妊娠24周前，没有宫缩或缺乏其他明确的病理改变（如出血、感染、胎膜破裂）。

近年来，人们尝试在妊娠中期评估宫颈长度和把宫颈缩短作为超声诊断宫颈机能不全的标志。然而，宫颈长度缩短已被证明是早产的一个标志，而不是宫颈机能不全的一个特定标志。

所有国家的指南在描述宫颈长度检查时都明确推荐经阴道超声检查（TVU），TVU是评估宫颈长度预测早产的金标准[1]。宫颈长度也可通过经腹部超声检查（TAU）或经阴唇部超声检查（translabial ultrasound，TLU）进行测量。TAU CL测量对发现短宫颈缺乏敏感性，由此可能造成过度评估宫颈长度和诊断短宫颈，而且还存在如下问题：①充盈的膀胱是必要的。②宫颈也许被胎儿部分遮盖。③腹部探头到宫颈的距离远，导致图像质量差。④TLU相比TVU缺少敏感性和预测性。而且，相比宫颈长度的手动检查，TVU预测早产更优。鉴于此，TAU或TLU均不被推荐用来监测宫颈长度，也不被推荐用于早产预测。TVU CL测量是一项安全、可接受、便捷的检查，被广泛用于预测孕妇早产的风险。

（一）TVU CL标准化要求

TVU CL测量技术必须标准化，操作者要通过围产期质量基金会和母胎医学会的Cervical Length Education and Review（CLEAR）项目的相关技术考核标准，才能应用于临床实践。标准化操作[5]：排空膀胱，无菌的经阴探头插入阴道前穹隆，捕捉最好的图像见纵切子宫及完整宫颈黏膜声像，宫颈的TVU图像占75%的屏幕，而且膀胱下端是可见的；宫颈前唇厚度相当于宫颈后唇

厚度，由于测量压力过度会导致宫颈解剖结构的机械变形，所以探头压力需适度，宫颈内口和宫颈外口及完整的宫颈管均应该被测量；宫底部轻度给压，观察大约15s，以确定是否形成漏斗和（或）宫颈缩短，当宫底或膀胱受压时，减少探头压力。卡尺应放置正确，测量从宫颈内口到宫颈外口的距离，通常测量3次，取最短值。TVU CL监测的总时间不应少于5min。

（二）TVU CL的适用人群

观察者和被观察者间的差异应不少于10%，人群的特殊性可能影响宫颈长度检查结果，包括单胎相对于多胎、有症状者相对于无症状女性、完整的羊膜相对于胎膜破裂者、既往早产相对于既往无早产等，因为TVU CL在这些不同患者人群中存在不同预测特征，她们应该被分开评论。就当前而言，最适合TVU检查的人群是[5]：既往无症状且无早产的单胎妊娠患者，既往无症状但有早产的单胎妊娠患者，既往有症状的单（多）胎妊娠患者。

针对不同人群短宫颈的敏感性和阳性预测值是不同的。在没有自发性早产史的单胎妊娠中，潜在自发性早产的短宫颈的敏感性为35%～45%，阳性预测值是20%～30%，这意味着大多数宫颈长度短的女性将在35周或随后分娩；但在先前发生过自发性早产的单胎妊娠患者中，短宫颈的敏感性则高达70%；在双胎妊娠中，TVU CL的敏感性大概是35%[1]。

（三）超声如何监测孕期宫颈的变化

Sonek等[6]提出可以根据临床推测的宫颈机能不全严重程度来决定超声检查的时间。高度怀疑宫颈机能不全者，在孕中期开始进行宫颈超声检查即可获得有价值的数据。Van Rijswijk 等[7]提出有流产或早产病史的孕妇中，宫颈长度的缩短一般发生在孕20周前，应在孕20周超声筛查胎儿畸形的同时测量宫颈长度，之后至少要在孕24周时再进行1次宫颈超声检查，是否继续监测则根据前2次的检查结果来决定。也有人提出根据患者合并的高危因素来决定超声检查的时间，孕14～18周宫颈长度正常的高危孕妇需要在孕18～22周再次行超声检查确认，而对于有过孕中期流产史或早期早产史的极高危孕妇，至少要在孕14～24周每2周行1次超声检查[8]，建议参考超声筛查的流程，见图2-1。

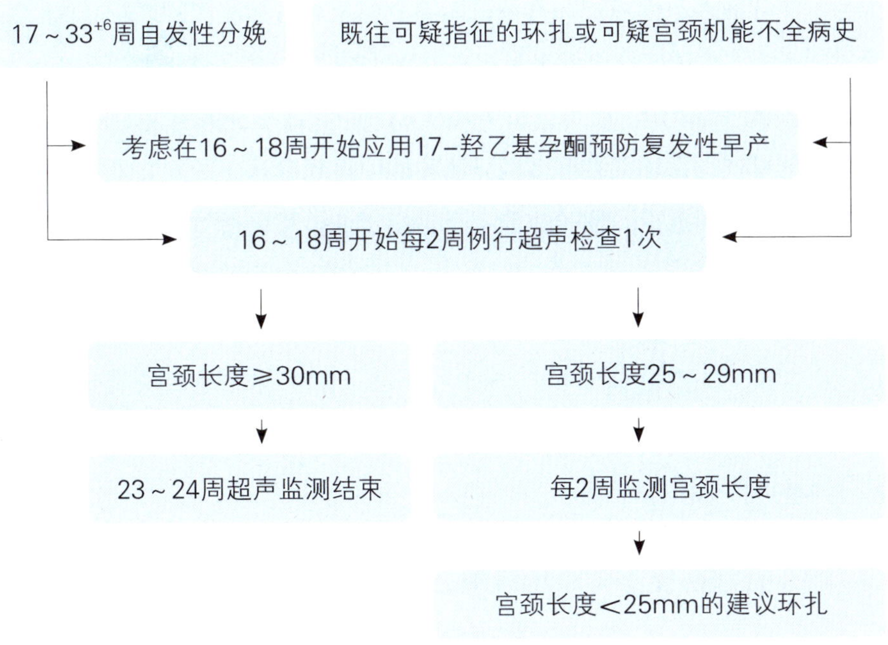

图2-1　超声筛查的流程

三、孕期宫颈机能不全的其他检测方法

除常规应用超声测量宫颈长度外，研究发现核磁共振（MRI）可以用于孕期评估宫颈长度，早期识别宫颈机能不全的迹象。Habib等[9]将59名宫颈机能不全孕妇与10名正常孕妇在孕10～28周进行对比研究发现，在宫颈机能不全患者中，41名患者存在外部高信号，36名患者存在宫颈内间质区（periendocervical stromal zone，PESZ）定义缺失。在46名宫颈机能不全的孕妇中发现淤血，其中27例出现在MRI中（58.7%），孕期宫颈机能不全的女性MRI测得的宫颈解剖长度和功能长度分别是（3.5±0.8）cm（0.8～4.9cm）和（6.3±0.8）mm（9～41mm）。正常孕妇无PESZ高信号缺失和淤血征。但这仅是小样本试验，未经过循证医学验证。

Sundtoft等[10]的研究表明：白细胞介素6（interleukin 6，IL-6）基因、甘露聚糖结合凝集素2（mannose-binding lectin 2，MBL2）基因与MBL低水平中的单核苷酸多态性可能与宫颈机能不全相关而增加早产的风险。由于宫颈机能不全，血清MBL中低水平相关的MBL2基因的多态性和血浆MBL低水平增加了早产的风险。此外，IL-6-174 GG基因型似乎也导致宫颈机能不全而易发生早产，这结果在更多的异质种群中得到确认。试验结果支持这一理论：在某种程度上，宫颈机能不全是由于遗传障碍所致。也有研究[11]表明羊膜内炎症可能导致宫颈机能不全，而且炎症的严重程度与女性宫颈机能不全所致极早产相关，这可能与羊水内较高的IL-1b、IL-6、IL-7、IL-15、IL-17a、TNF-a、MIP-1a、MIP-1b水平相关。未来能否从羊水穿刺中或从血清中检测相关细胞因子以提早预测宫颈机能不全并在宫颈变化前预防，需要进一步探究。

四、宫颈机能不全临床诊断方法的循证医学评价

宫颈机能不全没有明确的诊断标准，目前主要依据病史、体格检查及超声进行诊断。有学者提出宫颈机能不全诊断标准[12]为：①经阴道超声检查宫颈长度（TVU CL）：既往在14～36^{+6}周发生过1次或1次以上自发性分娩，此次单胎妊娠的女性在24周前TVU CL＜25mm。②体格检查：16～23^{+6}周内检或窥阴检查发现宫颈扩张。③病史排除其他原因的无痛性宫颈扩张导致妊娠中期反复流产的临床诊断。

（一）病史下的宫颈机能不全诊断

宫颈机能不全诊断主要依据临床证据，指反复无痛性宫颈扩张的病史和自发性孕中期（16～24周）流产，继而早产分娩活胎。诊断通常是回顾性的。有时，患者在分娩前会经历无痛性宫颈扩张，在这种情况下，认真记录所发生的过程非常重要。在大多数情况下，详细的病史和既往产科病案记录对于诊断至关重要。然而，在某些情况下，病案记录是不完整的或是不可利用的，一些女性不能提供可靠的病史，更不可能有详细的病史和

全面的病案记录，除最典型的情况外，临床医生的诊断意见或许也未能一致。病史、病案记录或体格检查中的混杂因素对于观察的重要性也许被用来支持或反驳这个诊断。

如上面提到，妇产科医生管理既往自发性妊娠中期分娩的患者，评估和记录宫颈机能不全的临床标准是否满足条件（羊膜囊凸出、无痛性规律子宫收缩）且排除其他导致妊娠中期分娩的原因（如胎盘剥离、胎儿死亡或胎儿畸形）是非常关键的。然而，因为早产分娩综合征包括其他成分，一部分宫颈机能不全的病例之前过早的羊膜破裂或发展为临床明显的子宫活动是有可能的。虽然宫内感染也许可以排除这个诊断，但是宫颈成熟或隐匿性扩张会导致宫颈黏液栓丢失，阴道菌群与羊膜之间正常的屏障被打破，这也许会出现临床感染事件[13]。虽然宫颈机能不全一般被认为是排他性的诊断，但如何排除早产的其他原因，目前尚未有明确定义。

因为宫颈机能不全通常是回顾性诊断，依赖于不好的妊娠结局史，临床医生认可的标准可能会导致预测性或更客观的诊断。在被认为存在宫颈机能不全风险的女性中基于不典型病史、既往可疑的病史指征环扎或其他因素所确定的风险，一系列检查或许能够发现宫颈进行性缩短或扩张，导致宫颈机能不全的假设性诊断，从而进行治疗性干预。仅在各种风险因素出现时应用环扎术，是不被推荐的。

（二）超声检查下的宫颈机能不全诊断

在过去几十年里，许多研究表明宫颈机能不全可通过妊娠中期超声评估宫颈情况进行诊断。Zilianti等[14]据形态，将宫颈描述为T形、Y形、V形或U形。正常无宫缩的宫颈形态为T形。Iams等[15]研究发现患者此次妊娠时的宫颈长度和前一次早产时的孕周呈线性关系，一般认为在孕16～20周宫颈长度＜25mm伴或不伴宫颈内口扩张，或羊膜囊凸入宫颈管内，但不一定有宫颈管的缩短，可考虑宫颈机能不全的诊断。各种超声结果包括宫颈长度、宫颈内口呈漏斗状、对刺激手法的动力回应（如底压力）已被提出。在早期报道中，超声评估不是盲目的，但诊断标准是不同的，且在数量或可重复的方式上未被描述。

研究者应用可重复的方法进行大型、双盲的观察性研究，以发现在妊娠中期宫颈超声结果与早产间的关系，以及确定主要的宫颈病因并干预可能的宫颈变化。NICHD MFMU Network随机选取2 915名单胎妊娠的女性，在妊娠22～24周经双盲性宫颈超声评估：当测量宫颈长度缩短时，自发性早产相关风险稳定增加。尽管存在非常显著的相关性，但在不足35周时通过检查预测自发性早产，宫颈长度临界值不到26mm（第十百分位数），存在较低的敏感性（37%）和较低的阳性预测值（18%）。妊娠中期分娩与宫颈机能不全的相关性均未被明确报道，但生存曲线检验表明在孕22～24周宫颈长度＜25mm时不足5%的女性在28周前分娩。而且，这些过早分娩的情况未被报道，所以宫颈机能不全的临床检测标准不能被评价。因此在随机选择的人群中，22～24周超声测量发现短宫颈并就此确认为宫颈机能不全被认为不是完美而有效的[16]。

NICHD MFMU Network检验在不足35周的高危女性中应用宫颈超声预测自发性早产，定义既往在不足32周至少出现过1次自发性早产，宫颈机能不全的临床诊断被排除。183名孕妇在妊娠16～18周开始经历一系列2周1次的超声评估直到妊娠23周[17]。这项研究设计允许分析随时间所观察到的最短宫颈长度，这包括底压力或自发性出现短宫颈。在先前的研究中[16]，宫颈长度与自发性早产间存在负相关，然而，在高危人群中，＜25mm的宫颈长度临界值，敏感性增加为69%，阳性预测值增加为55%。重要的是，数据的二次分析表明这些短宫颈的高危女性可能存在一个非常显著的削弱宫颈机能的组分，因为在这个组内出现不足27周分娩[18]。这些报道[16-17]支持短宫颈作为宫颈机能不全的替代，但实际确定一个导致临床干预的合适的宫颈长度临界值并确认与宫颈超声检查结果（如宫颈内口呈漏斗形）相关的潜在贡献仍存在问题。显而易见，当在低风险女性中检查时（既往无自发性早产的单胎妊娠者中），宫颈超声检查敏感性低（30%～40%）[5]，但对既往发生自发性早产的具有显著的宫颈病理的女性，它似乎存在重要作用[17，19]。

宫颈超声应用于双胎妊娠中预测早产也被报道[20]。然而，筛选试验表明，尤其是敏感性和阳性预测值（＜40%）似乎通常低于既往自发性早产的女性。46篇已发表的报道在无症状或有症状的单胎或双胎孕妇中系统评价了经阴道超声检查对早产预测的价值，11篇报道包含双胎的无症状孕妇，在单胎中宫颈缩短和早产间的关系非常明显，与双胎相反，在ROC曲线与似然比Meta分析评价的人群中，管理短宫颈的双胎是非常有问题的，我们如何在临床试验中，对多胎妊娠合并宫颈机能不全和自发性早产进行预测，如何通过应用超声对宫颈长度的测量来评价，尚不清楚。

（三）体格检查下的宫颈机能不全诊断

不常见的是，在妊娠中期分娩的患者将呈现模糊的“骨盆症状”，例如压力增加，伴随尿频、阴道分泌物增加，但没有其他尿路感染的症状等。放置窥器的体格检查揭示相对未消失但扩张的宫颈（至少1~2cm，但未达到5cm）和在宫颈管内或超出宫颈管水平清晰可见羊膜囊。胎儿部分脐带可能在羊膜囊后可见，甚至容纳在脱出的羊膜囊内。明显的宫缩和宫内感染的临床证据（如发热、子宫压痛）是不存在的，观察与监测期间通常无明显感染和分娩表现，由此建立的诊断被称作“急性宫颈机能不全”。这些结果在大多数情况下是先前事件，且不是建立在妊娠中期分娩的全部病例并由此去判断是否由宫颈机能不全引起的病史标准上。然而，这些临床表现所提供唯一的临床机会可证实宫颈机能不全自然的病程，探索其可能的病因，以及不同干预方式的有效性。

（四）宫颈机能不全临床综合诊断标准

宫颈机能不全的临床诊断标准：①（反复）无痛性宫颈扩张和妊娠中期分娩的病史。②无痛性妊娠中期宫颈缩短且在一系列数字评估中发现宫颈扩张。

宫颈机能不全在超声检查下的诊断标准：既往在34周前自发性早产病史，此次单胎妊娠在妊娠中期超声检查发现宫颈长度＜25mm。

宫颈机能不全在体格检查下的诊断标准：①排除临床定义的分娩发动或明显的宫内感染，妊娠中期宫颈扩张，羊膜囊在宫颈外口可见或超出宫颈外口。②在妊娠中期通过触诊发现明显（一系列）无症状宫颈扩张。

综上所述，目前宫颈机能不全的临床筛查和诊断标准主要依据病史、体格检查和辅助检查（超声）等，颇有前景的方法包括评估宫颈组织水合、胶原结构和组织弹性的技术以及细胞因子检测等。

参考文献

[1] GABBE S, NIEBYL J, SIMPSON J, et al. Obstetrics: normal and problem pregnancies [M]. 7th ed. Amsterdam: Elsevier, 2016: 596–614.

[2] ÖCAL F D, ÇEKMEZ Y, ERDOĞDU E, et al. The utility of cervical elastosonography in prediction of cervical insufficiency: cervical elastosonography and cervical insufficiency [J]. J Matern Fetal Neonatal Med, 2015, 28 (7): 812–818.

[3] FELTOVICH H, HALL T, BERGHELLA V. Beyond cervical length: emerging technologies for assessing the pregnant cervix [J]. Am J Obstet Gynecol, 2012, 207 (5): 345–354.

[4] American College of Obstetricians and Gynecologists. ACOG practice bulletin no.142: cerclage for the management of cervical insufficiency [J]. Obstet Gynecol, 2014, 123 (2 Pt 1): 372–379.

[5] 中华医学会妇产科学分会产科学组. 早产的临床诊断与治疗指南(2014) [J]. 中国实用乡村医生杂志, 2015, 22 (12): 9–11.

[6] SONEK J, SHELLHAAS C. Cervical sonography: a review [J]. Ultrasound Obstet Gynecol, 1998, 11 (1): 71–78.

[7] VAN RIJSWIJK S, NAGTEGAAL M J, MCGAVIN S, et al. Transvaginal

cervical length measurement; its current application in a regional Australian level II maternity hospital [J]. Aust N Z J Obstet Gynaecol, 2005, 45 (5): 418–423.

[8] BERGHELLA V, BERGHELLA M. Cervical length assessment by ultrasound [J]. Acta Obstet Gynecol Scand, 2005, 84 (6): 543–544.

[9] HABIB V, ARAUJO J E, SUN S Y, et al. Early indicators of cervical insufficiency assessed using magnetic resonance imaging of the cervix during pregnancy [J]. J Matern Fetal Neonatal Med, 2015, 28 (6): 626–631.

[10] SUNDTOFT I, ULDBJERG N, STEFFENSEN R, et al. Polymorphisms in genes coding for cytokines, mannose-binding lectin, collagen metabolism and thrombophilia in women with cervical insufficiency [J]. Gynecol Obstet Invest, 2016, 81 (1): 15–22.

[11] SON G, YOU Y, KWON E, et al. Comparative analysis of midtrimester amniotic fluid cytokine levels to predict spontaneous very pre-term birth in patients with cervical insufficiency [J]. Am J Reprod Immunol, 2016, 75 (2): 155–161.

[12] ROMAN A, SUHAG A, BERGHELLA V. Overview of cervical insufficiency: diagnosis, etiologies, and risk factors [J]. Clin Obstet Gynecol, 2016, 59 (2): 237–240.

[13] JONES G, CLARK T, BEWLEY S. The weak cervix: failing to keep the baby in or infection out [J]. Br J Obstet Gynaecol, 1998, 105 (11): 1214–1215.

[14] ZILIANTI M, AZUAGA A, CALDERON F, et al. Monitoring the effacement of the uterine cervix by transperineal sonography: a new perspective [J]. J Ultrasound Med, 1995, 14 (10): 719–724.

[15] IAMS J D, JOHNSON F F, SONEK J, et al. Cervical competence as a continuum: a study of ultrasonographic cervical length and obstetric

performance[J]. Am J Obstet Gynecol, 1995, 172(4 Pt 1): 1097–1103, discussion 1104–1106.

[16] IAMS J D, GOLDENBERG R L, MEIS P J, et al. The length of the cervix and the risk of spontaneous premature delivery[J]. N Engl J Med, 1996, 334(9): 567–572.

[17] OWEN J, YOST N, BERGHELLA V, et al. Mid–trimester endovaginal sonography in women at high risk for spontaneous preterm birth[J]. JAMA, 2001, 286(11): 1340–1348.

[18] OWEN J, YOST N, BERGHELLA V, et al. Can shortened midtrimester cervical length predict very early spontaneous preterm birth? [J]. Am J Obstet Gynecol, 2004, 191(1): 298–303.

[19] BERGHELLA V, DALY S F, TOLOSA J E, et al. Prediction of preterm delivery with transvaginal ultrasonography of the cervix in patients with high–risk pregnancies: does cerclage prevent prematurity? [J]. Am J Obstet Gynecol, 1999, 181(4): 809–815.

[20] ALTHUISIUS S, SCHORNAGEL I, DEKKER G, et al. Loop electrosurgical excision procedure of the cervix and time of delivery in subsequent pregnancy[J]. Int J Gynaecol Obstet, 2001, 72(1): 31–34.

第三节　经阴道宫颈环扎术式的研究进展

宫颈机能不全的治疗包括宫颈环扎术、药物治疗和其他机械支持治疗等。主流是宫颈环扎术，环扎的作用是纠正宫颈结构的薄弱或缺陷，但它对于短宫颈的治疗作用仍有争议。环扎可阻止宫颈的缩短或扩张，从而降低早产风险，但它在多胎妊娠中的应用仍具争议。环扎宫颈基质周边合适的部位以治疗宫颈机能不全或早产成了争论的主题，但缺乏合适的随机研究对不同的环扎术进行评估。本节将介绍不同类型的经阴道宫颈环扎术的指征、时机、方式、效果等。

一、宫颈环扎术的分类

按手术途径分为经阴道及经腹环扎。

按手术时间分为妊娠前和妊娠期环扎。

按宫颈开大情况分为择期（宫颈无变化）、限期（宫颈缩短）、紧急（宫口已开大）手术。

按手术目的分为以预防为目的和以治疗为目的2种类型。

按临床情况分为病史指征的环扎、超声（发现）指征的环扎和体格检查（发现）指征的环扎3种类型。

二、术式类型、缝合材料和缝合方法

（一）术式类型

1950年，Lash等[1]描述了非妊娠阶段部分切除宫颈进行宫颈修复是为了消除可能薄弱的区域。但这个手术方式与随后较高的不孕发生率相关。

1955年，Shirodkar[2]成功报道了关于宫颈机能不全的管理，这就是应用黏膜下绑带。他起初用羊肠线作为缝线材料，后来用慕斯林环扎带（Ethicon，Somerville，NJ）在宫颈内口水平缝合。这个手术方法需要上推膀胱并在宫颈内口尽可能高的位置进行缝扎。这种术式难以在宫颈表面下拆除缝扎线，以致许多患者须剖宫产分娩，而且通常须在产后拆除缝扎线。

1957年，McDonald[3]发明了荷包式缝合的环扎技术，它不需要切开宫颈，更易于在妊娠期操作。这种手术方法一般在宫颈上缝合4～5针，并尽可能避免对膀胱或直肠造成损伤；缝线在前穹隆或后穹隆处打结，易于拆除。因McDonald术式环扎具有简易性及有效性，推荐它作为首选的术式。经阴道环扎的标准术式包括McDonald术式和Shirodkar术式两种，但这两种标准环扎术式哪一种更优越是不确定的[4]。

（二）缝合材料

临床应用不同类型的缝合材料，但没有随机对照试验（RCT）将环扎缝线对手术的影响进行研究。多数临床医生选择慕斯林环扎带。然而，也有学者主张应用更细的缝线材料，如Prolene缝线（Ethicon），或其他合成的不可吸收缝线，如Ethibond缝线（Ethicon）。因为慕斯林环扎带较宽，它置入患者体内存在感染的高风险[5]。

（三）缝合方法

宫颈环扎术有单线、双线缝合法。当前，没有证据表明双线缝合比单线缝合有更好的结局。一项最新的回顾性研究表明双线缝合组与单线缝合组间自发性早产的发生率没有差别[6]。而且，最新的随机对照试验[7]表明，在宫颈外口水平第二重缝合以维持这个部位的宫颈黏液栓，未显示是有益的。

当宫颈发育不全或宫颈与阴道壁齐平时，为了使患者避免开腹手术，经阴道环扎仍可以进行[5]。在超声指引下，打开膀胱腹膜反折，分离出宫颈阴道上部，以荷包式缝合的方式或从12点到6点、从3点到9点交叉的方式进行缝合。32名患者完成了这种术式，避免了开腹手术并获得良好的妊娠结局：50%的患者剖宫产分娩，其余在切开阴道后穹隆一个小口拆除缝线后经阴道分娩。

三、术前和术后的管理模式

（一）术前管理模式

术前预防性应用抗生素或宫缩抑制剂未被证实是有效的。环扎术前进行培养的价值也未被合理地研究。环扎术前羊膜腔穿刺术也未经过RCT评价。对病史指征环扎的患者来讲，亚临床宫内感染率似乎非常低，而且羊膜腔穿刺术似乎是不合理的。

麻醉选择：Chen和他的同事[8]观察到全身麻醉与区域麻醉的结果没有什么不同。事实上，区域麻醉对短时操作是足够的，脊髓麻醉对环扎更合适。

（二）术后管理模式

卧床休息的意义被质疑甚至被批判[5]，它在环扎中的价值未被研究。关于运动和性交的决定须个体化处理，主要依据门诊妇检的宫颈数据评估或经阴道超声检查显示的宫颈长度。对于环扎线拆除的时机，大多数权威机构认为，环扎线部位过紧时应拆除环扎线，因为随后拆除环扎线困难，会造成宫颈裂伤。环扎线通常选择在孕36～37周拆除。有研究显示，在孕36～37周产程开始前将宫颈环扎线计划性拆除相比于在产程中拆除，宫颈裂伤发生率并未显著降低（6.4% vs 11.4%；RR，0.72；95%CI，0.35～1.49）。环扎线拆除至自发性分娩的平均间隔时间是14天[9]。

四、按临床情况分类的3种经阴道宫颈环扎术

（一）病史指征的经阴道宫颈环扎术

病史指征环扎主要依据既往妊娠中期胎儿丢失病史或既往早产史，是超声测量宫颈长度未发生变化时所行的宫颈环扎术，通常在16周前进行，目的是延长孕周，降低早产发生率，术前需完善唐氏筛查，避免因环扎后

染色体异常引起流产，染色体异常引起的自发性流产多发生在孕12～15周之前，发生率报道不一，一般为10%～30%。但近年来对病史指征的经阴道宫颈环扎的有效性的看法发生了变化，有医生认为对有宫颈机能不全典型病史的患者来讲不需要行预防性宫颈环扎。有学者提出病史指征环扎与超声指征环扎相比，在围产结局上是没有差别的，对于病史联合超声检查异常的孕妇可考虑行超声指征的环扎术。还有研究报道，病史指征环扎不能降低总体流产率或自发性早产率[10]。英国皇家妇产科医师学会于1981—1988年进行了大规模的RCT，12个国家的1 292名孕妇参加了这项试验。结果显示，宫颈环扎术降低了34周前的早产率，环扎组的早产率为13%，未环扎组的早产率为17%，据估计需要进行25例宫颈环扎术来预防1例早产[11]。2012年，*Cochrane Review* 纳入12个RCT，对宫颈环扎术的效果进行了详细分析。结果发现，宫颈环扎术降低了早产高风险孕妇的早产率，但对新生儿的死亡率和并发症并无影响。宫颈环扎术增加了剖宫产率[12]。然而，多数学者认为，基于强有力但潜在疗效存在偏倚的数据，宫颈机能不全病史的患者进行病史指征的环扎仍然是合理的，临床病史定义宫颈机能不全患者的手术管理应成为标准化的实践，并清晰地形成母胎医学（maternal-fetal medicine，MFM）提倡者实践的方式。但仍需要强调的是，美国妇产科医师学会指南认为，如果患者有不明原因的妊娠中期分娩史，并能够排除早产或胎盘早剥，再次妊娠时可以考虑进行宫颈环扎[13]。2019年，加拿大妇产科医师学会指南提出：对于仅有过1次中期妊娠流产史的患者，行宫颈环扎术可能增加早产、围产儿发病及死亡的风险。对病史指征的经阴道宫颈环扎术的评价，争议仍在继续。

（二）超声指征的经阴道宫颈环扎术

环扎能降低早产发生率最强有力的证据见于有既往早产史的超声指征的环扎，研究表明妊娠24周前宫颈长度≤25mm的超声指征环扎可降低30%的早产发生率，环扎后降低围产儿的发病率和死亡率达36%[14]。美国妇产科医师学会的指南表明[13]，经阴道超声检查广泛用于宫颈长度的评定时，比较预防性环扎患者与超声指征环扎患者的围产期结局得出的相关结论（仅限于单胎妊娠）如下：①大多数存在宫颈机能不全风险的患者在孕中期经阴道彩超能被安全地检查。②大多数患者可避免没有必要的预防性环扎。③在孕16~24周期间进行监测。经阴道超声检查提示进行性宫颈缩短伴或不伴有宫颈漏斗形改变时超声指征环扎常被推荐，因为这些女性有早产的高危因素。在妊娠中期宫颈缩短的患者中，对行环扎和未行环扎的患者的多种随机试验的Meta分析中得到以下结论：目前单胎妊娠不足34周自发性早产、在孕24周前宫颈长度＜25mm的孕妇不满足宫颈机能不全的诊断标准，但有用的证据表明环扎是有效的。环扎能明显降低早产的结局，也能改善新生儿的患病率和致死率，要结合病史及彩超检查综合考虑。在没有自发性早产病史且孕16～24周宫颈长度＜25mm的孕妇中，环扎不能明显降低早产发生率[13]。单胎妊娠且既往有自发性早产的病史，伴或不伴有漏斗形成的宫颈缩短可诊断为宫颈机能不全。少数研究者研究这类超声指征环扎对妊娠结局的作用，回顾性分析了在各种高危人群中无节制应用这种环扎的妊娠结局，得到了矛盾的结果，环扎既有效[15]又无效[3，16]。而对于超声指征的环扎，亚临床宫内感染率可高达1%～2%。是否需要进行羊膜腔穿刺术需要RCT评价[5]。

后来，Althuisius等[16]在荷兰随机选取高风险的患者，基于她们的症状或产科史（妊娠中期宫颈长度＜25mm），她们大多数被认为存在宫颈机能不全。环扎与不环扎组均被指示在家休息。在被分配到环扎组的19名患者中，未发生孕34周前自发性早产；而在不环扎组中，在孕34周前分娩的概率达44%（P=0.02）。Rust等[17]招录了138名具有各种自发性早产风险的孕妇（12%为多胎妊娠），在监测她们宫颈长度短于25mm或宫颈进行性呈漏斗改变至少达25%后，将其随机分配到接受McDonald术式环扎或不环扎2组。在环扎组中孕34周前自发性早产发生率是35%，在对照组中是36%。To等[4]随机筛选了孕22～24周的47 123名孕妇（多国试验），经阴道超声检查宫颈长度达15mm或15mm以下的孕妇有470名，其中253名参加

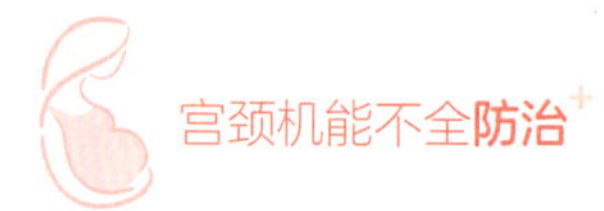

了一项随机试验，它主要研究孕33周前组内的分娩率。分配给环扎组的女性（n=127）行Shirodkar术式环扎。她们与对照组（n=126）有相近的早产率：22% vs 26%（P =0.44）。作者没有具体评论对照组中的孕妇，这些孕妇在孕中期分娩后的表现与临床定义的宫颈机能不全相一致。而且，他们观察到：在对照组中，4例死胎是因为在孕23～24周分娩，5例新生儿死亡是因为在孕23～26周分娩；在环扎组中，有3例死胎和4例新生儿死亡。Berghella等[18]筛选有自发性早产风险的女性（如既往有自发性早产、清宫术、锥切活检、己烯雌酚暴露等）从孕14～23周开始每两周行经阴道超声检查一次，将61例宫颈长度低于25mm或呈漏斗形至少达25%的孕妇随机分配到McDonald术式环扎组或对照组（不环扎）。35周前自发性早产发生率在环扎组中为45%，在对照组中为47%。尽管如此，还有研究表明在临床诊断为宫颈机能不全的患者中不愿环扎且宫颈长度维持在25mm以上时，宫颈超声有潜在的作用。4个随机试验的Meta分析描述了更早地分析患者水平的数据，以评估亚组中妊娠中期宫颈缩短的患者是否从环扎中受益，这种受益被定义为降低孕35周前自发性早产的相对风险。他们观察单胎妊娠患者尤其是曾经发生过自发性早产的患者环扎的临界受益（RR，0.6；95%CI，0.4～0.9）。矛盾的是，他们的研究表明在多胎妊娠中存在明显的损害（RR，2.15；95%CI，1.15～4.01）。这个不利的作用从未在随机试验中确认，也没有作者通过队列研究观察这个关系。2009年，美国15个医学中心对有早产史的孕妇进行了临床研究[5]，从孕16周开始进行经阴道超声检查。如果在孕16～22^{+6}周发现宫颈缩短（＜25mm），孕妇被随机分到McDonald术式环扎组或不环扎组。结果发现，基于超声指征的宫颈环扎术可以降低孕24周前无生机儿的分娩率、围产期死亡率和孕37周前分娩率。根据该研究结果推算，为防止1例无生机儿出生，需要进行13例宫颈环扎术。这提示宫颈环扎的益处与宫颈长度有明显关系，宫颈长度＜15mm时获益较大[19]。与此相似的是，U形宫颈（不是V形宫颈）也是早产的高危因素，在这些患者当中，环扎对延长孕周的受益是非常明显的。这些患者是否需要病史指征环扎或是否应该反复环扎是矛盾的，临床的判断标准是重要的[19]。然而，累积的证据表明允许患者测量宫颈长度以避免环扎是安全的。4个随机试验的Meta分析表明[20]应用超声测量宫颈长度而选择环扎的大多数患者（58%）将避免手术，相比队列研究中病史指征环扎的患者，这类患者没有自发性早产的高风险（RR，0.97；95%CI，0.73～1.29）。

总之，基于以上结论，建议对短宫颈（宫颈长度<25mm）且既往自发性早产的患者行宫颈长度测量和超声指征环扎。存在宫颈机能不全风险的患者，不管选择病史指征的环扎还是超声指征的环扎，早产仍会出现，两种策略有相似的早产率，少数环扎是超声指征环扎策略，超声监测下存在风险的患者和基于超声的结果行环扎似乎是合理的。

（三）体格检查指征的经阴道宫颈环扎术

宫颈扩张时所行经阴道宫颈环扎叫作体格检查指征的环扎，也叫作救援性环扎或紧急环扎。有研究表明[21]，体格检查指征的环扎可明显延长孕周，显著提高新生儿的生存率。到目前为止，这种类型的环扎的指征仍不十分明确。临床上将进行性宫颈扩张、不伴有产兆及胎盘早剥的患者作为紧急环扎的候选者。一个小样本随机试验和回顾性研究中有限的数据表明，在这些妇女中行环扎术有可能受益。因此，临床检查排除子宫敏感、宫内感染或二者同时存在后，在这些出现宫颈变化的单胎妊娠人群中环扎或许是有益的[13]。

超声或数字评价宫颈变化的患者或许能从环扎中受益。然而，孕周对环扎治疗的限定几乎未被定义。虽然一些临床医生主张这种治疗方式可到28周，但我们不提倡24周后环扎，因为担心手术导致早产，影响胎儿的生存能力。这些患者的围手术期管理未被进行严格研究，基于当前的证据不能给予相关建议。亚临床宫内感染在急性宫颈机能不全的患者中出现的概率为13%～50%。因此，是否需要羊膜腔穿刺术排除宫内感染仍需进行RCT评价[5]。

当宫颈扩张到足够看到羊膜囊或羊膜囊凸出到阴道时，环扎或许很困难，但也该被考虑。羊膜囊复位术的提出使得环扎变得相对容易。Locatelli研究表明，这种手术与延长孕周具有相关性[22]。减少羊膜囊凸出的方法包括让患者取头低脚高位，用小儿导尿管将羊膜囊回纳至宫颈管内，然后向膀胱内注入1L的生理盐水，使子宫下段上移。抗生素和宫缩抑制剂的作用效果尚未被合理地研究[23]。虽然临床医生不愿意给羊膜囊凸出的患者进行环扎，但是一些报道表明尽管宫颈进行性扩张，环扎的救治率却可超过70%，其中仅有40%的患者在35周前分娩[24]。环扎或许对不超过4cm的宫颈扩张是有效的，但对于进行性宫颈扩张和羊膜囊凸出的患者，正确评估宫颈扩张程度是困难的，宫颈一旦开始进行性扩张，环扎术就应该被考虑。Ehsanipoor等[21]的研究表明体格检查指征的环扎可明显增加胎儿生存的孕周，延长时间约为1个月，但这个结论存在潜在偏倚的局限性。

紧急宫颈环扎的女性经常被认为是体格检查指征环扎的候选者。有限的数据反映了这个手术的有效性及罕见的表现。一些研究者已报道新生儿的抢救率超过70%[20]。Aarts等[25]评价了1980—1992年发表的8个系列，289个体格检查指征环扎的新生儿的平均生存率为64%（变化范围为22%～100%）。Berghella等[14]发表了35个不同宫口开大的病例的队列研究（宫颈扩张为2～15cm），2个队列包括19个体格检查指征环扎的患者和16个卧床休息管理的患者。新生儿在环扎组生存率为80%，在卧床休息组为75%。2个最新的回顾性研究已报道体格检查指征环扎的应用，新生儿的平均生存率（带婴回家率）分别为50.7%和64%，平均孕期延长分别为7.4周和8.2周[26-27]。Olatunbosun等[28]研究了宫颈进行性扩张达4cm以上的患者，环扎组22例，卧床休息组15例。虽然新生儿的生存率没有明显的不同（环扎组17/22，卧床休息组9/15，P=0.3），但是出生孕周在环扎组平均延迟4周（33周 vs 29周，P=0.001）。两组的绒毛膜羊膜炎发生率相似。国外学者还进行了在14～25^{+6}周已发生宫颈扩张的队列研究，提示225名女性中152位行体格检查指征的环扎，73位被期待治疗。虽然这些组不相似，因为宫颈扩张达4cm或4cm以上更倾向于期待管理，但是环扎组与期待组相比，从宫颈扩张出现到分娩的间隔延长更长，孕妇很少在28周前分娩，环扎可改善新生儿结局[29]。

Althuisius等[16]对27周前羊膜囊凸出阴道口的女性进行了随机临床试验，单双胎均被纳入标准。他们发现在环扎组与卧床休息组中从宫颈扩张出现到分娩的平均间隔分别为54天和20天（P =0.046），两组新生儿的生存率分别为56%（9/16）和29%（4/14）。虽然从数据上看生存率的差别似乎不明显，但是新生儿发病率的构成包括新生儿死亡，它在环扎组低于卧床休息组［63%（10/16）vs100%（14/14），P =0.02］。

Mays等[30]在表现出阴道分泌物增多症状的18名羊膜囊凸出阴道口的女性中行羊膜腔穿刺术，并分析羊水中的糖、乳酸脱氢酶，进行革兰染色和培养，结果异常则表明亚临床感染。其中11名女性在没有亚临床感染证据的情况下行环扎，新生儿的生存率为100%，从出现宫颈扩张到分娩的平均潜伏期为93天；7个生化结果异常的女性不行环扎，无新生儿幸存，平均潜伏期是4天。这个队列中平均潜伏期是可预测的，平均潜伏期（17天）与羊水分析组相比较，研究表明羊水穿刺术有可能帮助选择紧急环扎的对象。Diago Almela等[19]对31名因羊膜囊凸出而接受羊膜腔穿刺术的患者的前瞻性研究也支持这个发现，其中20名患者的羊水组分揭露羊膜内炎性介质，或亚临床型绒毛膜羊膜炎（至少满足以下条件中的2个才能确诊：IL-6水平达2.5ng/mL以上，葡萄糖水平在1.008mmol/L以下，白细胞水平达0.05×10^9/L以上，白细胞酯酶阳性）；余下11名羊水组分正常的患者，其中9名接受救援性环扎，4/9足月分娩，1名拒绝环扎的患者足月分娩，那些存在羊膜内炎性介质/亚临床型绒毛膜羊膜炎者，尽管应用抗生素且卧床休息，所有都早产，12个流产。这些患者的羊水中存在炎性介质，5天的7个培养得到实证，在正常羊水组中没有一个培养阳性。ROC分析表明羊水组分，当IL-6临界值达2.9ng/mL时，其诊断的灵敏度最高，而所有正常妊娠者IL-6均不会高于这个水平。他们的回归分析进一步支持了体格检查指征的环扎要有低的IL-6水平和宫颈长度不低于30mm作为最好的结局预测。子宫内亚临床感染的超声表现为“泥状雪”也被报道[31]，尽管如此，它的临床应用仍是不确定的。虽然当前没有标准的实践，羊水感染成分或炎性介质的评价似乎有重要的预测价值，但从某种程度上来讲，这个结果是否应该指导患者的管理仍不明确。

总之，急性宫颈机能不全患者的临床处置建议仍然是不明确的。虽然体格检查指征的环扎或许有效果，但是处置方式很大程度上是根据经验来决定的。尽管基于严格的管理推荐的数据有限，但研究共同表明了一些重要的观点：出现的孕周越早，宫颈扩张就越快，且羊膜囊凸出和IAI出现就表明有不好的新生儿结局。

参考文献

[1] LASH A F, LASH S R. Habitual abortion: the incompetent internal os of the cervix [J]. Am J Obstet Gynecol, 1950, 59 (1): 68-76.

[2] SHIRODKAR V N. A new method of operative treatment for habitual abortions in the second trimester of pregnancy [J]. Antiseptic, 1955, 52: 299.

[3] MCDONALD I A. Suture of the cervix for inevitable miscarriage [J]. J Obstet Gynaecol Br Emp, 1957, 64 (3): 346-350.

[4] TO M, ALFIREVIC Z, HEATH V, et al. Cervical cerclage for prevention of preterm delivery in women with short cervix: randomised controlled trial [J]. Lancet, 2004, 5 (9424): 1849-1853.

[5] GABBE S, NIEBYL J, SIMPSON J, et al. Obstetrics: normal and problem pregnancies [M]. 7th ed. Amsterdam: Elsevier, 2016: 596-614.

[6] GIRALDO-ISAZA M A, FRIED G P, HEGARTY S E, et al. Comparison

of 2 stitches vs 1 stitch for transvaginal cervical cerclage for preterm birth prevention [J]. Am J Obstet Gynecol, 2013, 208 (3) 209.e1–9.

[7] BRIX N, SECHER N, MCCORMACK C, et al. Randomised trial of cervical cerclage, with and without occlusion, for the prevention of preterm birth in women suspected for cervical insufficiency [J]. BJOG, 2013, 120 (5): 613–620.

[8] CHEN L, LUDMIR J, MILLER F L, et al. Is regional better than general anesthesia for cervical cerclage? Nine years experience [J]. Anesth Analg, 1990, 70: S56.

[9] BISULLI M, SUHAG A, ARVON R, et al. Interval to spontaneous delivery after elective removal of cerclage [J]. Am J Obstet Gynecol, 2009, 201 (2): 163.e1–4.

[10] KYRGIOU M, KOLIOPOULOS G, MARTIN–HIRSCH P, et al. Obstetric outcomes after conservative treatment for intraepithelial or early invasive cervical lesions: systematic review and meta–analysis [J]. Lancet, 2006, 367 (9509): 489–498.

[11] MRC/RCOG Working Party on Cervical Cerclage. Final report of the Medical Research Council/Royal College of Obstetricians and Gynaecologists multicentre randomised trial of cervical cerclage [J]. Br J Obstet Gynaecol, 1993, 100 (6): 516–523.

[12] ALFIREVIC Z, STAMPALIJA T, ROBERTS D, et al. Cervical stitch (cerclage) for preventing preterm birth in singleton pregnancy [J]. Cochrane Database Syst Rev, 2012 (4): CD008991.

[13] American College of Obstetricians and Gynecologists. ACOG practice bulletin no.142: cerclage for the management of cervical insufficiency [J]. Obstet Gynecol, 2014, 123 (2 Pt 1): 372–379.

[14] BERGHELLA V, RAFAEL T J, SZYCHOWSKI J M, et al. Cerclage for short cervix on ultrasonography in women with singleton gestations and previous preterm birth: a meta-analysis [J]. Obstet Gynecol, 2011, 117: (3) 663-671.

[15] ALFIREVIC Z, STAMPALIJA T, MEDLEY N. Cervical stitch (cerclage) for preventing preterm birth in singleton pregnancy [J]. Cochrane Database Syst Rev, 2017 (6): CD008991.

[16] ALTHUISIUS S M, DEKKER G A, HUMMEL P, et al. Final results of the cervical incompetence prevention randomized cerclage trial (CIPRACT): therapeutic cerclage with bed rest versus bed rest alone [J]. Am J Obstet Gynecol, 2001, 185 (5): 1106-1112.

[17] RUST O A, ATLAS R O, JONES K J, et al. A randomized trial of cerclage versus no cerclage among patients with ultrasonographically detected secondtrimester preterm dilatation of the internal os [J]. Am J Obstet Gynecol, 2000, 183 (4): 830-835.

[18] BERGHELLA V, FIGUEROA D, SZYCHOWSKI J M, et al. 17-alpha-hydroxyprogesterone caproate for the prevention of preterm birth in women with prior preterm birth and a short cervical length [J]. Am J Obstet Gynecol, 2010, 202 (4): 351.e1-6.

[19] DIAGO-ALMELA V J, MARTINEZ-VAREA A, PERALES-PUCHALT A, et al. Good prognosis of cerclage in cases of cervical insufficiency when intra-amniotic inflammation/infection is ruled out [J]. J Matern Fetal Neonatal Med, 2015, 28 (13): 1563-1568.

[20] RUST O, ATLAS R, REED J, et al. Revisiting the short cervix detected by transvaginal ultrasound in the second trimester: why cerclage therapy may not help [J]. Am J Obstet Gynecol, 2001, 185 (5): 1098-1105.

[21] EHSANIPOOR R M, SELIGMAN N S, SACCONE G, et al. Physical examination－indicated cerclage: a systematic review and meta-analysis [J]. Obstet Gynecol, 2015, 126 (1) : 125-135.

[22] LOCATELLI A, VERGANI P, BELLINI P, et al. Amnioreduction in emergency cerclage with prolapsed membranes: comparison of two methods for reducing the membranes [J]. Am J Perinatol, 1999, 16 (2) : 73-77.

[23] SCHEERER L J, LAM F, BARTOLUCCI L, et al. A new technique for reduction of prolapsed fetal membranes for emergency cervical cerclage [J]. Obstet Gynecol, 1989, 74 (3 Pt 1) : 408-410.

[24] KURUP M, GOLDKRAND J W. Cervical incompetence: elective, emergent, or urgent cerclage [J]. Am J Obstet Gynecol, 1999, 181 (2) : 240-246.

[25] ARTS J M, BRONS J T, BRUINSE H W. Emergency cerclage: a review [J]. Obstet Gynecol Survey, 1995, 50 (6) : 459-469.

[26] FONSECA E B, CELIK E, PARRA M, et al. Progesterone and the risk of preterm birth among women with a short cervix [J]. N Engl J Med, 2007, 357 (5) : 462-469.

[27] FOX N S, GELBER S E, KALISH R B, et al. History-indicated cerclage: practice patterns of maternal-fetal medicine specialists in the USA [J]. J Perinat Med, 2008, 36 (6) : 513-517.

[28] OLATUNBOSUN O A, AL-NUAIM L, TURNELL R W. Emergency cerclage compared with bedrest for advanced cervical dilatation in pregnancy [J]. Int Surg, 1995, 80 (2) : 170-180.

[29] GRIFFIN C. The cervix: a philosopher's dream? [J]. Aust N Z J Obstet Gynaecol, 2014, 54 (2) : 97-100.

[30] MAYS J K, FIGUERIOA R, SHAH J, et al. Amniocentesis for selection

before rescue cerclage [J]. Obstet Gynecol, 2000, 95(5): 652-655.

[31] KEELER S M, KIEFER D, ROCHON M, et al. A randomized trial of cerclage vs. 17 alpha-hydroxyprogesterone caproate for treatment of short cervix [J]. J Perinat Med, 2009, 37: 473-479.

第四节　双胎妊娠合并宫颈机能不全治疗手段的研究进展

双胎妊娠的早产发生率为56.6%，是单胎妊娠的早产发生率（9.7%）的5.8倍[1]。在双胎妊娠并发早产的患者中，与宫颈因素相关的早产率高达7%～20%[2]，且双胎妊娠合并宫颈机能不全的发生率是单胎妊娠的6倍[3]。因此，宫颈机能不全也是双胎妊娠导致晚期流产和早产的重要原因之一。作为临床诊断性疾病，宫颈机能不全缺乏客观的诊断标准，其治疗方案有多种，较为常见的有观察期待治疗、孕酮的使用、子宫托及宫颈环扎术，但普遍认为，宫颈环扎术是目前治疗宫颈机能不全的唯一术式和有效方法。但对双胎妊娠合并宫颈机能不全的治疗规范，全球尚未达成共识，存在很多争议。本节将介绍双胎妊娠合并宫颈机能不全的各种治疗方法的研究进展。

一、限制活动和卧床休息：不常规推荐

2014年，美国妇产科医师学会[4]指出：限制活动、卧床休息均被证明不能有效地治疗宫颈机能不全，因此是不受推荐的（B级推荐）。我国2015年的双胎妊娠临床处理指南（第一部分）中也指出：没有证据表明卧床休息和住院观察可以改善双胎妊娠的结局（A级推荐）。因此，如无其他早产的高危因素，不需要常规限制活动。但双胎妊娠合并宫颈机能不全行紧急宫颈环扎术（宫口开大且大于3cm者）后，国内多数学者仍然建议适当限制活动并多卧床休息。

二、孕激素的使用：推荐作为宫颈环扎术前后的辅助治疗

多胎妊娠早产的病理生理学机制包括：宫内感染、宫颈机能不全和子宫拉伸/扩张增加，较大胎盘分泌的介质［如促肾上腺皮质激素释放激素（corticotropin releasing hormone，CRH）］增加，由成熟的胎肺产生的因子（如表面活性蛋白-A）刺激子宫肌层收缩[5]。使用孕激素预防单胎妊娠和多胎妊娠中的早产已经得到研究肯定。使用孕激素预防早产在生物学上是合理的，因为整个孕期通过孕激素和孕酮受体介导的炎症抑制维持子宫静止，从而引起收缩基因受到抑制[6]。近期的一项Meta分析得出结论：对于无症状短宫颈（孕中期宫颈长度＜25mm）双胎妊娠，使用阴道孕酮可以减少各孕周自发性早产的发生，改善新生儿结局，且不影响出生儿童的神经系统发育[7]。

阴道孕酮能预防短宫颈无症状双胎妊娠自发性早产，因此目前对于宫颈机能不全多采用孕激素作为宫颈环扎术前后的辅助治疗[8]。

三、子宫托的使用：作为宫颈环扎术后的辅助治疗

Arabin设计出适于产科患者应用的子宫托，它是一种由硅胶制成的碗状装置，但单独使用子宫托治疗双胎妊娠合并宫颈机能不全的文献未检索到。大量研究将子宫托使用在无症状多胎妊娠和（或）合并短宫颈的患者，但结果存在争议。不少研究都认为除阴道分泌物稍增多和多胎妊娠中阴道感染略有增加外[9]，放置子宫托的不良反应很少。

2013年的一项随机对照试验得出结论：使用子宫托对整体无症状双胎妊娠没有任何益处；然而，在宫颈长度＜38mm的亚组中，使用子宫托降低了60%的围产期不良结局，较对照组（未使用子宫托组）分娩孕周延长了10天[10]。该随机对照试验的后期随访研究得出结论：未发现宫颈长度＜38mm的无症状双胎妊娠使用子宫托造成幸存儿童3岁以内的损伤。子宫托的使用极大地改善了儿童的存活率并且不影响儿童的神经发育[11]。而

2017年的一项Meta分析得出结论：对短宫颈（宫颈长度＜25mm）无症状双胎妊娠使用子宫托无法预防＜34周的自发性早产，且不能改善新生儿的不良结局和母体的不良事件[12]。最近也有关于宫颈环扎术联合子宫托放置的研究，给予双胎妊娠因宫颈机能不全进行宫颈环扎术，术后宫颈仍进行性缩短甚至扩张的患者放置子宫托进行治疗，在放置子宫托后孕周平均延长（24.2 ± 23.5）天。但该研究的样本量仅5例，仍需要大量相关研究进行论证，可以考虑将子宫托作为宫颈环扎术后的辅助治疗[8]。

2019年，加拿大妇产科医师学会指南中指出，在双胎妊娠早产的预防中，子宫托并未显示出明显优势。即使合并宫颈短的患者也未能由此获益。

四、宫颈环扎术：唯一术式并有效

宫颈环扎术仍是目前治疗宫颈机能不全的主要手段。宫颈环扎术有经阴道和经腹两种方法。经阴道宫颈环扎术术式通常有McDonald环扎术和Shirodkar环扎术。宫颈环扎术的指征有病史指征、超声指征和体格检查指征。宫颈环扎术多用于单胎妊娠，对于双胎妊娠合并宫颈机能不全行宫颈环扎术存在很大的争议。基于病例系列和Meta分析，2014年美国妇产科医师学会指南和2019年加拿大妇产科医师学会指南做出B级推荐：孕妇为双胎妊娠且超声检查提示宫颈长度＜25mm时，宫颈环扎术可能增加早产的风险，因此不推荐使用[1, 4]。但针对双胎妊娠行宫颈环扎术的相关研究仍在进行，且不同结论相继提出。

（一）病史指征的宫颈环扎术

2014年的一项Meta分析，分析了122例双胎妊娠，其中包含了2项双胎妊娠行病史指征宫颈环扎术的研究和3项超声指征宫颈环扎术的研究，分析认为没有证据表明宫颈环扎术是预防双胎妊娠早产和减少围产期死亡或新生儿发病率的有效干预措施[13]。但是2017年，Deanna等[14]研究了8例首次体外受精–胚胎移植（invitro fertilization and embryo transfer，IVF–ET）后20～24周内流产的宫颈机能不全患者，再次进行试管婴儿治疗后为双胎妊娠，所有患者在12周前接受病史指征宫颈环扎术，结果8例中有6例（75%）超过34周分娩。一项回顾性匹配病例对照研究[15]通过对比接受病史指征宫颈环扎术的双胎妊娠（环扎组，42例）和未行宫颈环扎术的双胎妊娠（期待治疗组，42例）的围产期结局，发现环扎组的分娩孕周高于期待治疗组（中位数为35周 vs 30周，P <0.0001）。环扎组小于24周、小于28周和小于34周自发性早产率显著低于对照组。环扎组的新生儿中位出生体重较高（2 072g vs 1 750g，P =0.003），低出生体重（<2 500g）和极低出生体重（<1 500g）新生儿比例比期待治疗组低。环扎组的死胎率、新生儿入重症监护室率、新生儿呼吸窘迫综合征发生率、脑室内出血和坏死性小肠结肠炎发生率较低，新生儿死亡率、新生儿复合不良结局的发生率和败血症等并发症的发生率也较低。

（二）超声指征的宫颈环扎术

2005年，Roman等[16]进行了一项研究，在24周前发现宫颈长度<25mm的414例双胎妊娠患者中，研究组通过改良的Shirodkar技术进行超声指征环扎，对照组患者在没有手术干预的情况下卧床休息，双胎分娩时接受宫颈环扎者的中位孕周为34.0周，未环扎者的中位孕周为34.4周（P=0.77）。低于28周、30周、32周和34周的自然早产率或胎膜早破率没有差异。通过分析414例宫颈长度<25mm的双胎妊娠，研究者发现宫颈环扎术与降低小于34周的自发性早产率无关。2014年，Rafael等[13]的一项Meta分析研究了122例双胎妊娠，认为超声指征的宫颈环扎术不是预防双胎妊娠早产和减少围产期死亡或新生儿发病率的有效干预措施。2015年，Saccone等[17]的另一项系统评估Meta分析研究了49例双胎妊娠，认为宫颈长度<25mm的双胎妊娠中，环扎组中极低出生体重和呼吸窘迫综合征发生率明显高于对照组；对未诊断宫颈机能不全的短宫颈双胎妊娠患者进行宫颈环扎术，未明显延长孕周。

而2015年Roman等的一项回顾性队列研究[18]中，超声指征短宫颈双胎有57例行宫颈环扎术，83例无环扎，研究者得出结论：与对照组相比，经阴道超声检查宫颈长度（TVU CL）<25mm的无症状双胎妊娠的超声指征宫

颈环扎术与围产期结局改善无显著相关性，但在孕24周前TVU CL＜15mm的亚组中，超声指征宫颈环扎术的孕周显著延长4周，＜34周的自发性早产显著下降了49%，新生儿入新生儿重症监护病房（neonatal intensive care unit，NICU）率减少了58%。

研究者对圣彼得大学医院2006年11月至2014年11月连续40例双绒毛膜双羊膜囊（double chorionic double amniotic，DCDA）双胎妊娠进行回顾性队列研究，在孕16～24周进行超声测量宫颈长度为1～24mm的宫颈环扎术中，环扎组与匹配未环扎组对比，小于32周的自发性早产率显著下降（20% vs 50%，$P < 0.0001$）[19]。

2019年，王敏等[20]比较分析了TVU CL在10～20mm之间的无症状双胎妊娠患者采用宫颈环扎术或期待治疗的妊娠结局，他们得出结论：孕17～27^{+6}周的双胎妊娠患者，10mm≤宫颈长度≤20mm时行超声指征宫颈环扎术相较于期待治疗能更久地延长妊娠时间［（72.29±22.88）天 vs（44.94±22.64）天，$P<0.05$］。

在最近的一项研究中，在对宫颈长度＜15mm的患者的亚组分析中，＜35周的早产风险显著降低了（37% vs 71.4%），在接受宫颈环扎的女性中，调整后的RR为0.49（0.26～0.93）[21]。

另一项Meta分析还表明，在宫颈长度＜15mm的双胎妊娠中，宫颈环扎术有利于减少早产发生和延长妊娠时间[22]。

2019年，加拿大妇产科医师学会指南提出，对于宫颈长度＜15mm的宫颈极短者，环扎术可能是有利的，但仍须进一步研究证实[1]。

（三）体格检查指征的宫颈环扎术

近年来大量的研究认为：对于无症状进行体格检查诊断双胎妊娠合并宫颈机能不全者，行宫颈环扎术能改善妊娠结局[23]。其中一项最大的回顾性队列研究研究了接受环扎术的442名女性，有104名（23.5%）为双胎妊娠，其余为单胎妊娠，比较双胎妊娠和单胎妊娠女性的特征和结局的差异后，发现经体格检查指征宫颈环扎术的双胎妊娠与单胎妊娠比较，小于28周、小于32周早产的风险及围产期结局都相当，同时发现双胎妊娠进行体格检查指征宫颈环扎术孕周越迟、环扎时宫口开张越小，则<28周前早产率越低。2018年，另一项回顾性队列研究[24]对比了27例进行体格检查指征宫颈环扎术的双胎妊娠和9例进行期待治疗的双胎妊娠，发现环扎组分娩时孕周更长［（28.9 ± 6.1）周 vs（24.2 ± 2.6）周，P =0.03］，并且<34周和<28周早产分娩的概率较小（66.7% vs 100.0%，P=0.046；59.3% vs 100.0%，P=0.02）。从环扎术到分娩的平均潜伏期为（7.3 ± 5.5）周。2018年，一项回顾性队列研究对6例双胎妊娠进行了体格检查指征宫颈环扎术，发现环扎后孕周中位延长时间为4.1周，并改善了围产儿结局[25]。

Roman等将双胎妊娠并发无症状宫颈过早扩张患者进行紧急环扎治疗和期待治疗的围产期结局进行比较。结果显示，环扎组的妇女在较高的胎龄下分娩（31.2周 vs 24.3周），分娩间隔更长（10.5周 vs 3.7周），早产发生率低［小于34周（52.6% vs 94.7%），小于32周（44.7% vs 89.4%），小于28周（31.6% vs 89.4%），小于24周（13.1% vs 47.3%）］，并降低了围产期死亡率和发病率[26]。Abbasi等进行的一项回顾性队列研究还发现，与期待治疗相比，紧急环扎可以延长在孕25周前无症状宫颈扩张的双胎妊娠女性的妊娠时间，并改善围产期结局[24]。

2019年，加拿大妇产科医师学会的指南提出，当宫颈管扩张>1cm时，无论是多胎妊娠还是单胎妊娠，行紧急宫颈环扎术对患者均有潜在获益价值[1]。

（四）双胎妊娠经腹宫颈环扎术和其他附加环扎方法

目前双胎妊娠宫颈环扎术多采用经阴道宫颈环扎术，而经腹宫颈环扎术可以通过开腹或腹腔镜下进行。2019年的一个病例系列研究和文献分析[27]，报道了经腹宫颈环扎术治疗的7例双胎妊娠患者，这7例患者术前均已诊断宫颈机能不全，其中6名患者曾出现经阴道宫颈环扎术（或放置子宫托）失败和妊娠丢失，第7例患者既往经历了3次经阴道宫颈环扎术，造成宫颈极短，并且有孕30周前的早产史。所有孕妇都顺利度过了妊娠的12 ~ 24周并在妊娠的24 ~ 36周分娩，平均孕龄为34^{+4}周。所有新生儿都存活，新生儿的发病率为50%（主要与早产有关）。新生儿重症监护病房的平均住院时间为32天，环扎术中失血量的中位数为200mL，无须输血，经腹宫颈环扎术后无手术并发症。对比这些患者之前的妊娠结局，经腹宫颈环扎术大大改善了妊娠结局。作者还进行了系统的文献分析，发现仅有16例双胎妊娠患者接受经腹宫颈环扎术治疗。结合文献综述和作者的7例双胎妊娠结果，作者观察到整体围产期存活率为91%，新生儿并发症与早产相关，小于32周分娩的发病率为80%，妊娠37周后分娩率为35%，没有观察到母体不良事件。这篇报道似乎让我们看到经腹宫颈环扎术给双胎妊娠合并宫颈机能不全患者带来了希望。但其效果和安全性仍须进一步研究论证。

一项研究指出，双胎妊娠腹腔镜下宫颈环扎术的指征为先前经阴道宫颈环扎失败［8/24（33.3%）］、先前中期妊娠丢失［10/24（41.7%）］、先前宫颈手术［1/24（4.2%）］及联合（宫颈手术与先前中期妊娠丢失）［5/24（20.8%）］。结果妊娠中期流产率为3/24（12.5%），无死产。活产率为21/24（87.5%）。所有活产儿均进行剖宫产。分娩时的中位孕周为35周（23～38周）。16名妇女（66.7%）在34周后分娩，所有婴儿均存活且健康。一名妇女在23周时分娩，另一名妇女在24周时分娩，尽管有腹腔镜下宫颈环扎术，但均呈无痛性宫颈扩张。第三名妇女由于子宫收缩无法抑制而在26周分娩。结果表明，双胎妊娠合并宫颈机能不全的妇女的腹腔镜下宫颈环扎术似乎产生了令人鼓舞的结果，在34周后分娩的妇女为16/24（66.7%），有活产的妇女为21/24（87.5%）[28]。

2019年，加拿大妇产科医师学会指南阐述了双重环扎的两种方法。一种是仅利用2条宫颈环扎带或缝线进行环扎，目的在于增强宫颈组织的承托力，该方法已被证实无明显增效；另一种是在一次环扎之后，在宫颈外口处进行二次环扎闭合，以保留足够的宫颈黏液栓，有利于其发挥抵御感染的屏障作用。常用的环扎材料包括慕斯林环扎带、Prolene不可吸收缝线及部分网状材料等。但不同材料的优劣仍缺乏客观性、系统性的评价结论[1]。

（五）双胎妊娠宫颈环扎术的围手术期管理

恰当的围手术期及术后的管理对改善最终妊娠结局意义重大。双胎妊娠合并宫颈机能不全患者，除存在宫颈机能不全带来的早产风险外，同时还存在因宫腔压力大、胎盘大、胎儿过早成熟等带来的早产风险[5]，因此双胎妊娠合并宫颈机能不全的治疗应该是一个综合治疗，除了需要提供给宫颈更强有力的支持（选择经腹宫颈环扎术、经阴道宫颈环扎术或在宫颈环扎术后放置子宫托）以外，减少子宫收缩、降低子宫敏感性、预防感染也应成为宫颈环扎术术前、术后必要的辅助治疗。

注重术前、术后的管理。术前通过血液、阴道宫颈分泌物、尿液、羊水等检查排除感染，必要时使用抗生素治疗；围手术期选择性使用抗生素、宫缩抑制剂、阴道孕酮；必要时术前行羊水穿刺，使羊水减量，减少羊膜张力，促进宫颈环扎术顺利进行。术后定期至高危产科门诊复诊，经阴道超声检查动态监测宫颈长度，进行阴道分泌物感染检测等，及时给予促胎肺成熟、胎儿脑保护、抗感染、抑制宫缩、预防血栓、拆除环扎线等治疗，一般主张择期拆线孕周为34～36周。

综上所述，目前双胎妊娠合并宫颈机能不全治疗的焦点仍集中在宫颈环扎术上。令人鼓舞的数据表明，超声指征的宫颈环扎术在选择合理的病例后再进行（例如在TVU CL的基础上），选择后的患者应该可以通过宫颈环扎术获得延长孕周的效果，特别是当宫颈管扩张>1cm时，无论是多胎妊娠还是单胎妊娠，行紧急宫颈环扎术对患者均有潜在获益价值。而孕激素和子宫托则为双胎妊娠合并宫颈机能不全的主要辅助治疗手段。

参考文献

[1] Society of Obstetricians and Ggnaecologists of Canada. SOGC clinic practice guideline no.373: cervical insufficiency and cervical cerclage［J］. J Obstet

Gynecol Can, 2019, 41(2): 233–247.

[2] 夏恩兰. 重视宫颈机能不全的防治[J]. 中国实用妇科与产科杂志, 2014, 30(2): 81–84.

[3] 易海平, 张冬雪, 覃燕锋. B超监测宫颈长度及治疗性宫颈环扎术在双胎妊娠并宫颈机能不全诊治中的应用[J]. 数理医药学杂志, 2016, 29(7): 1073–1075.

[4] American College of Obstetricians and Gynecologists. ACOG practice bulletin no.142: cerclage for the management of cervical insufficiency[J]. Obstet Gynecol, 2014, 123(2 Pt 1): 372–379.

[5] STOCK S, NORMAN J. Preterm and term labour in multiple pregnancies[J]. Seminars in Fetal and Neonatal Medicine, 2010, 15(6): 336–341.

[6] MENDELSON C R. Minireview: fetal–maternal hormonal signaling in pregnancy and labor[J]. Molecular Endocrinology, 2009, 23(7): 947–954.

[7] PIETTE P. The history of natural progesterone, the never–ending story[J]. Climacteric, 2018, 21(4): 308–314.

[8] 栗娜, 李欢, 廖姗姗, 等. 子宫颈托在宫颈环扎术后预防早产的应用[J]. 中国妇幼保健, 2016, 31(15): 3176–3178.

[9] ZHENG L M, DONG J, DAI Y D, et al. Cervical pessaries for the prevention of preterm birth: a systematic review and meta–analysis[J]. J Matern Fetal Neonatal Med, 2019, 32(10): 1654–1663.

[10] LIEM S, SCHUIT E, HEGEMAN M, et al. Cervical pessaries for prevention of preterm birth in women with a multiple pregnancy (ProTWIN): a multicentre, open–label randomised controlled trial[J]. Lancet, 2013, 382(9901): 1341–1349.

[11] VAN' T HOOFT J, VAN DER LEE J H, OPMEER B C, et al. Pessary for prevention of preterm birth in twin pregnancy with short cervix: 3–year

follow-up study [J]. Ultrasound Obstet Gynecol, 2018, 51(5): 621-628.

[12] THANGATORAI R, LIM F C, NALLIAH S. Cervical pessary in the prevention of preterm births in multiple pregnancies with a short cervix: PRISMA compliant systematic review and meta-analysis [J]. J Matern Fetal Neonatal Med, 2018, 31(12): 1638-1645.

[13] RAFAEL T J, BERGHELLA V, ALFIREVIC Z. Cervical stitch (cerclage) for preventing preterm birth in multiple pregnancy [J]. Cochrane Database Syst Rev, 2014, undefined: CD009166.

[14] DEANNA J, ABUZIED O, ISLAM F, et al. The place for prophylactic cerclage in the infertile patient with established cervical incompetence who conceived twins after septum reduction [J]. Facts Views Vis Obgyn, 2017, 9(2): 71-77.

[15] ROTTENSTREICH A, LEVIN G, KLEINSTERN G, et al. History-indicated cervical cerclage in management of twin pregnancy [J]. Ultrasound Obstet Gynecol, 2019, 54(4): 517-523.

[16] ROMAN A S, REBARBER A, PEREIRA L, et al. The efficacy of sonographically indicated cerclage in multiple gestations [J]. J Ultrasound Med, 2005, 24(6): 763-768.

[17] SACCONE G, RUST O, ALTHUISIUS S, et al. Cerclage for short cervix in twin pregnancies: systematic review and meta-analysis of randomized trials using individual patient-level data [J]. Acta Obstet Gynecol Scand, 2015, 94(4): 352-358.

[18] ROMAN A, ROCHELSON B, FOX N S, et al. Efficacy of ultrasound-indicated cerclage in twin pregnancies [J]. Am J Obstet Gynecol, 2015, 212(6): 788.e1-6.

[19] HOULIHAN C, POON L C Y, CIARLO M, et al. Cervical cerclage for preterm birth prevention in twin gestation with short cervix: a retrospective cohort study [J]. Ultrasound Obstet Gynecol, 2016, 48(6): 752-756.

[20] 王敏，赵西，付帅，等. 应激性宫颈环扎术对双胎妊娠短宫颈患者妊娠结局影响的临床研究[J]. 中国医刊，2019，54(3)：299–302.

[21] ADAMS T M，RAFAEL T J，KUNZIER N B，et al. Does cervical cerclage decrease preterm birth in twin pregnancies with a short cervix?[J]. J Matern Fetal Neonatal Med，2018，31(8)：1092–1098.

[22] LI C B，SHEN J，HUA K Q. Cerclage for women with twin pregnancies: a systematic review and metaanalysis[J]. Am J Obstet Gynecol，2019，220(6)：543–557.e1.

[23] MILLER E S，RAJAN P V，GROBMAN W A. Outcomes after physical examination–indicated cerclage in twin gestations[J]. Am J Obstet Gynecol，2014，211(1)：46.e1–5.

[24] ABBASI N，BARRETT J，MELAMED N. Outcomes following rescue cerclage in twin pregnancies[J]. J Matern Fetal Neonatal Med，2018，31(16)：2195–2201.

[25] CILINGIR I U，SAYIN C，SUTCU H，et al. Emergency cerclage in twins during mid gestation may have favorable outcomes: results of a retrospective cohort[J]. J Gynecol Obstet Hum Reprod，2018，47(9)：451–453.

[26] ROMAN A，ROCHELSON B，MARTINELLI P，et al. Cerclage in twin pregnancy with dilated cervix between 16 to 24 weeks of gestation: retrospective cohort study[J]. Am J Obstet Gynecol，2016，215(1)：98.e1–11.

[27] DEBIÈVE F，JOSKIN A，STEENHAUT P，et al. Transabdominal cerclage for cervical insufficiency in twins: series of seven cases and literature review[J]. J Matern Fetal Neonatal Med，2019，undefined：1–5.

[28] HUANG X W，SARAVELOS S H，LI T C，et al. Cervical cerclage in twin pregnancy[J]. Best Pract Res Clin Obstet Gynaecol，2019，59：89–97.

第五节　紧急宫颈环扎术式临床应用的新进展

宫颈机能不全作为早产综合征的一个重要组成部分，是导致晚期流产、早产的主要原因之一。宫颈机能不全的治疗包括卧床休息、药物治疗、宫颈环扎术或其他机械支持治疗等。但首选仍为宫颈环扎术，术式沿用至今已有50多年历史。环扎的作用是纠正宫颈结构的薄弱或缺陷，同时防止胎膜接触阴道菌群，并可通过在宫颈提供新的黏液栓对抗微生物[1]；阻止宫颈的缩短和扩张，从而降低早产风险[2]。宫颈环扎术可分为：预防性宫颈环扎术、治疗性宫颈环扎术、紧急宫颈环扎术[3]。目前国内外尚缺乏合适的随机研究对不同的环扎手术临床结局进行评价。本节对紧急宫颈环扎术（emergency cervical cerclage，ECC）的指征、时机、手术关键点、效果、术后管理等的循证医学评价进行综述。

一、紧急宫颈环扎术的定义

2014年美国妇产科医师学会（ACOG）《宫颈环扎术治疗宫颈机能不全指南》中指出紧急宫颈环扎或补救环扎为：在无临产征兆下发现宫颈进行性扩张，且无手术禁忌者（排除宫缩、宫内感染或两者兼有的情况）所行的宫颈环扎术[4]。

多数专家认为，ECC是治疗妊娠期宫口扩张、羊膜囊凸入阴道内患者的有效方法，是为阻断产程进展而进行的手术，是延长孕龄的有效的抗早产手术，可显著提高新生儿生存率和明显延长孕周[5-6]。

二、紧急宫颈环扎术的手术适应证和禁忌证、手术上限孕周和手术时机

（一）手术适应证和禁忌证

到目前为止，这种类型环扎的手术适应证仍不十分明确。临床上将进行性宫颈扩张、不伴有临产征兆及胎盘早剥的患者作为紧急宫颈环扎术的候选者。从一个小样本随机试验和回顾性研究中有限的数据表明，临床检查排除子宫敏感或宫内感染后，在这些宫颈变化的妊娠人群中环扎或许是有益的[7]。2019年加拿大妇产科医师学会指南提出，ECC手术指征为：体征或超声提示宫颈管扩张＞1cm，且无明显宫缩，伴或不伴羊膜囊外凸出宫颈外口、除外绒毛膜羊膜炎的临床征象者[5]。

多数学者认为，对有些羊膜囊暴露于阴道内时间过长的患者，羊膜表面有黏苔附着，甚至绒毛膜已经破裂，若行紧急环扎，术后易发生胎膜破裂，并发亚临床或显性宫内感染，进一步引发母体脓毒症，是紧急环扎的禁忌证[8]。另外，若患者子宫敏感或已经有规律宫缩，宫颈进行性缩短或者羊膜囊凸出至阴道内的患者也不宜立即行ECC，因手术的麻醉和创伤刺激，会导致宫缩更加剧烈，且难以用宫缩剂有效控制，极易发生因观察和拆除环扎线的不及时，发生宫颈裂伤甚至宫颈离断等严重并发症，故也是紧急环扎的相对禁忌证[6-7]。

国内张建平教授团队主张只有宫颈机能不全导致的宫口扩张进行宫颈环扎术才有效，如果是由宫缩导致或因感染导致的早产等，都不适宜手术[13]。

（二）手术上限孕周

环扎治疗对孕周的限定几乎未被定义。传统观点认为，妊娠晚期行环扎术比早期行环扎术效果差。虽然一些临床医生主张这种治疗方式可到孕24周，但多数不提倡孕28周后环扎，因为担心手术导致早产影响胎儿生存能力[6]。结合世界各地不同的新生儿科救治水平和手术风险的考量，部分

国外学者建议在孕26周前，也有埃及学者在孕24～28周施术。我国较多临床机构以孕28周为界，个别学者以孕34周为界[6]。美国和加拿大的指南均建议，ECC的孕周在24周之前[4-5]。美国妇产科医师学会支持宫颈环扎术手术时间的上限孕周为28周。然而，许多医生不建议在超过胎儿存活期（＞24周）的情况下进行ECC，因为其潜在的危害可能大于潜在的益处[9]。

（三）手术时机

对于进行ECC的时限暂未统一，大部分研究者提出将ECC限定在患者入院后的24h内进行，也可在2～3天内进行，主要是根据患者的宫颈开大情况、宫缩程度及是否存在急性阴道炎症等情况综合评估。

三、紧急宫颈环扎术的手术关键点

当宫颈扩张能看到羊膜囊或是羊膜囊凸出到阴道时，环扎或许很困难，但仍该被考虑。而成功的羊膜囊还纳术是紧急环扎术得以完成、并达到延长妊娠目的的核心和关键。羊膜囊还纳的方法包括：让患者头低臀高位、使用Foley球囊或海绵棒轻轻向上移位羊膜囊等。国内多个临床研究团队报道，当宫口开大＞4cm时，用湿润的无菌纱布附于胎囊之上轻轻上推还纳羊膜囊，暴露该位置的宫颈边缘，用卵圆钳或无损伤皮钳夹住此处宫颈略加牵拉后进行缝合，缝针尽量靠近宫颈内口，针距在1～1.5cm，因宫颈软而薄，应避免进针过深，不要穿透黏膜层，以免损伤羊膜囊造成胎膜早破；依次暴露下一部分宫颈并缝合，环绕宫颈缝数针，轻轻牵拉缝线，将羊膜囊送入宫颈内口，逐渐收紧缝线并打结，同时缓缓抽取出纱布，手术成功[6, 8]。

2019年加拿大妇产科医师学会指南提出，吲哚美辛可抑制胎儿尿液产生进而减少羊水量，使羊膜腔压力降低，同时还有抑制宫缩的作用；建议在ECC前应用该药可缓解羊膜囊外凸，方便顺利实施手术。另外，Trendelenburg姿势卧床休息、Foley球囊宫颈内放置均利于手术的成功。与预防性宫颈环扎相比，羊膜腔穿刺术在紧急环扎手术中的价值可能更为显著，因为其通过排查感染、排放羊水以降低宫内压力两方面可增加手术获益[5]。

另外，手术时强调碘伏充分消毒阴道和宫颈，但对于胎囊已经暴露于阴道的患者，是否消毒羊膜囊，目前尚无定论；国外也有学者为防止羊膜囊破裂不再进行消毒，在国内一些团队的临床研究报道，为减少感染，常规多次消毒，甚至有表层绒毛膜已经部分脱落、起皱的患者，经充分消毒也并未发生胎膜破裂，保胎效果满意[6, 8]。缝合线的选择可根据术者喜好和宫颈前后唇厚薄，可选择慕斯林环扎带、10号丝线双股、2号尼龙线双股、MB66编织线或W6977编织线。现有缝合材料的相对优点尚未得到充分循证研究，目前国内外尚无不同类型环扎缝合材料的环扎手术效果的随机试验，但统一的共识是建议采用不可吸收缝线。不可吸收编织带在世界范围内广泛应用于宫颈环扎术，但是，由于编织带的厚度和局部感染的风险，缝合展平的宫颈可能会出现技术困难，这是不可吸收编织带的两个主要缺点。目前也有研究提示，使用可吸收单丝缝合线进行宫颈环扎后获得了令人满意的延长妊娠时间和良好的新生儿结局，从而表明这种缝合线在ECC中的有效性[10]。紧急环扎的缝合有单重和双重缝合法，当前，也还没有证据表明双重缝合比单重缝合有更好的结局。

四、紧急宫颈环扎术后宫口再次扩张的补救性紧急环扎

行ECC后，少数患者短时间内再次出现宫颈缩短、宫口扩张甚至羊膜囊凸入宫颈管内。排除环扎手术及继续妊娠禁忌证后，再次行宫颈环扎称为“救援性宫颈环扎”，是一项补救措施。手术时孕周越大，手术效果越差，妊娠结局越差，国外有少数小样本的文献资料对其进行了研究，救援性宫颈环扎术的最佳手术时机为孕24～26周，不应迟于孕26～28周[11]。当首次宫颈环扎术后患者出现晚期自然流产或早产倾向，如果行急诊救援性宫颈环扎术应尽早进行，救援性宫颈环扎术最好不超过孕26周，相应宫口扩张伴宫颈管缩短及宫缩加强的过程通过这种术式，可人为阻断。国外曾有学者对26例施行了宫颈环扎术的患者进行监测，其中12例再次出现宫颈缩短，行救援性宫颈环扎术，11例分娩活婴，患者孕周平均可延长7周[12]。

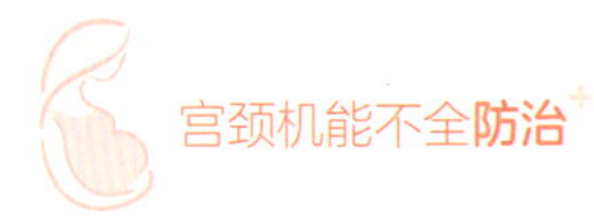

中山大学孙逸仙纪念医院团队曾报道1例双胎妊娠孕妇，自孕23周起共行5次宫颈环扎术，最终至孕29周分娩一活女婴和一活男婴，体重分别为1 200g和 1150g，产妇术后7天拆除腹部切口缝线痊愈出院。认为在充分评估手术可能带来的胎膜早破、羊膜腔内感染及手术操作诱发子宫收缩等潜在风险后，首次环扎术后患者宫颈进一步缩短甚至扩张时，施行救援性宫颈环扎术能够获益[13]。

五、紧急宫颈环扎术围手术期感染因素的监控

感染因素与能否手术成功和延长孕周长短直接相关。如何判断存在羊膜内炎性介质或亚临床型绒毛膜羊膜炎，当前没有标准的实践建议。有学者研究认为，亚临床宫内感染在急性宫颈机能不全的患者中出现的概率为13%～50%。因此，是否进行羊膜腔穿刺术排除宫内感染仍须RCT评价[8]。羊膜腔穿刺环扎术不推荐应用于有明显宫内感染的妇女。当临床医生面对一个没有发热但有可疑的症状的患者时，暗示存在亚临床感染可能，虽然没有足够的数据支持在宫颈环扎术前进行羊膜腔穿刺术能治疗晚期宫颈扩张的妇女，但该手术仍被认为有助于亚临床感染的诊断。羊水培养被认为是诊断感染的“金标准”，但培养结果往往需要很长时间才能有结果，因此不能在这种临床环境中发挥作用。其他提示感染的标记物包括革兰氏染色阳性、低葡萄糖浓度（<15 mg/dL）、白细胞计数升高（>30个细胞/mL）、白细胞酯酶和白细胞介素-6增加[14-15]。尽管缺乏随机试验，当临床上不能确定是否存在羊膜囊内感染时，应在ECC前考虑羊膜腔穿刺术，因为有很好的证据表明，这些妇女不太可能从手术中获益。

研究人员发现，白细胞（WBC）增多、C-反应蛋白（CRP）升高和母亲心动过速与环扎术后早期分娩的风险较高有关。在一项对52名妇女的回顾性队列研究中，接受保守治疗的妇女的平均白细胞计数高于接受体格检查指征环扎的妇女（$14.7 \times 10^9/L$ vs $9.76 \times 10^9/L$），建议避免在白细胞增

多症患者中行宫颈环扎术。尽管在前瞻性研究中尚未确定白细胞的阈值，但产科医生应暂停白细胞增多症患者的环扎手术，并增加对亚临床感染的怀疑[16]。因此，建议在患者入院后不要忽略询问泌尿生殖道感染的相关病史，阴道检查了解宫颈形态和炎症表现，留取标本检测阴道感染情况。而且ECC术后恢复了部分宫颈的解剖，但不一定能恢复其屏障功能，特别注意缝合线暴露于阴道，也存在感染风险，ECC术后患者宫内感染的发生率比择期手术要高得多，术后密切观察体温和脉搏，定期复查血常规、CRP、阴道分泌物细菌培养、降钙素原及白带常规等。

关于ECC后住院治疗的益处的数据缺乏。然而，由于这些患者通常处于极高的早产和感染风险，环扎术后短暂的观察期似乎是谨慎的表现。ECC前后建议使用广谱抗生素，可选用头孢类、青霉素类、红霉素与甲硝唑联合使用3～10天不等。并依据术后感染指标的监测做出个体化治疗方案，以确保绒毛膜羊膜炎的及时发现和处理[6]。另外，术后若长期卧床，注意预防下肢深静脉血栓形成。床上活动四肢，经常按摩，定期复查凝血指标，如果有明显高凝状态（VTE评分≥3分），可使用低分子肝素预防及治疗。

六、紧急宫颈环扎术后宫缩抑制剂的常规使用及联合使用

对于宫口已开的患者，进行宫颈环扎手术操作较困难，对子宫刺激较大，且宫颈局部炎症反应明显，术后稍有宫缩即可导致宫口再次扩张，甚至宫颈裂伤，因此术后需长期使用宫缩抑制剂，必要时可用至妊娠34周[17]。我国也有报道宫颈机能不全患者施行救援性宫颈环扎术后，应用硫酸镁、利托君及阿托西班等宫缩抑制剂，至足月分娩[18]。利托君及阿托西班的联合使用，国内也有学者报道，认为利托君是环扎术后抑制宫缩的常用药物，通过与β受体结合，降低细胞内钙离子浓度，抑制宫缩。但由于β受体在人体内分布广泛，长期大量使用母胎可产生不良反应，如心率加快、糖代谢紊乱、低血钾、肺水肿等，建议将利托君剂量调至0.5mg/min（35滴/min），以及使用利托君时孕妇心率＞140次/min，宫缩仍未控制者，可

考虑联合使用阿托西班。阿托西班是缩宫素受体拮抗剂，对子宫具有特异性，副作用很少，只有轻度的心动过速、胸闷等，一般不须特殊处理，长期使用对孕妇和胎儿均很安全，不过价格较为昂贵，如患者经济状况良好可优先选择。两种药物抑制宫缩机理不同，为联合用药提供理论基础，但两种药物的联合应用也不能成为常规。两者联合用药主要优势在于降低利托君带来的副作用，同时降低阿托西班的用量，减轻经济负担。用药过程中应注意：①两种药物分开两个独立通道使用，加强监护，以防药物不良反应。②对于大剂量利托君无法抑制宫缩而与阿托西班联合使用者，须待宫缩被控制后再缓慢减少利托君的使用剂量[13]。

2019年加拿大妇产科医师学会指南提出缺乏可靠证据支持在围手术期常规应用宫缩抑制剂、皮质醇激素及抗生素，术后孕激素补充治疗的必要性也存在争议[5]。

七、单胎和双胎紧急宫颈环扎术的效果评价

虽然有关ECC疗效的数据有限，但有学者认为ECC确实延迟了分娩，改善了妊娠结局。根据回顾性队列研究结果，与卧床休息相比，ECC可以延长妊娠时间和延长分娩的孕龄。接受ECC治疗的妇女需要住院和分娩的时间更短，早产和胎膜破裂发生率更低，绒毛膜羊膜炎的发生率无差异。ECC组新生儿出生体重增加[19-22]。Daskalakis等人于2006年发表了一项关于羊膜囊膨出的宫颈机能不全的前瞻性研究[23]，ECC组妊娠时间明显延长，新生儿出生体重增加。ECC治疗与较高的活产率、较高的新生儿存活率、较低的32周前早产率和较少的新生儿重症监护病房入住率有关。以上研究均证明ECC优于卧床休息。

近年来大量的研究认为：对于无症状进行体格检查诊断宫颈机能不全者，行ECC能改善妊娠结局。其中一项最大的回顾性队列研究，研究了接受环扎术的442名女性，有104名（23.5%）为双胎妊娠，其余为单胎妊娠，比较了双胎和单胎妊娠女性的特征和结局的差异，发现经体格检查指征宫

颈机能不全的双胎与单胎比较，＜孕28周、＜孕32周早产的风险及围产期结局都相当，同时发现双胎妊娠进行体格检查宫颈机能不全孕周越迟，环扎时宫口扩张越小，则＜孕28周前早产率越低[24]。

尽管有报告描述了成功的ECC，宫颈扩张可达6cm或以上，然而最近的系统回顾表明，扩张超过4cm意味着不良的预后。在另一项比较紧急环扎和卧床休息的前瞻性研究中，在紧急环扎组中，平均分娩胎龄较长，早产胎膜早破较少，平均出生体重较高。Daskalakis等人研究包括46名妇女出现宫颈扩张和羊膜囊膨出中，其中29名妇女纳入环扎组接受了McDonald紧急环扎术；17名妇女拒绝环扎，纳入卧床休息组。结果显示，紧急环扎组妊娠时间明显延长（8.8周 vs 3.1周，$P<0.001$），32周前早产率也显著降低[25]。

对于双胎或多胎妇女ECC的多胎妊娠文献很少。一项Meta分析包括对128名双胎或三胎妇女的5项研究，发现很少有证据表明环扎术是减少多胎妊娠围生期死亡或新生儿发病率的有效干预措施[2]。然而，Rebarber和Collegues进行了一项回顾性队列研究，包括12例双胎和31例单胎妊娠接受紧急环扎，发现两组的结果相似[26]。对于需要紧急环扎的多胎妊娠患者，应就有限的结果数据进行咨询。

2019年SOGC指南提出，ECC延长孕周时间达6～9周，而卧床休息为主的保守治疗延长孕周不足4周。即使当宫颈管扩张达4cm时也应考虑实施ECC。当宫颈管扩张＞1cm时，无论多胎还是单胎妊娠，行ECC对患者均有潜在获益价值[5]。

总之，尽管大多数关于ECC的研究都是回顾性的，但是这些报告和一些前瞻性研究的系统回顾表明，如果病例选择得当，在妊娠中期进行ECC对围产期结局是有利的。感染、出血、胎膜破裂和临产是ECC的禁忌证。彻底寻找感染的早期迹象将有助于患者的选择和咨询。ECC的风险包括术中胎膜破裂、术后感染，以及只有在胎儿有可能存活的情况下才有可能将可预防的妊娠延长至围生期，且往往有伴随着早产导致的终身神经发育障碍。对于愿意接受这些风险的患者，紧急环扎比不环扎的保守治疗能提供更好的围产期结局。对于临床病情的多样性，需要实施临床的个体化管理、多因素检测和分析，以达到延长孕周改善母儿结局目的。

参考文献

[1] IAMS J D, Prevention of preterm parturition[J]. N Engl J Med, 2014（370）: 1861.

[2] RAFAEL T J, BERGHELLA V, ALFIREVIC Z. Cervical stitch （cerclage） for preventing preterm birth in multiple pregnancy[J]. Cochrane Database Syst Rev, 2014, undefined: CD009166.

[3] 刘兴会, 徐先明, 段涛, 等. 实用产科手术学（精）[M]. 北京: 人民卫生出版社, 2014: 15–17.

[4] ACOG Practice Bulletin No.142: Cerclage for the management of cervical insufficiency[J]. Obstetrics and gynecology, 2014, 123（1）: 372–379.

[5] SOCG Clinic Practice Guideline No.373: Cervical Insufficiency and Cervical Cerclage[J]. J Obstet Gynecol Can, 2019, 41（2）: 233–247.

[6] 刘群英, 王谢桐. 再议紧急宫颈环扎[J]. 实用妇产科杂志, 2018, 34（07）: 492–494.

[7] 卢澄钰, 李兆生, 钟彩娟, 等. 经阴道宫颈环扎术式的循证医学评价[J]. 现代妇产科进展, 2018, 27（04）: 299–302.

[8] 杨孜. 紧急宫颈环扎术在抗早产中的应用价值[J]. 中国妇产科临床杂志, 2008（6）: 405–407.

[9] RAND L, NORWITZ E R. Current controversies in cervical cerclage[J]. Semin Perinatol, 2003（27）: 73–85.

[10] SATO Y, HIDAKA N, NAKANO T, et al. Efficacy of an Emergency Cervical Cerclage Using Absorbable Monofilament Sutures[J]. J

Pregnancy, 2018(11): 4049792.

[11] STUPIN J, DAVID M, SIEDENTOPF J, et al. Emergency cerclage versus bed rest for amniotic sac prolapse before 27 gestational weeks. A retrospective comparative study of 161 women[J]. Eur J Obstet Gynecol Reprod Biol, 2008, 139(1): 32-37.

[12] FOX R, HOLMES R, JAMES M, et al. Serial transvaginal ultrasonography following McDonald cerclage and repeat suture insertion[J]. Aust N Z J Obstet Gynaecol, 1998(38): 27-30.

[13] 钟铁磊, 祝丽琼, 刘颖琳, 等. 双胎妊娠宫颈环扎一例[J]. 中华产科急救电子杂志, 2017, 6(1): 59-61.

[14] AIROLDI J, PEREIRA L, COTTER A, et al. Amniocentesis prior to physical exam-indicated cerclage in women with midtrimester cervical dilation: results from the expectant management compared to Physical Exam-indicated Cerclage international cohort study[J]. Am J Perinatol, 2009(26): 63-68.

[15] WEINER C, LEE K Y, BUHIMSCHI C S, et al. Proteomic biomarkers that predict the clinical success of rescue cerclage[J]. Am J Obstet Gynecol, 2005(192): 710-718.

[16] CURTI A, SIMONAZZI G, FARINA A, et al. Exam-indicated cerclage in patients with fetal membranes at or beyond external os: a retrospective evaluation[J]. J Obstet Gynaecol Res, 2012(38): 1352-1357.

[17] 祝丽琼, 张建平. 紧急宫颈环扎术的指征与注意事项[J]. 中国实用妇科与产科杂志, 2014, 30(2): 108-110.

[18] 余进进. 宫颈环扎术的术后妊娠期管理[J]. 国际妇产科学杂志, 2016, 43(6): 661-663.

[19] OLATUNBOSUN O A, AL-NUAIM L, TURNELL R W. Emergency cerclage compared with bed rest for advanced cervical dilatation in

pregnancy [J]. Int Surg, 1995 (80) 170–174.

[20] STUPIN JH, DAVID M, SIEDENTOPF JP, et al. Emergency cerclage versus bed rest for amniotic sac prolapse before 27 gestational weeks. A retrospective comparative study of 161 women [J]. Eur J Obstet Gynecol Reprod Biol, 2008, 139 (1): 32–37.

[21] AOKI S, OHNUMA E, KURASAWA K, et al. Emergency cerclage versus expectant management for prolapsed fetal membranes: a retrospective, comparative study [J]. J Obstet Gynaecol Res, 2014 (40): 381–386.

[22] ABO–YAQOUB S, MOHAMMED AB, SALEH H. The effect of second trimester emergency cervical cerclage on perinatal outcome [J]. J Matern Fetal Neonatal Med, 2012, 25 (9): 1746–1749.

[23] KOSINSKA–KACZYNSKA K, BOMBA–OPON D, ZYGULA A, et al. Adjunctive Pessary Therapy after Emergency Cervical Cerclage for Cervical Insufficiency with Protruding Fetal Membranes in the Second Trimester of Pregnancy: A Novel Modification of Treatment [J]. Biomed Res Int, 2015, 2015: 185371.

[24] MILLER E S, RAJAN P V, GROBMAN W. Outcomes after physical examination–indicated cerclage in twin gestations [J]. Am J Obstet Gynecol, 2014 (211): 46.

[25] DASKALAKIS G, PAPANTONIOU N, MESOGITIS S, et al. Management of cervical insufficiency and bulging fetal membranes [J]. Obstet Gynecol, 2006 (107): 221–226.

[26] REBARBER A, BENDER S, SILVERSTEIN M, et al. Outcomes of emergency or physical examination–indicated cerclage in twin pregnancies compared to singleton pregnancies [J]. Eur J Obstet Gynecol Reprod Biol, 2014 (173): 43–47.

第六节　宫颈黏液栓的生理特性与宫颈机能不全

宫颈黏液（cervical mucus，CM）由宫颈管内腺体样隐窝中的分泌细胞产生，随着月经周期的变化，宫颈黏液也发生相应的改变，妊娠期在孕激素的影响下，宫颈黏液形成一种更黏稠的结构，称为宫颈黏液栓（cervical mucus plug，CMP），通常会在临产前或临产时脱落。怀孕期间宫内感染的主要原因是生殖道细菌的上行性感染，宫内感染易导致早产和分娩，并间接导致神经系统损害和发育延迟，甚至新生儿死亡。CMP具有独特的黏弹性和免疫特性，成为细菌向子宫迁移的有效屏障，可以防止正常妊娠期间的上行性感染和潜在的早产。宫颈机能不全的患者可以通过宫颈环扎术（cervical cerclage，CC）修复建立正常宫颈结构、形态和宫颈内口的括约功能，维持妊娠至足月或尽可能延长孕周。宫颈环扎术对CMP的恢复作用国内外报道不多。

一、宫颈黏液栓生理特性

宫颈黏液栓（CMP）是宫颈管内一个大而复杂的组织（重约10g），在妊娠期间填充于宫颈管内，是妊娠期间子宫腔的最终密封物，阴道内细菌必须经过CMP这道屏障才能到达宫腔。黏蛋白为CMP提供了框架结构，CMP还包含细胞因子、抗菌生物肽、任何上行来源的细菌、脱落细胞、炎细胞和它们的产物、胎儿纤维粘连蛋白及血浆中的渗出物（见图2-2、图2-3）。

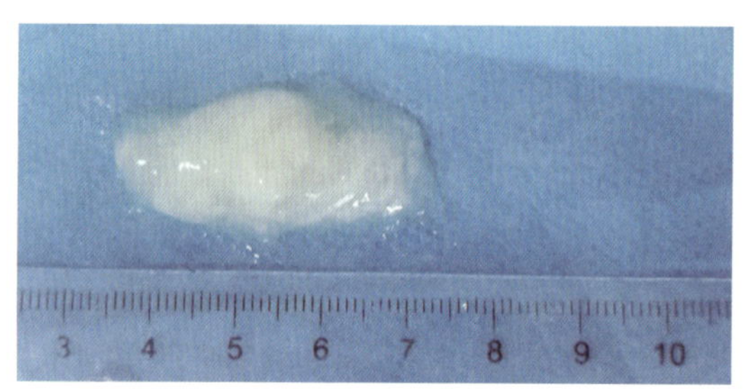

图2-2　足月妊娠自行脱落的CMP

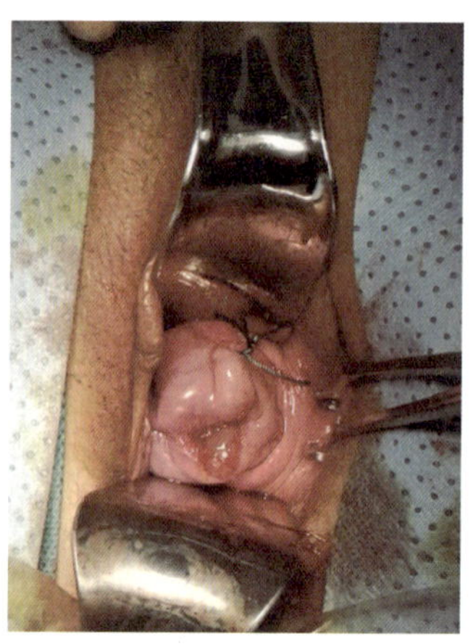

图2-3　环扎时宫颈管内CMP

（一）黏弹性

CMP的流变特性与非妊娠妇女的宫颈黏液有显著的不同，它是由糖类的组成和（或）结构决定的，黏弹性可能是描述CMP最合适的术语，因为它既包含流动性（变形性），又包含弹性。

1. 黏蛋白

黏蛋白构成了CMP的结构框架，其特征是附着大量的支链低聚糖，CMP中主要的黏蛋白是MUC4和MUC5B，以及少量的MUC5AC和MUC6，黏蛋白和黏液中其他成分之间的相互作用包括物理缠结、低亲和力的非共价键和强大的共价二硫键[1]。除了黏弹性外，黏蛋白还具有许多功能，包括：①作为配体。②结合水。③在空间上抑制大分子和细菌的扩散。④保留带正电的分子。⑤抑制病毒的复制，如MUC1、MUC2、MUC5AC、MUC5B可以显著抑制人类免疫缺陷病毒1型的活性[2-3]。

黏蛋白是生物学上许多重要分子的配体，如凝集素、黏附分子、生长因子、细胞因子和驱化因子。黏液对大分子和细菌的空间排斥作用可能在预防生殖道细菌的逆行性感染的方面发挥重要的作用，黏蛋白中低聚糖链的负电荷阻止了带正电分子的通过，同时允许带负电荷分子的自由通过[4]。黏蛋白在体外也能抑制水痘病毒[5]和人类免疫缺陷病毒[6]的复制，最后，黏蛋白可以通过一个跨膜结构域与上皮细胞表面相联系，该跨膜结构域可用于将CMP内的条件传递给宫颈上皮细胞[2]。

TFF（三叶因子肽）1、TFF2和TFF3是可以影响黏液黏度的肽，流变学分析表明，CMP的黏弹性随着TFF3的浓度的增加而增加[7]。

2．通透性

宫颈黏液是选择性渗透屏障，使用两种不同的流变技术来评估宫颈黏液样本的拉伸和黏弹性。另外，使用荧光微珠穿过黏液样品直接观察黏液的渗透性，结果显示，与早产低危患者的宫颈黏液相比，早产高危妇女宫颈黏液更透明，可扩展渗透性更高[8]。通透性在临床上非常重要，因为通透性的增大可以使细菌和病毒更容易穿透CMP屏障到达宫腔，而早产高危孕妇的宫颈黏液无法演变为增厚且渗透性低的“妊娠状态”，从而导致生殖道病原菌上行性感染宫腔的风险增加，这是早产的已知原因。

（二）免疫特性

与非孕妇的宫颈黏液相比，CMP的免疫功能显著的增强[9-11]。在组织学检查CMP时，可以确定两个不同的组成部分：大部分都是黏液的子宫部分和富含细胞的阴道部分。中性粒细胞构成了大部分细胞成分[9]，另外巨噬细胞和上皮细胞也具有代表性。因此，CMP将黏液样的机械屏障与中性粒细胞强大的先天免疫活性结合起来，细菌被困在阴道中富含中性粒细胞的部分。

1．先天免疫

先天免疫包括非特异性防御机制如抗菌肽、补体和一些免疫细胞如巨噬细胞、树突状细胞。因CMP富含抗菌肽，因此其对广谱的革兰氏阳性菌和革兰氏阴性菌具有杀菌作用，抗菌肽由中性粒细胞和上皮细胞分泌，通过破坏病原菌膜杀死细菌。CMP富含分泌性白细胞蛋白酶抑制剂（SLPI）、溶菌酶、乳铁蛋白、钙保护素、α-防御素人嗜中性粒细胞肽（HNP）1-3及人β防御素（HBD）-1，这些肽分散在整个CMP中，或出现在中性粒细胞、巨噬细胞和上皮细胞内[11]，CMP中的抗菌肽的浓度远高于羊水或者胎膜中的抗菌肽的浓度，将富含微生物的外部环境与子宫腔隔离开。CMP对多种细菌的抑制作用可以用放射扩散法来证明，在抑制B族链球菌的方面优于羊水，还可以完全抑制腐生葡萄球菌、大肠杆菌和铜绿假单胞菌。

2．适应性免疫

与先天免疫系统的快速反应不同，适应性免疫需要时间通过抗原呈递细胞呈递抗原，特异性淋巴细胞克隆产生大量抗体来杀死病原菌，虽然抗体代表着适应性免疫，但宫颈黏液中分泌的抗体更多的是通过增强先天免疫而不是通过靶向特定抗原发挥作用。研究发现CMP内的蛋白可以激活全血中的白细胞，从而提高杀菌率，这表明CMP在增强补体介导的杀伤或白细胞激活中发挥了作用。

CMP中含有大量的免疫球蛋白A（IgA）、免疫球蛋白G（IgG）和免疫球蛋白M（IgM）[9]，这些免疫球蛋白可以由宫颈管隐窝中的分泌细胞合成并分泌到CMP中。尽管妊娠期间血清IgA和IgG水平没有变化，但CMP中的IgA的水平会随着孕龄的增加而增加，妊娠晚期CMP中的IgA的水平明显高于血清[12]。相比之下，CMP中的IgG水平与血清中IgG相当，在宫颈免疫方面，IgA和IgG的浓度分别是非妊娠宫颈黏液的6倍和16倍[9]，妊娠期间CMP中的IgA特别是IgG的升高可能是雌孕激素水平升高的结果[13]。

（三）炎症及其标志物

宫颈黏液中存在着小的免疫蛋白（细胞因子），这些细胞因子在感染性早产的发病机制中起到重要的作用，除宫颈内其他免疫细胞（T细胞、树突状细胞、巨噬细胞）外，宫颈成纤维细胞是宫颈细胞因子的主要产生者，这些细胞因子包括白细胞介素-6（interleukin-6，IL-6）、白细胞介素-8（interleukin-8，IL-8）和肿瘤坏死因子α（tumor necrosis factoralpha，TNF-α）。

在CMP中，IL-6和IL-8是感染性早产发病过程中的重要的生物标志物。IL-6是羊膜内感染的重要生物标志物，与IL-1b、TNF-α和IL-1受体拮抗剂相比，IL-6对羊膜腔微生物侵袭的相对风险和预测能力最高[14]。IL-8是早产的第二个重要生物标志物，当病原体进入生殖道后，蜕膜细胞、巨噬细胞及绒毛膜细胞受到病原体的刺激可以产生并释放IL-1及TNF等细胞因子，在这些细胞因子的刺激下，巨噬细胞本身及纤维细胞产生并释放IL-8，使中性粒细胞在炎症局部聚集，吞噬病原体，在吞噬过程中所产生的中性粒细胞弹性蛋白酶及胶原酶可使宫颈成熟，又可使胎膜组织受到破坏而出现胎膜早破。另外，IL-1和TNF还可诱导巨噬细胞、蜕膜细胞及羊膜细胞释放前列腺素E，引起宫缩，造成早产。因此，测定CMP中的IL-8、IL-6的含量有望成为预测早产及早产管理的一个有效方法。

1．蛋白酶和蛋白酶抑制剂

宫颈黏液中含有大量的中性粒细胞源性蛋白酶，如粒细胞弹性蛋白酶、中性粒细胞胶原酶和明胶酶B，与细菌蛋白酶一起，它们的溶解活性受血浆α2-巨球蛋白[15]、上皮来源的局部抑制剂（secretory leukoprotease inhibitor，SLPI）和金属蛋白酶组织抑制剂控制[16]，在严重的感染/炎症的情况下，抑制剂可能被消耗，蛋白酶不受限制地水解蛋白导致组织的损伤。

2．中性粒细胞弹性蛋白酶

宫颈黏液中的中性粒细胞弹性蛋白酶活性随着孕龄的增加而增加[17]，宫颈上皮细胞分泌的高浓度的SLPI控制着整个CMP的弹性蛋白酶的活性[16]，这意味着SLPI在CMP中的作用，除了抗菌活性外，还可能保护胎膜和宫颈组织免受酶的攻击。

3．基质金属蛋白酶（matrix metalloproteinase，MMP）

MMP是蛋白水解酶，具有降解细胞外基质成分的能力，可以激活细胞因子和抗微生物肽。妊娠期宫颈黏液栓中含有大量的MMP和组织金属蛋白酶抑制剂（tissue inhibitor of metalloproteinases，TIMP），在未怀孕的CMP中未检测到MMP-2。而妊娠早期检测到CMP中含有高浓度的MMP-2，但足月时下降了85%，在未怀孕和妊娠早期患者的CMP中均发现高浓度的TIMP-1，足月时下降了90%。因此，TIMP/MMP的比值在非怀孕的状态下为40，在足月时为0.2，抑制剂/酶的比率向抑制剂优势转移，如果TIMP活性或者分泌受损，宫颈和胎膜中的MMP活性可能与胎膜早破导致的病理性早产有关[18]。

（四）CMP中存在的其他标志物

除了上述标志物外，在CMP中还存在着其他的生物活性蛋白并与特定的临床事件建立起相关的联系：①与早产有关的胰岛素样生长因子结合蛋白-1的高度磷酸化蜕膜亚型[19]。②与宫颈成熟和羊膜内炎症有关的胎儿纤连蛋白（fetal fibronectin，fFN）[20]。③与早产和早期流产有关的人绒毛膜促性腺激素[21]。④与宫颈成熟有关的一氧化氮代谢物[22]。

妊娠期的CMP与含有羊水的绒毛膜临界区直接接触，在CMP中检测到羊水和羊膜中的几种蛋白，这些蛋白在非妊娠期的CMP中不存在，在妊娠期的CMP中还检测到了胎儿细胞，我们可以认为CMP是一个理想的反应宫腔内变化的场所，通过这个场所，我们可以对宫腔内的胎儿和羊水的性质进行无创性的检查，这些发现有力地表明CMP有可能用于诊断胎儿的某些遗传和代谢疾病。

二、宫颈黏液栓与宫颈环扎术及早产

可以从较多来源的生物标志物（包括血清、血浆、阴道液、宫颈分泌物和羊水）来预测早产的风险。至今为止，临床上有用的CMP早产物标志物尚未确定。引发早产的原因多为宫颈机能不全，是否短宫颈、宫颈CMP功能受损与CI及早产相关联？

由于CI而早产的孕妇常常会观察到CMP的脱落，然后突然急剧阴道分泌物增加，因此我们要重视这一临床症状，将这个独特的临床表现作为一个须立即做宫颈机能不全的相关检查的警示标志，并及时做经阴道宫颈超声检查。CMP的损害通常由宫颈管的缩短引起，短宫颈结合较小的MP区和羊水“污泥”改变来预测宫颈机能不全和早产尤其重要。羊水“污泥”在超声学术语中，指的是悬浮在羊水中的颗粒物进入宫颈管内（图2-4A），其最有可能代表“细菌生物膜”，与早产和绒毛膜羊膜炎密切相关，正常怀孕妇女仅1%会出现。推测短宫颈不仅由超声诊断代表宫颈生物力学出了问题，更会导致CMP受损，出现亚临床感染、羊水“污泥”，最终导致早产。所以，建议对宫颈管缩短者应考虑及时行宫颈环扎术，因为环扎术不仅仅能提供重要的支托作用，同时也保留了宫颈内完整的黏液栓，可防治流产和早产。

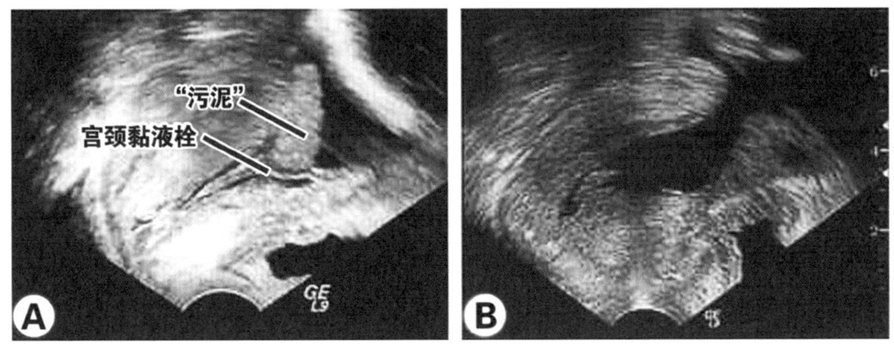

图2-4　宫颈黏液栓和羊水“污泥”

更多学者提出先天性或获得性CMP免疫状态受损会导致感染风险增加和随后的早产发生。注意CMP的损害通常是由宫颈管的缩短引起的，也许可以将宫颈管的超声筛查和早产的评估相结合，还可以通过测定CMP中炎症标志物及其浓度来判断早产风险的大小。另外，CMP的作用远不止此，研究发现CMP中存在胎儿细胞及羊水中的一些蛋白，因此可以考虑通过对CMP的监测来反应宫内的状况，减少有创操作，还可以通过CMP来诊断胎儿的某些遗传和代谢疾病。期待未来开发一种具有抗菌性能的人工CMP，将其作为一种治疗手段去帮助有CMP损伤的妊娠妇女，预防和治疗宫颈机能不全和早产[19-21]。

参考文献

[1] LEAL J, H D C SMYTH, D. Ghosh. Physicochemical properties of mucus and their impact on transmucosal drug delivery [J]. Int J Pharm, 2017, 532 (1): 555–572.

[2] HOLLINGSWORTH M A, SWANSON B J. Mucins in cancer: protection and control of the cell surface [J]. Nat Rev Cancer, 2004, 4 (1): 45–60.

[3] MALL A S. Analysis of mucins: role in laboratory diagnosis [J]. J Clin Pathol, 2008, 61 (9): 1018–1024.

[4] CARLSTEDT, I. Isolation and characterization of human cervical-mucus glycoproteins [J]. Biochem J, 1983, 211 (1): 13–22.

[5] HABTE H H. Antiviral activity of purified human breast milk mucin [J]. Neonatology, 2007, 92 (2): 96–104.

[6] HABTE H HBEER C D, LOTE Z Z. The inhibition of the Human Immunodeficiency Virus type 1 activity by crude and purified human pregnancy plug mucus and mucins in an inhibition assay [J]. Virol J, 2008 (5): 59.

[7] BASTHOLM S K. Trefoil factor peptide 3 is positively correlated with the viscoelastic properties of the cervical mucus plug [J]. Acta Obstet Gynecol Scand, 2017, 96 (1): 47–52.

[8] CRITCHFIELD A S. Cervical mucus properties stratify risk for preterm birth [J]. PLoS One, 2013, 8 (8): 28.

[9] HEIN M. Immunoglobulin levels and phagocytes in the cervical mucus plug at term of pregnancy [J]. Acta Obstet Gynecol Scand, 2005, 84 (8): 734–742.

[10] HEIN, M. An in vitro study of antibacterial properties of the cervical mucus plug in pregnancy [J]. Am J Obstet Gynecol, 2001, 185 (3): 586–592.

[11] HEIN M. Antimicrobial factors in the cervical mucus plug[J]. Am J Obstet Gynecol, 2002, 187(1): 137–144.

[12] SAHA K, BHATIA G, MUKHERJEE S, et al. Fluctuation of immunoglobulin levels in cervical mucus during the various phases of female reproductive life and its alteration in uterine disorders[J]. Indian J Med Res, 1981, 74: 696–704.

[13] KUTTEH W H, Franklin R D. Quantification of immunoglobulins and cytokines in human cervical mucus during each trimester of pregnancy[J]. Am J Obstet Gynecol, 2001, 184(5): 865–872, discussion 872–874.

[14] RIZZO G. Interleukin–6 concentrations in cervical secretions identify microbial invasion of the amniotic cavity in patients with preterm labor and intact membranes[J]. Am J Obstet Gynecol, 1996, 175(4): 812–817.

[15] BECHER N. Balance between matrix metalloproteinases(MMP) and tissue inhibitors of metalloproteinases(TIMP) in the cervical mucus plug estimated by determination of free non–complexed TIMP[J]. Reprod Biol Endocrinol, 2008(6): 45.

[16] HELMIG R, ULDBJERG N, OHLSSON K. Secretory leukocyte protease inhibitor in the cervical mucus and in the fetal membranes[J]. Eur J Obstet Gynecol Reprod Biol, 1995, 59(1): 95–101.

[17] LIMVARAPUSS C, KANAYAMA N, TERAO T. Elastase activity of endocervical mucus in normal pregnancy[J]. Asia Oceania J Obstet Gynaecol, 1992, 18(2): 147–153.

[18] BECHER N. Matrix metalloproteinases in the cervical mucus plug in relation to gestational age, plug compartment, and preterm labor[J]. Reprod Biol Endocrinol, 2010(8): 113.

[19] BALIĆ D, LATIFAGIĆ A, HUDIĆ. Insulin–like growth factor–binding protein–1(IGFBP–1) in cervical secretions as a predictor of preterm delivery

[J]. J Matern Fetal Neonatal Med, 2008, 21(5): 297–300.

[20] SENNSTRÖM M B. Cervical fetal fibronectin correlates to prostaglandin E2–induced cervical ripening and can be identified in cervical tissue[J]. Am J Obstet Gynecol, 1998, 178(3): 540–545.

[21] TAKATA K. Human chorionic gonadotropin in cervical fluid as a predictor of miscarriage[J]. Fertil Steril, 2005, 84(3): 687–691.

[22] VÄISÄNEN T M. Mifepristone–induced nitric oxide release and expression of nitric oxide synthases in the human cervix during early pregnancy[J]. Hum Reprod, 2006, 21(8): 2180–2184.

第七节 辅助生殖技术与宫颈机能不全

自1978年辅助生殖技术（assisted reproductive technology，ART）在英国成功应用于临床，经过40多年的快速发展，现在ART包括人工授精、体外受精-胚胎移植（in vitro fertilization and embryo transfer，IVF-ET）及其衍生的一系列技术，如：卵胞浆内单精子显微注射（intracytoplasmic sperm injection，ICSI）、冷冻胚胎、赠卵、胚胎植入前遗传学检测（preimplantation genetic testing，PGT）等。目前，ART已用于治疗不孕症、反复胚胎丢失，并且为深入研究生殖与妊娠提供重要途径。

宫颈机能不全（cervical incompetence，CI）是指由于先天性或后天性宫颈内口形态、结构和功能异常而引起的非分娩状态下宫颈病理性松弛和扩张，不能维持妊娠至足月的现象。通常表现为妊娠中晚期出现进行性、无痛性的宫颈扩张、缩短、展平，伴有妊娠囊膨出，无法维持妊娠。随着辅助生殖技术的发展，卵母细胞回收率、胚胎数量和质量不断提高，临床妊娠率已较高，但试管婴儿的活产率约为40%，抱婴回家率仅为20%~30%。有研究发现，IVF-ET单胎妊娠早产及妊娠并发症的风险较自然妊娠高[1-2]。行辅助生殖的患者中，部分原发病是宫颈机能不全的高危因素，如米勒管发育异常、多囊卵巢综合征、复发性流产，以及多次行宫腔操作。行辅助生殖后易致多胎妊娠，也是宫颈机能不全的高危因素之一。目前尚缺乏ART与宫颈机能不全之间直接关系的研究，缺乏针对ART助孕孕妇宫颈机能不全监测的相关报道。

ART助孕后妊娠期间，注意识别发生宫颈机能不全的高危人群，并进行监测、预防、及时治疗，有助于提高活产率和抱婴回家率，减少晚期流产或早产的发生。

一、宫颈机能不全的高危因素

妊娠女性宫颈机能不全的发生率为0.05%~1.8%[3-4]。约1/3的宫颈机能不全由先天性因素引起[5]。获得性因素主要有宫颈机械性损伤和局部感染。多次宫腔操作及医疗器械操作，如反复人工流产或清宫、诊断性刮宫、宫腔镜操作等。有研究认为宫腔操作时扩张宫颈的程度与宫颈机能不全的发生率相关，宫颈扩张＞10mm时，将来发生宫颈机能不全的风险增加，故须缓慢轻柔地扩宫，并可以有选择地使用药物流产代替人工流产[6]；宫颈手术如宫颈锥形切除术及环形电切术，其切除范围大小及深度与中期妊娠流产及早产风险相关；宫颈分娩裂伤也需引起注意。宫颈局部感染引起炎性细胞浸润，如中性粒细胞、巨噬细胞，含有大量胶原酶、蛋白酶、弹性蛋白酶，促MMPs产生，使胶原纤维束松解、胶原降解，导致宫颈机能不全。但近期有学者提出，宫颈机能不全患者宫颈局部胶原构成比和胶原分子结构异常与发病无关[7]。另有研究发现，宫颈机能不全可能与宫颈中某多糖分子含量有关，可能与影响结缔组织代谢的某些基因有关，但具体尚未明确[8]。还有研究指多囊卵巢综合征是宫颈机能不全的高危因素，年龄、种族、BMI、ART相关药物等因素可能影响宫颈机能不全的发生[9]。Schieve等人发现，宫颈机能不全的相对风险与ART有关[10]。

二、辅助生殖技术治疗中宫颈机能不全相关因素

（一）米勒管发育异常

胚胎时期泌尿生殖嵴外侧的中肾有中肾管和副中肾管两对纵行管道，中肾管为男性生殖道的始基，副中肾管（又称米勒管）为女性生殖道的始基。在发育过程中，如受到某些内在或外来因素干扰，副中肾管的发育、合并、腔化、中隔的融合吸收等任何一个步骤受影响，均可导致子宫发育

异常，形成不同类型的子宫畸形[11]，常合并泌尿系畸形。畸形子宫妊娠往往有不良妊娠结局，有学者统计不同类型畸形子宫早产发生率分别为：单角子宫43.3%、双子宫24.4%、双角子宫25.0%、纵隔子宫10.0%、鞍状子宫5.1%。大部分子宫畸形患者可以正常受孕，但部分患者需行ART助孕。

畸形子宫体积较正常子宫小，胎儿在宫腔内活动受限，胎位异常发生率高，常于妊娠中晚期引起子宫不协调收缩。虽然部分畸形子宫的宫颈表面上无异常，但宫颈肌肉成分增加，结缔组织减少，这种肌肉和结缔组织比例失调是宫颈机能不全的重要原因。宫颈无力对抗妊娠后不对称宫腔压力的增加，并伴随子宫不协调收缩，易发生宫颈机能不全，进而流产或早产。因此有学者提出所有子宫畸形患者在妊娠期均应行宫颈环扎术。有研究发现，宫颈机能不全是双角子宫最常见的并发症，发生率达38%。Mastrolia等[12]一项基于280 106例孕妇的回顾性队列研究中发现，双角子宫是宫颈机能不全的独立危险因素；Mastrolia等[13]随后进行的一项基于280 721例孕妇的回顾性队列研究发现，该人群中子宫畸形发病率为0.39%，米勒管发育异常（OR值6.19，95%CI 4.41～8.70，$P<0.001$）、反复流产（OR值12.93，95%CI 11.43～14.62，$P<0.001$）是宫颈机能不全的危险因素。目前关于子宫畸形与宫颈机能不全的相关研究较少。

（二）多囊卵巢综合征（polycystic ovarian syndrome，PCOS）

PCOS是育龄期妇女最常见的内分泌疾病，发病率达4%～7%，其临床表现具有高度异质性，如稀发排卵、高雄激素血症、卵巢多囊样改变、胰岛素抵抗、高脂血症、不孕症等，诊断标准为不同临床表现的组合，诊断为PCOS的患者又可进一步分为不同的亚型。PCOS患者常合并肥胖，不孕率更高，有50%的PCOS患者生育力低下，需行ART助孕[14]。有研究发现，PCOS患者妊娠期并发症显著高于正常妊娠；吴耀球等[15]研究指出，PCOS患者足月产率更低，提示PCOS疾病本身影响患者妊娠结局。目前大多数研究认为，高雄激素血症和胰岛素抵抗在PCOS发病中起重要作用，也可能是引起妊娠期并发症的主要原因。

Plaomba等[16]研究发现，对97例PCOS患者和73例正常对照进行统计发现，稀发排卵+高雄激素+卵巢多囊样改变亚型及稀发排卵+高雄激素亚型出现妊娠期并发症及新生儿并发症的风险显著高于正常对照，稀发排卵+卵巢多囊样改变亚型该风险与正常对照无显著差异，而高雄激素+卵巢多囊样改变亚型该风险却低于正常对照。研究还发现，高雄激素血症与该风险的增加相关，而高雄激素临床表现与该风险并不相关，提示PCOS患者中高雄激素血症可能与妊娠期并发症关系密切。Naver等[17]对459例PCOS患者和5 409例正常对照的研究提示，高雄激素血症的PCOS患者发生早产、子痫前期的风险显著高于对照组。我国学者魏代敏等[18]研究发现，在484例行ART助孕并成功单胎妊娠的PCOS患者中，以孕前是否有高雄激素表现进行分组，高雄PCOS组早产风险显著高于非高雄PCOS组（发生率分别为12.7%、3.6%；OR3.94，95%CI 1.82 ~ 8.56），校正年龄、不孕年限、BMI、移植方式后，高雄激素仍与早产风险增加有关（OR3.67，95%CI 1.67 ~ 8.07），推测可能是由于高雄激素提前促进宫颈成熟，影响宫颈机能。但高雄激素血症在PCOS患者中发生宫颈机能不全的致病机制尚未阐明，根据已有研究，大部分认为雄激素可能通过增加宫颈部位胶原酶的活性，降解胶原纤维，促进宫颈成熟。也可能与高雄激素血症抑制卵泡发育，持续不规律排卵甚至无排卵使体内雌激素长期处于低水平，影响青春期子宫发育有关[19-20]。

胰岛素抵抗被认为是PCOS的基础病理变化，并能提高雄激素水平，影响受精和着床；Feigenbaum等[21]研究发现合并胰岛素抵抗的PCOS患者表现出更早的发病孕周和更早的终止孕周，并且妊娠结局较差，提出胰岛素抵抗可加重PCOS病情；Wang等[22]得出相同的结论，并推测胰岛素抵抗可引起糖代谢紊乱，直接影响宫颈机能不全。Valcourt等[23]研究指出，宫颈机能不全的其他预测因素包括肾脏疾病、糖尿病史、羊水过多等，宫颈机能不全与糖尿病和肾脏疾病之间的关系可能反映了PCOS患者对葡萄糖耐受不良，从而影响组织蛋白，与高血糖相关的组织蛋白（糖基化）翻译后可影响宫颈的结构完整性。

综上所述，对于PCOS患者行ART助孕后，表现出更早的发病孕周和终止孕周，且妊娠期并发症风险明显升高，需要更积极的治疗来预防宫颈机能不全，并在备孕、妊娠期改善胰岛素抵抗和雄激素水平；妊娠早期监测宫颈长度变化可有助于宫颈机能不全的早期诊断和治疗，但目前尚无IVF-ET术后单胎妊娠各孕期宫颈长度变化的相关研究。且在进行ART助孕过程中，可在孕前针对合并PCOS的宫颈机能不全高危人群进行宫颈机能评估，并行孕前宫颈环扎术或孕后预防性宫颈环扎术。

（三）复发性流产（recurrent spontaneous abortion，RSA）

RAS是育龄期妇女的常见疾病，目前国内外部分学者认为复发性流产指与同一性伴侣连续发生2次或2次以上在妊娠20周前（体重≤500g）的胎儿丢失，也有学者认为3次或3次以上流产为复发性流产，目前国内仍以3次或3次以上妊娠28周前发生胎儿丢失称为复发性流产。2次或2次以上的自然流产患者约占5%，3次或3次以上则占1%~3%。复发性流产病因复杂，主要包括遗传因素、解剖因素、内分泌异常、感染因素、血栓前状态（prethrombotic state，PTS）和免疫紊乱等。Mastrolia等[13]的研究指出，反复流产（OR12.93，95%CI 11.43~14.62，$P<0.001$）是宫颈机能不全的危险因素，并与反复流产患者进行多次宫腔操作有关。复发性流产患者因疾病特殊性，在诊治过程中可能需进行多次宫腔操作，如人工流产术、宫腔镜检查等，损伤宫颈管组织，易导致宫颈机能不全。Ulander等[24]对芬兰的宫颈机能不全患者研究，发现在宫颈机能不全患者中血栓性基因突变患病率增加，在凝血因子Ⅴ Leiden和凝血因子Ⅱ G20210A突变发现显著的统计学差异，推测凝血酶生成增加可能是诱发宫颈机能不全的附加因素。根据地域、种族不同，这两种突变携带者的比率不同，前者在白种人中发生率较高，在我国发生率较低；后者在南欧和中东地区发生率较高，在亚洲和非洲等地区则较少见。我国学者蔡丹等[25]对147例不同流产次数的RSA患者的研究发现，RSA患者凝血功能与流产次数具有相关性，流产次数越多，RSA

患者血栓弹力图的参数MA值越高，即血液高凝状态加重。

上述提示遗传性血栓前状态可能是宫颈机能不全的危险因素，但由免疫因素导致的获得性血栓前状态与宫颈机能不全的关系尚未阐明，仍须进一步研究。同时，行ART助孕的妇女在辅助生殖前后会应用大量雌激素药物，会加重复发性流产患者的高凝状态，因此监测复发性流产患者的凝血状态，如血栓弹力图等，有助于评估ART助孕后的妊娠预后，及时对高凝状态妇女给予适当的抗凝治疗，这可能在一定程度上能预防宫颈机能不全的发生。

（四）反复宫腔操作

行ART助孕的患者不孕病因复杂，在行ART助孕并顺利妊娠前，大部分患者都曾有一次或多次宫腔操作史，如人工流产术、诊断性刮宫术、宫颈扩张术、宫腔镜检查、ART相关的宫腔操作等，这些宫腔操作均可引起宫颈管损伤，使妊娠中晚期宫颈括约肌作用减弱，更容易发生宫颈机能不全，导致晚期流产或早产。Watson等[26]病例对照研究分析宫颈内操作与早产的关系，发现宫颈内手术与早产显著相关（AOR2.07，95% CI 1.6~2.7），尤其是刮宫术（AOR1.80，95% CI 1.2 ~ 2.6），ART相关操作与极早产显著相关（AOR3.07，95% CI 1.8~5.3），推测这些相关操作本身通过促进感染和由此导致的炎症反应而增加早产的风险。我国学者杨学舟等[27]纳入659例行ART助孕妊娠后的妇女，研究发现孕前宫颈操作次数、胎膜早破、双胎妊娠是ART后发生晚期流产和早产的相关因素，选择性减胎术亦可增加晚期流产的风险；排除双胎病例后，宫颈操作次数是妊娠中晚期异常分娩的唯一危险因素。

（五）辅助生殖技术易导致多胎妊娠

随着促排卵方案和胚胎培养技术的发展，ART助孕成功率明显提高，但在助孕过程中超促排卵药物的应用和多个胚胎宫内移植，使ART助孕后多胎妊娠发生率显著高于自然妊娠。多胎妊娠时宫腔压力增大，在相同孕周下，多胎妊娠患者宫颈承受重力更大，使宫颈纤维组织拉伸过度甚至断裂，促使宫颈组织发生重构，宫颈括约肌作用减弱，无法维持妊娠；多胎妊娠时子宫过度膨胀而牵拉宫颈，引起宫颈缩短并诱发宫缩，使宫颈内口扩张，导致宫颈机能不全。Saccone等[28]对668例双胎妊娠孕妇研究发现，IVF-ET术后双胎妊娠组在妊娠中期经阴道筛查宫颈长度（32.2 ± 10.5）mm明显低于自然受孕组（34.1 ± 9.1）mm（平均差-1.9mm，95% CI，-3.72～-0.08）；IVF-ET术后双胎妊娠自发早产率更高，平均分娩孕周提前约1周。

既往多项研究指出，双胎妊娠孕妇妊娠期并发症风险显著高于单胎妊娠。此外，行ART助孕的孕妇中，PCOS患者较正常妊娠的多，常合并妊娠期糖尿病，出现羊水过多和（或）巨大儿，使宫腔压力更高，宫颈机能不全发生率更高。杨学舟等[27]的研究当中，单独分析双胎早产的危险因素时，却不包括宫腔操作，原因可能是双胎妊娠宫腔压力较大，若同时合并宫颈机能不全，可能会在更早的孕周发生流产，也解释了该研究中双胎妊娠孕20周前的流产率大于单胎妊娠，但孕24周后流产率却低于单胎妊娠；建议合并多次宫颈操作史的多胎妊娠，应监测宫颈长度变化，必要时行宫颈环扎术。但对于双胎妊娠是否行宫颈环扎术仍存在争议，还须更大样本量的研究来进一步阐明。双胎妊娠也可采用选择性减胎术，但目前尚无选择性减胎术与宫颈机能不全、早产关系的研究。

近年来，国内外学者均建议行ART助孕时尽量选择单胚胎移植，更能提高抱婴回家率，保护“来之不易”的试管婴儿。

（六）辅助生殖相关药物

在ART助孕过程中，予患者不同方案的促性腺激素药物以达到超促排卵的效果，Feigenbaum等[21]研究发现在PCOS患者中，宫颈机能不全的发生与促性腺激素药物的使用显著相关。但该研究的PCOS合并宫颈机能不全患者仅有11例，样本量较少。目前有关促性腺激素药物与宫颈机能不全关系的相关研究较少，须进一步大样本量的研究。

综上所述，试管婴儿与宫颈机能不全之间可能存在某种关系，但目前仍缺少ART与宫颈机能不全之间直接关系的研究，须进一步深入研究。

基于试管婴儿的“难得”，在临床工作中应尽可能发现行ART助孕治疗的患者可能存在哪些疾病的高危因素，在助孕前处理完善，或在孕期密切监测、预防、积极干预，提高活产率、抱婴回家率。

参考文献

[1] WISBORG K, INGERSLEV HJ, HENRIKSEN TB. In vitro fertilization and preterm delivery, low birth weight, and admission to the neonatal intensive care unit: a prospective follow-up study [J]. FertilSteril, 2010, 94(6): 2102-2106.

[2] HELMERHORST FM, PERQUIN DA, DONKER D, et al. Perinatal outcome of singletons and twins after assisted conception: asystematic review of controlled studies [J]. BMJ, 2004, 328(7434): 261.

[3] ROMAN A, SUHAG A, BERGHELLA V.Overview of cervical insufficiency: diagnosis, etiologies, and risk factors [J]. Clin Obstet Gynecol, 2016, 59(2): 237-240.

[4] 姚书忠. 宫颈机能不全诊治过程中存在的争议和思考 [J]. 中国实用妇科与产科杂志, 2017, 33(1): 31-35.

[5] CRAIG CJ. Congenital abnormalities of the uterus and foetal wastage [J]. S Afr Med J, 1973, 47(42): 2000-2005.

[6] ROMAN A, SUHAG A, BERGHELLA V. Overview of cervical insufficiency: diagnosis, etiologies, and risk factors [J]. Clin Obstet Gynecol, 2016, 59(2): 237-240.

[7] OXLUND B S, ØRTOFT G, BRÜEL A, et al. Cervical collagen and biomechanical strength in non-pregnant women with a history of cervical insufficiency [J]. Reprod Biol Endocrinol, 2010(8): 92.

[8] EGLINTON G S, HERWAY C, SKUPSKI D W, et al. Endocervical hyaluronan and ultrasound-indicated cerclage [J]. Ultrasound Obstet Gynecol, 2011 (37): 214–218.

[9] 侯悦, 乔宠. 辅助生殖技术妊娠和宫颈机能不全 [J]. 中华产科急救电子杂志, 2019, 8 (03): 151–154.

[10] SCHIEVE LAURA A, COHEN BRUCE, NANNINI A, et al. A population-based study of maternal and perinatal outcomes associated with assisted reproductive technology in Massachusetts [J]. Matern Child Health J, 2007 (11): 517–525.

[11] 冯彦琴, 苏迎春, 孙莹璞, 等. 先天性子宫畸形患者辅助生殖技术助孕结局分析 [J]. 现代妇产科进展, 2013, 22 (4): 302–309.

[12] MASTROLIA S, BAUMFELD Y, HERSHKOVITZ R, et al. Bicornuate uterus is an independent risk factor for cervical os insufficiency: A retrospective population based cohort study [J]. J Matern FetalNeonatal Med, 2017, 30 (22): 2705–2710.

[13] MASTROLIA S, BAUMFELD Y, HERSHKOVITZ R, et al. Independent association between uterine malformations and cervical insufficiency: a retrospective population-based cohort study [J]. Arch Gynecol Obstet, 2018, 297 (4): 919–926.

[14] SIRISTATIDIS C, MAHESHWARI A, VAIDAKIS D, et al. In vitro maturation in subfertile women with polycystic ovarian syndrome undergoing assisted reproduction [J]. Cochrane Database Syst Rev, 2018, 11: CD006606.

[15] 吴耀球, 蔡美虹, 梁晓燕, 等. 辅助生殖技术助孕晚期流产患者中多囊卵巢综合征与宫颈机能不全的关系研究 [J]. 实用妇产科杂志, 2018, 34 (06): 50–54.

[16] PALOMBA S, FALBO A, RUSSO T, et al. Pregnancy in women with

polycystic ovary syndrome: the effect of different phenotypes and features on obstetric and neonatal outcomes [J]. Fertil Steril, 2010, 94: 1805–1811.

[17] NAVER K V, GRINSTED J, LARSEN S O, et al. Increased risk of preterm delivery and pre–eclampsia in women with polycystic ovary syndrome and hyperandrogenaemia [J]. BJOG, 2014, 121: 575–581.

[18] 魏代敏，张真真，王泽，等. 高雄激素对多囊卵巢综合征患者辅助生殖治疗妊娠后产科并发症的影响 [J]. 中华妇产科杂志，2018，53（1）: 18–22.

[19] MAKIEVA S, SAUNDERS PT, NORMAN JE. Androgens in pregnancy: roles in parturition [J]. Hum Reprod Update, 2014, 20（4）: 542–559.

[20] TSILCHOROZIDOU T, CONWAY GS. Uterus size and ovarian morphology in women with isolated growth hormone deficiency, hypogonadotrophic hypogonadism and hypopituitarism [J]. Clin Endocrinol, 2004, 61（5）: 567–572.

[21] FEIGENBAUM SL, CRITES Y, HARARAH MK, et al. Prevalence of cervical insufficiency in polycystic ovarian syndrome [J]. Hum Reprod, 2012, 27（9）: 2837–2842.

[22] WANG Y, GU X, TAO L, et al. Co–morbidity of cervical incompetence with polycystic ovarian syndrome（PCOS）negatively impacts prognosis: A retrospective analysis of 178 patients [J]. BMC Pregnancy Childbirth, 2016, 16（1）: 308.

[23] VALCOURT U, MERLE B, GINEYTS E, et al. Non–enzymatic glycation of bone collagen modifies osteoclastic activity and differentiation [J]. J Biol Chem, 2007, 282: 5691–5703.

[24] ULANDER V, WARTIOVAARA U, HILTUNEN L, et al. Thrombophilia: a new potential risk factor for cervical insufficiency [J]. Thromb Res, 2006,

11(8): 705–708.

[25] 蔡丹, 唐新桥, 刘霞, 等. 不同流产次数的复发性流产患者血栓弹力图比较研究[J]. 中国计划生育和妇产科, 2020, 1: 34–37.

[26] WATSON L, RAYNER J, KING J, et al. Intracervical procedures and the risk of subsequent very preterm birth: a case-control study[J]. Acta Obstet Gynecol Scand, 2012, 91: 204–210.

[27] 杨学舟, 章汉旺. 辅助生殖技术妊娠后异常时限分娩相关因素分析[J]. 现代妇产科进展, 2009, 18(12): 925–928.

[28] SACCONE G, ZULLO F, ROMAN A, et al. Risk of spontaneous preterm birth in IVF-conceived twin pregnancies[J]. J Matern Fetal Neonatal Med, 2019, 32(3): 369–376.

第八节　羊膜腔穿刺术评价和指导宫颈机能不全的应用进展

目前认为紧急宫颈环扎（emergency cervical cerclage，ECC）手术失败与羊膜腔内压力增高、回纳羊膜囊困难及宫颈扩张易致宫内感染等因素相关。如何提高ECC手术成功率，改善妊娠结局成为妇产科医务工作者的努力目标。

20世纪90年代，有学者提出可于羊水减量术后再行ECC术，并证实能有效改善妊娠结局[1-2]。2011年英国皇家妇产科医师学会（royal college of obstetricians and gynaecologists，RCOG）颁布的宫颈环扎指南提出，目前虽然有研究报道ECC术前行羊水减量术可以成功延长孕周，但由于均为小样本研究，证据等级有限，目前不推荐此项应用。后续研究发现，宫颈机能不全与宫内感染密切相关，50%宫颈机能不全患者存在宫内感染，宫颈机能不全患者羊膜腔内炎症因子、CRP等感染指标的升高，与不良妊娠结局密切相关[3]。2019年加拿大妇产科医师学会（SOGC）颁布了最新版指南《宫颈机能不全与宫颈环扎术临床实践指南》，指出经皮超声检测下羊膜腔穿刺（percutaneous ultrasound-monitored amniocentesis，PUA）可以通过排查感染、排放羊水降低宫内压力两方面增加手术获益，肯定了PUA在紧急环扎手术中的价值[3]。

一、羊膜腔穿刺术应用于紧急宫颈环扎术患者的几个关键问题

（一）经腹羊膜腔穿刺点的选择

患者排尿后取仰卧位，进行超声检查选择进针点，超声探查肠道和膀

胱的位置，既往剖宫产史者可能发生膀胱、肠管黏附于子宫下段，应避免误伤；寻找羊膜腔羊水量较多的暗区，避开胎盘、脐带和胎儿，确定合适的穿刺点。

（二）经腹羊膜腔穿刺手术流程

腹部皮肤常规消毒铺巾。1%利多卡因局部浸润麻醉后，在经腹部超声引导下，用20号或者22号腰麻穿刺针垂直穿过腹壁全层及子宫前壁，进入羊膜腔，尽可能一次成功，避免多次穿刺。若要达到理想的羊水池必须经过胎盘，应选择胎盘最薄处进针，但应避免在脐带入胎盘处进针。超声定位诱导下穿刺针尖置于合适位置后，退出针芯，连接5mL注射器轻柔抽吸。弃去最初的3～5mL羊水，再连上10mL注射器轻柔抽吸。穿刺针若因羊水中有形物质堵塞而抽不出羊水，应调整穿刺方向、深度，常可抽出羊水（注意：若抽出血性液体，出血点可能位于腹壁、子宫壁、胎盘或者损伤胎儿血管，应及时拔出穿刺针，压迫穿刺点并加压包扎）。超声下观察出血情况及胎心变化。

（三）穿刺抽吸的羊水量

目前尚无定论，须结合患者羊水量、宫颈外口扩张程度、穿刺孕周、羊水送检项目等综合考虑。Anna Locatell等报道在直视暴露羊膜囊的条件下抽吸羊水，直至宫颈外口边缘清晰可见时，停止抽吸羊水，随后进行McDonald环扎术。其抽吸羊水量范围在为20～340mL，抽吸后羊水指数（AFI）不低于8cm，能有效改善患者妊娠结局，减少极早产的发生[2]。对宫口扩张1～6cm、羊膜囊暴露于宫颈外口或凸出于阴道的8例ECC患者孕（22.36±2.32）周，平均羊水减量（132.9±64.5）mL（范围：60～230mL），亦为可行，术后抱婴回家率50%[4]。部分ECC患者可能合并羊水过多，目前对于未合并ECC的羊水过多的孕妇，羊水减量至当超声检查显示羊水指数（amniotic fluid index，AFI）为15～20cm或羊水内压降至20mmHg以下，通常可以结束减量[5]。虽然对于羊水过多的宫颈机能不全患者，抽吸的羊水量可适当增加，但过程需缓慢，防止宫腔内压力骤降引起胎盘早剥、胎膜早破等并发症。若抽吸过程孕妇自觉不适，或出现胎盘早剥，则必须终止抽吸。对于宫颈外口扩张较大、羊膜囊凸出占据阴道者，单纯经腹羊膜腔穿刺抽吸羊水，难以使羊膜囊回缩至宫颈边缘清晰可见，可抬高臀部或床尾。抽吸羊水时全程经腹B超监测，直至羊水指数接近8cm，终止抽吸，即使羊膜囊未能完全回缩至宫腔或宫颈管内，也能减少凸出于宫颈外的羊膜囊体积，有助于术中显露宫颈，降低ECC术中回纳羊膜囊的难度。

（四）穿刺术围手术期管理

术后并发症的管理亦是改善妊娠结局的重要环节。对于预防性宫颈环扎术，目前缺乏可靠证据支持在围手术期常规应用宫缩抑制剂、皮质醇激素及抗生素[3]；对于治疗性宫颈环扎术，给予17-α羟孕酮（250mg，肌内注射，每周1次）直至36周或分娩，并未能使患者获益，也未能降低早产风险[3，6]；对于ECC术，目前则认为须使用宫缩抑制剂，预防或减少术中和术后的宫缩，必要时使用糖皮质激素，有利于减少羊水减量及ECC并发症，增加手术获益。些外，酌情使用吲哚美辛可抑制胎儿尿液产生，减少羊水量，降低羊膜腔内压力，同时还有抑制宫缩的作用。建议术后超声定期监测羊水量，每1～2周监测1次。

（五）穿刺术的安全性

本技术广泛应用于产前诊断，安全可靠。非宫颈机能不全孕妇行羊膜腔穿刺，目前报导其术后流产风险小于1%，对于羊水过多者，羊水减量术后并发症发生率略有增高，为1%～3%，包括流产、早产、胎盘早剥、胎膜早破和宫内感染等[5，7]。暂无大样本的临床研究评估羊膜腔穿刺在宫颈机能不全患者中的安全性，而小样本的临床研究结果提示，羊水减量术对急性宫颈机能不全患者是改善妊娠结局的一种安全可行的选择[2，4]。中山大学孙逸仙纪念医院产科的经验是羊膜腔穿刺过程中配合使用合适的宫缩抑制剂，维持子宫低张状态，穿刺抽吸羊水中全程经腹B超监测穿刺针尖位置及胎儿情况，缓慢抽吸，通常较为安全。

二、经阴道前羊膜囊穿刺抽吸羊水术可使紧急宫颈环扎术患者获益

对于羊膜囊凸出宫颈外口占据阴道，甚至凸出至近阴道入口处者，经腹羊膜腔穿刺羊水减量对于羊膜囊回缩效果可能欠佳。目前对羊膜囊凸出占据阴道，甚至近阴道入口者行紧急宫颈环扎的报道较少，可以推测，这些病例被排除在环扎术的指征之外，或者在术中回纳羊膜囊时发生胎膜破裂。Yasuo等[8]发现对于此类患者，经腹羊膜腔穿刺羊水减量后，术中仍难以用Allis钳钳夹宫颈边缘，在将凸出的羊膜囊回纳入宫腔时仍容易发生胎膜破裂。猜测是宫颈内口在经腹羊水减量后缩窄了，而前移的羊膜囊并未明显回缩。因此，他们尝试对羊膜囊凸出至近阴道入口处者行经阴道前羊膜囊穿刺抽吸羊水术（amnioreduction via bulging membranes，AVBM），从羊膜腔下部抽吸出液体。10例患者中，8例成功进行紧急宫颈环扎，1例术中回纳羊膜囊时发生胎膜破裂，1例因臀先露至外凸的羊膜囊未能成功环扎。8例成功环扎者，前羊膜囊直径显著大于未行AVBM组［（6.7 ± 1.1）cm vs（4.1 ± 0.7）cm，P =0.002）］，然其延长孕龄两组相仿［（32.9 ± 46.2）天vs（36.9 ± 39.3）天，P =1.000）］。这提示AVBM可能使得羊膜囊显著外凸的患者行紧急宫颈环扎成为可能，提高此类患者术后延长孕龄概率，然而其样本量较小，仍须进一步评估。

三、羊膜腔穿刺术增加紧急宫颈环扎术患者获益的可能性机制

羊膜腔穿刺术抽吸羊水后降低宫腔内压，为ECC成功并使宫颈机能不全患者获益的可能机制。妊娠中期胎儿尿液成为羊水的主要来源，羊膜腔内压力逐渐升高，宫颈机能不全患者易发生无痛性宫颈管进行性缩短，宫口松弛，逐渐扩张，羊膜囊楔入宫颈管内，甚至凸出超过宫颈外口暴露于阴道。由于羊膜腔内压力高，回纳羊膜囊难度大，术中易损伤羊膜囊使得胎膜破裂。羊膜腔穿刺抽吸适量羊水，使得羊膜腔内压力下降，配合抬高

臀部或床尾，部分患者可出现羊膜囊自行回缩。即使未能回缩，也能降低前羊膜囊内压力，有利于术中羊膜囊复位，减少反复推压前羊膜囊、术中胎膜早破风险，增加手术获益。部分患者羊膜囊完全占据阴道，宫颈边缘难以暴露，无法进行ECC术，使得流产难以避免，而术前进行羊膜腔穿刺抽吸羊水，可以有效降低羊膜腔内压力，有利于羊膜囊回缩，使得术中暴露宫颈边缘成为可能，有效增加此类患者环扎成功的概率。

Cakiroglu等[9]研究发现，羊膜腔穿刺羊水减量联合ECC与单纯ECC相比，延长孕龄、活产率相似，未见明显获益。笔者认为，羊水减量是否增加患者获益，与宫颈扩张程度、羊膜囊凸出程度密切相关。对于宫颈扩张程度小，如宫颈扩张1～3cm且羊膜囊仅于宫颈外口可见、未凸出至阴道内，宫腔边缘清晰可见者，ECC术中配合抬高患者臀部及抑制宫缩维持子宫低张状态，就足以使得前羊膜囊回缩，故羊水穿刺减压的意义不大；对于羊膜囊凸出至阴道内、覆盖宫颈边缘者，羊水减压的意义可能更为显著。

四、羊膜腔穿刺术通过排查宫内感染增加宫颈机能不全患者获益

正常妊娠女性宫颈管紧闭，分泌含乳铁蛋白、溶菌酶的黏液形成胶冻状黏液栓，可抑制病原微生物侵入宫腔。宫颈机能不全的孕妇随着妊娠进展宫颈缩短、展平，宫颈外口扩张，黏液栓也易脱落，降低了宫颈管作为上生殖道感染的机械屏障作用，甚至羊膜囊外凸直接暴露于阴道菌群，均容易导致病原微生物的入侵，发生宫内感染。据报道，宫颈机能不全患者羊膜囊暴露者，约50%存在羊膜腔内微生物入侵[3]。

多项研究亦证实宫颈机能不全与宫内感染密切相关。Bujold等[10]对孕16～26周可疑宫颈机能不全（宫颈外口扩张伴羊膜囊可见）孕妇进行前瞻性研究，排除未足月胎膜早破、规律宫缩及已行宫颈环扎术者，最终共纳入15例患者，羊膜腔穿刺送检羊水病原体培养及人型/解脲支原体PCR检测，结果5例（33%）病原体培养阳性。Lee等研究证实示81%（42/52）的

急性宫颈机能不全患者存在羊膜腔内炎症反应，8%（4/52）的患者病原体培养阳性[11]。

宫内感染影响ECC术的效果，导致胎膜早破、流产和围产儿死亡等不良妊娠结局，ECC前需排除宫内感染。目前宫内感染诊断主要依据临床症状，包括母体体温≥38℃，同时伴有以下任何一项：阴道分泌物异味、胎心率增快或母体心率增快、母体外周血白细胞计数≥15×10^9/L、子宫激惹状态、宫体压痛。然而，表现为临床绒毛膜羊膜炎者占宫内感染患者约12.5%，其余大部分表现为亚临床感染，仅凭临床表现难以识别，且上述诊断标准缺乏特异性[12]。羊水病原体培养及胎盘病理是宫内感染诊断的可靠指标，然而羊水病原体培养假阴性率高、耗时长，胎盘病理为产后诊断，均容易延误诊疗。近年来，羊水炎症因子及羊水蛋白质组学在应用于宫内感染的早期诊断、甄别能从ECC术中获益的患者、预判术后妊娠结局等的价值，日益突显。

多项研究发现羊水炎症指标的水平与宫颈机能不全患者妊娠结局密切相关。刘颖琳等[13]对32例急性宫颈机能不全孕妇（宫口扩张≥2cm，羊膜囊凸出宫颈外口）行羊膜腔穿刺术联合紧急宫颈环扎术，其中结局为活婴者23例，流产者9例，发现流产者羊水肿瘤坏死因子-α（TNF-α）、IL-8水平显著高于活婴者，分别为TNF-α：23.8ng/Lvs379.0ng/L；IL-8：3354ng/L vs7500ng/L，多因素Logistic回归分析提示，当IL-8＞3580 ng/L或TNF-α＞105ng/L时，可预测围产儿的不良结局。Park等[14]对14例羊膜囊暴露于宫颈外口的孕妇行羊膜腔穿刺羊水减量联合ECC术，羊水减量至羊膜囊回缩至宫颈管，结果活婴6例，流产8例，14例患者羊水炎症因子白介素（IL）-1α、IL-1β、IL-6、IL-8、IL-10、TNF-α、单核细胞趋化蛋白-1水平明显高于正常孕妇，其中流产组IL-1α、IL-1β、IL-8显著高于活婴组，亦证实了宫颈机能不全患者羊水细胞因子与趋化因子的升高，与环扎术后不良妊娠结局密切相关。

Romero等[15]对120例胎膜完整的早产临产患者行经腹羊膜腔穿刺抽吸

羊水，送检细菌及支原体培养、革兰氏染色、白细胞计数、葡萄糖和白细胞介素（IL）-6测定，发现IL-6是检测宫内感染的最敏感指标，当IL-6≥11.3ng/mL时，其灵敏度100%，特异度82.57%，而且羊水IL-6水平与羊膜腔穿刺术至分娩间隔和新生儿并发症发生率密切相关。Liu等[16]对39例无痛性宫颈扩张、未足月胎膜早破、先兆早产的孕妇进行前瞻性研究，在使用抗生素前行羊膜腔穿刺抽吸羊水送检羊水蛋白质组学分析，产后送检胎盘病理，结果发现亚临床绒毛膜羊膜炎者（22例）羊水中性粒细胞防御素（HNP-1和HNP-2）、钙粒蛋白（S100A8）和钙粒蛋白C（S100A12）显著升高，当2种以上的上述羊水蛋白质组生物标记物升高，其诊断亚临床绒毛膜羊膜炎准确性可达89.7%。鉴于羊膜腔穿刺对母胎的潜在危害，有学者探讨母体外周血感染指标如C-反应蛋白（CRP）、降钙素原（PCT）、白细胞、IL-6等与宫内感染的关系，相关研究得到的结论存在相悖，因此，不推荐CRP、PCT等作为独立的指标诊断宫内感染[12，17-19]。以上研究可见羊水炎症因子及羊水蛋白质组学在宫内感染的早期诊断上具有常规诊断方法不可比拟的优势，快速高效，具有重要的临床意义。然而宫内感染的发生及进展涉及多种羊水细胞因子、蛋白质组分的变化，多种炎症因子之间形成相互作用的调节网络，如何甄选合适的指标进行检测，能快速、准确、经济地进行宫内感染的早期诊断，仍须进一步研究。

羊水病原体培养及羊水炎症因子的检测结果，可评估宫腔内炎症状态，可进一步指导临床抗生素的使用，对改善患者妊娠结局有重要的临床意义。Yoon等[20]对62例因先兆早产行羊膜腔穿刺送检羊水炎症因子、羊水病原体培养证实宫内感染或炎症反应的患者进行前瞻性研究，其中50例患者接受抗生素联合（头孢曲松+克拉霉素+甲硝唑）治疗，12例未接受抗生素治疗或未进行多联抗感染治疗。随访发现，接受抗生素联合治疗的50例患者羊穿至分娩间隔显著延长，且其中19例进行第二次羊膜腔穿刺，提示79%（15/19）的患者消除了宫内感染/炎症反应，包括1例首次羊膜腔穿刺同时提示解脲支原体培养阳性及解脲支原体PCR阳性。这显示对于宫内炎症反应或宫内感染患者，评估羊膜腔内炎症状态后尽早使用相应抗生素治疗，仍有机会消除宫内感染，延长分娩孕龄。但若无羊水病原体培养结果，仅根据升高的羊水炎症因子，如何制定抗生素的使用方案（包括种类、剂量、疗程）能让患者获益最大化，母胎危害最小化，仍须进一步研究。

目前，羊膜腔穿刺在宫颈机能不全诊治中的临床意义日益受到重视。一方面通过抽吸羊水能降低宫腔内压力，降低回纳羊膜囊的难度；另一方面，可以通过羊水培养、炎症因子的检测等排查宫内感染，选择合适患者进行宫颈环扎，也可指导临床抗生素治疗方案的制定。不过由于相应的临床及基础研究有限，仍须进一步探讨羊膜腔穿刺抽吸羊水的量、检测宫内感染指标的最优组合等。随着广大医务工作者的努力及相关研究的开展，期待能为临床诊治提供更多的循证医学证据，为改善宫颈机能不全患者的母胎结局提供思路与方法。

参考文献

[1] CERQUI A J, OLIVE E, BENNETT M J, et al. Emergency cervical cerclage: Is there a role for amnioreduction?[J]. Aust N Z J Obstet Gynaecol, 1999, 39(2): 155-158.

[2] LOCATELLI A, VERGANI P, BELLINI P, et al. Amnioreduction in emergency cerclage with prolapsed membranes: comparison of two methods for reducing the membranes[J]. Am J Perinatol, 1999, 16(2): 73-77.

[3] BROWN R, GAGNON R, DELISLE M F. No. 373-Cervical Insufficiency and Cervical Cerclage[J]. J Obstet Gynaecol Can, 2019, 41(2): 233-247.

[4] ZHANG Y, HAN Z, GAO Q, et al. Amnioreduction in emergency cervical cerclage: A series of eight cases[J]. Int J Gynaecol Obstet, 2020, (4): 23-28.

[5] HAMZA A, HERR D, SOLOMAYER E F, et al. Polyhydramnios: Causes, Diagnosis and Therapy [J]. Geburtshilfe Frauenheilkd, 2013, 73 (12): 1241-1246.

[6] RAFAEL T J, MACKEEN A D, BERGHELLA V. The effect of 17alpha-hydroxyprogesterone caproate on preterm birth in women with an ultrasound-indicated cerclage [J]. Am J Perinatol, 2011, 28 (5): 389-394.

[7] SALOMON L J, SOTIRIADIS A, WULFF C B, et al. Risk of miscarriage following amniocentesis or chorionic villus sampling: systematic review of literature and updated meta-analysis [J]. Ultrasound Obstet Gynecol, 2019, 54 (4): 442-451.

[8] MAKINO Y, MAKINO I, TSUJIOKA H, et al. Amnioreduction in patients with bulging prolapsed membranes out of the cervix and vaginal orifice in cervical cerclage [J]. J Perinat Med, 2004, 32 (2): 140-148.

[9] CAKIROGLU Y, DOGER E, YILDIRIM K S, et al. Does amnioreduction increase success of emergency cervical cerclage in cases with advanced cervical dilatation and protruding membranes? [J]. Clin Exp Obstet Gynecol, 2016, 43 (5): 708-712.

[10] BUJOLD E, MORENCY A M, RALLU F, et al. Bacteriology of amniotic fluid in women with suspected cervical insufficiency [J]. J Obstet Gynaecol Can, 2008, 30 (10): 882-887.

[11] LEE S E, ROMERO R, PARK C W, et al. The frequency and significance of intraamniotic inflammation in patients with cervical insufficiency [J]. Am J Obstet Gynecol, 2008, 198 (6): 631-633.

[12] 杜楚颖，张建平. 宫内感染早期诊断 [J]. 中国实用妇科与产科杂志，2014，(6): 418-421.

[13] 刘颖琳，冯紫雅，谭剑平，等. 羊水炎症介质水平与子宫颈机能不全孕妇妊娠结局的关系 [J]. 中华妇产科杂志，2018，53 (8): 517-521.

[14] PARK J C, KIM D J, KIM J K. Upregulated Amniotic Fluid Cytokines and Chemokines in Emergency Cerclage with Protruding Membranes [J]. American Journal of Reproductive Immunology, 2011, 66 (4): 310–319.

[15] ROMERO R, YOON B H, MAZOR M, et al. The diagnostic and prognostic value of amniotic fluid white blood cell count, glucose, interleukin–6, and gram stain in patients with preterm labor and intact membranes [J]. Am J Obstet Gynecol, 1993, 169 (4): 805–816.

[16] LIU Y, LIU Y, DU C, et al. Diagnostic value of amniotic fluid inflammatory biomarkers for subclinical chorioamnionitis [J]. Int J Gynaecol Obstet, 2016, 134 (2): 160–164.

[17] LE RAY I, MACE G, SEDIKI M, et al. Changes in maternal blood inflammatory markers as a predictor of chorioamnionitis: a prospective multicenter study [J]. Am J Reprod Immunol, 2015, 73 (1): 79–90.

[18] WEI S Q, FRASER W, LUO Z C. Inflammatory cytokines and spontaneous preterm birth in asymptomatic women: a systematic review [J]. Obstet Gynecol, 2010, 116 (2): 393–401.

[19] DULAY A T, BUHIMSCHI I A, ZHAO G, et al. Compartmentalization of acute phase reactants Interleukin–6, C–Reactive Protein and Procalcitonin as biomarkers of intra–amniotic infection and chorioamnionitis [J]. Cytokine, 2015, 76 (2): 236–243.

[20] YOON B H, ROMERO R, PARK J Y, et al. Antibiotic administration can eradicate intra–amniotic infection or intra–amniotic inflammation in a subset of patients with preterm labor and intact membranes [J]. Am J Obstet Gynecol, 2019, 221 (2): 141–142.

第九节　妊娠期宫颈超声检查评估早产的研究进展

妊娠期间宫颈结构对于维持妊娠必不可少，其主要作用是使发育中的胎儿维持在子宫内，并形成阻止阴道微生物向上迁移的屏障，分娩过程中，宫颈管扩张以适应胎儿的分娩，产后又恢复其非孕状态。

妊娠期对宫颈进行超声检查的项目包括：宫颈长度（cervical length，CL）、宫颈缩短率、宫颈漏斗形成、漏斗面积、宫颈指数、宫颈管宽度、子宫宫颈前角、宫颈体积等。而其中宫颈长度的变化是目前临床最常用、最简单、最直观的检查项目。宫颈长度测量可以经腹部超声、会阴超声及阴道超声检查获得，经腹部超声检查时需孕妇膀胱充盈方能清楚观察宫颈全长，但是膀胱过度充盈会导致宫颈拉长并遮盖宫颈内口，孕20周后由于胎儿肢体遮挡宫颈及探头至宫颈距离远，会导致图像质量差，也会导致测量不准确；经会阴超声检查可避免经腹部超声检查遇到的所有问题，且探头无须进入阴道，对宫颈无挤压，但是直肠气体会对宫颈外口的显示产生干扰；经阴道超声检查虽可避免腹部检查及会阴检查时出现的所有问题，但若手法操作不当可能对宫颈产生挤压。

经阴道超声测量宫颈长度因具有安全、无辐射、费用低廉、检查方便和可重复等优点，是妊娠期早产高危人群用于评估早产风险的最有效的监测手段，目前已成为产科进行早产风险筛查的主要内容。美国放射学会（the american college of radiology，ACR）建议将宫颈和子宫下段作为妊娠中期产科超声筛查的一部分进行常规监测。

一、超声测量宫颈长度的规范

经阴道超声（transvaginal ultrasound，TVU）测量宫颈长度作为预测早产的金标准，其普遍应用引起了人们对筛查测试的质量的重视。宫颈长度的测量错误可能会导致过度治疗或错过防治早产的机会，但即使是经过培训的操作者也可能存在15%的概率出现宫颈成像不标准或错误测量宫颈长度等情况[1]。因此标准化测量宫颈长度训练和认证计划显得尤为重要。妊娠期经阴道超声检查宫颈长度的标准操作规范流程如下[2]。

（1）检查前准备。排空膀胱。

（2）选择体位。孕妇取膀胱截石位。使用高分辨率的阴道探头，并套上无菌避孕套，轻轻地沿着阴道插入。

（3）标准的图像。显示宫颈和子宫下段的矢状视图，放大图像直至宫颈至少占据图像2/3，并清晰显示宫颈外口、宫颈管、宫颈内口三个标志。

（4）操作方法。操作者力度要适当，一旦这三个标志同时被看见，探头应该缓慢撤回，直到图像模糊。在保持这些标志的视图的同时，操作者再稍微增加插入压力，直到令人满意的图像恢复。该技术能使宫颈上的压力最小化并防止周围解剖结构因机械压力而变形，可清晰准确显示出厚度相近的宫颈前、后唇。然后在保持图像可视的同时，施加不足以引起任何孕妇不适的宫底压力以确定宫颈漏斗是否出现或进展或宫颈长度是否缩短。宫颈长度缩短也可能是自发的，应记录这种现象及缩短后的宫颈长度测量值。

（5）测量宫颈长度的方法有两种：①当宫颈管呈接近直线时，使用直接测量法，即测量宫颈内口到宫颈外口的距离。②而当宫颈管呈一定弧度时，以转折点为界，使用分段测量法，即测量宫颈内口到转折点的距离与转折点到宫颈外口的距离之和。有研究[3]提出，两种方法在观察者内和观察者间的一致性均较好，同一位操作者或操作者之间的平均差异均为1mm。

（6）结果记录。测量卡尺要放置正确，测量3次宫颈长度，取最短值；为了动态观察妊娠宫颈变化，建议扫描至少持续3min。

常见宫颈长度测量不准确的原因如下：①操作力度不当致宫颈前唇受压形变。②图像标志不可视，不能清晰辨认宫颈内口、宫颈管或宫颈外口。③膀胱过度充盈致妊娠宫颈失去自然伸展状态而使妊娠宫颈及子宫下段呈现过度拉伸，变长等状态。④错误放置测量卡尺。⑤图像放大比例失调等均可导致宫颈长度测量不准确[1]。美国妇产科医师学会和美国母胎医学学会都强调了经阴道超声准确测量宫颈长度对识别具有早产风险的孕妇有重要意义。为确保在妊娠期进行宫颈长度测量的操作人员能进行适当的培训并遵守标准化的宫颈长度记录标准，国内医学教育机构也已开始仿效国外权威机构，有目的地推广宫颈长度标准测量教育计划。

二、超声测量宫颈长度的临床应用

超声测量宫颈长度检查的适用人群较广，包括单胎和多胎妊娠、有或无自发性早产危险因素的妇女（如既往有自发性早产病史、米勒管发育异常、宫颈手术史等）、无症状早产妇女或未足月胎膜早破妇女[4]。

（一）单胎及双胎妊娠

与单胎妊娠孕妇相比较，双胎妊娠孕妇具有较高的早产发生风险。且双胎妊娠新生儿的发病率和死亡率增加的原因大部分由早产引起。因此，准确筛查和有效防治双胎妊娠早产具有重要的临床价值。尽管双胎妊娠的宫颈长度与早产风险相关，但其灵敏度低于单胎妊娠，这表明双胎妊娠早产发生机制与宫颈长度可能无关，不除外具有多胎妊娠早产的特异性。目前暂无高质量证据表明任何预防早产的干预措施（孕激素、子宫托或宫颈环扎）对未经选择的多胎妊娠有显著的疗效，这引起了临床工作者关注双胎妊娠中宫颈长度筛查的应用价值。虽然目前国家卫生和保健研究所并不推荐常规的宫颈长度筛查双胎妊娠。但事实上，通过宫颈长度筛查提供有关早产风险的信息能确定从干预措施中受益的高风险孕妇[5]。宫颈长度可能受双胎妊娠进展的时间序列影响，致宫颈长度在该群体中不能充分发挥预测早产的诊断效能。有研究[6]证实，结合筛查与分娩孕周进行综合分析能提高宫颈长度在双胎妊娠预测早产的效能评估，这两个变量可准确预测双胎妊娠发生在≤28^{+0}周，28^{+1}～32^{+0}周和32^{+1}～36^{+0}周发生自发性早产概率。此外，有学者[7]通过一项纵向研究发现：在双胎妊娠中，可观察到4种不同的宫颈长度随时间变化的缩短模式，且每种模式都与不同的自发性早产发生风险增加相关。这4种宫颈长度缩短模式分别为：模式Ⅰ–稳定型缩短，模式Ⅱ–早期快速缩短，模式Ⅲ–晚期缩短和模式 Ⅳ – 早期缩短后达平稳状态。Ⅱ型模型具有最高的早产发生率，而Ⅰ型模型的早产发生率则是最低的。以上观点支持了宫颈长度连续测量能作为预测双胎妊娠早产的有效策略。宫颈长度的缩短模式可提供对双胎妊娠自发性早产发病机制的了解，如宫颈短缩可能提供有关早产时机或病因的信息。因此，需要进一步的研究来确定每种的宫颈长度缩短模式是否可归因于不同病因的早产发生机制，或相同的病理过程在不同的孕周是否起类似的作用等。这也有助于在孕妇的体液中获取早产的相关生物标记物，从而提高对自发性早产的预测效能。

（二）环形电切术后孕妇

环形电切术是一种用于治疗宫颈上皮内瘤变的宫颈切除手术。多项研究表明，环形电切术病史与自发性早产风险增加之间存在关联，而这些潜在关联的危险因素有：宫颈不典型增生、感染性微生物或机械性治疗致细胞基质破裂等。对于既往有环形电切术病史的孕妇来说，妊娠晚期宫颈缩短比妊娠中期宫颈缩短更能预测早产。而环形电切术后孕妇孕期出现短宫颈可能的原因有：①由手术本身导致的。②宫颈不典型增生的致病因素。有研究证实，用于评估环形电切术后孕妇早产的方法最好是使用宫颈长度随时间的变化量而不是单一的一次宫颈长度测量值[8]。有文献指出，既往有环形电切术病史的孕妇中，早产孕妇的宫颈长度明显缩短。宫颈的这种差异在16～28周随着孕周进展而更加明显。在孕16～28周，每周的宫颈长度变化量明显大于无早产的孕妇。该群体在不同孕周的宫颈长度筛查时机

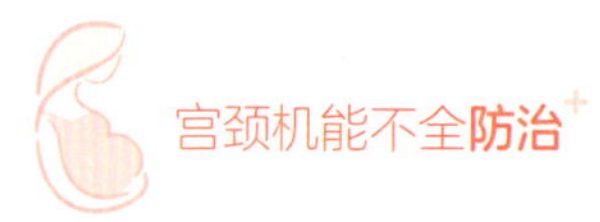

和在孕16～28周期间的宫颈长度变化量都与自发性早产存在较高的灵敏度和特异性，且用宫颈长度和宫颈长度变化量预测环形电切术后孕妇早产的最佳时机是孕28周。因此，测量宫颈长度能够用于筛查既往有环形电切术病史的孕妇发生早产的风险，并且可以通过连续测量宫颈长度来改善筛查结果。

（三）具有先兆早产症状的孕妇

法国妇产科学院的临床实践指南[9]提出，在孕22～36周期间出现先兆早产的临床症状者，无论是否朝着早产自然发展，都可观察到宫颈改变和宫缩等情况。虽然宫缩可以通过分娩产力测定法和孕妇本人进行自测评估，但它们的频率或相关症状的存在均不能可靠地预测早产。虽然也可以通过宫颈长度测量和Bishop评分来评估宫颈的变化，但有文献[10]指出，在普通人群中，这两种方法之间没有显著差异。然而，对于初产妇来说，宫颈长度预测自发性早产风险的效能优于Bishop评分。并且在多胎妊娠的初产妇中有更多优势。此外，法国妇产科学院的临床实践指南[9]也明确提出，15mm和25mm的宫颈长度阈值分别与预测和排除48h和7天自然早产的风险最相关。总之，在规划这些患者的治疗策略时应考虑这一点，以便选择合适的筛查早产的手段。

（四）前置胎盘

前置胎盘是妊娠晚期出血的最常见原因，特点是无痛性阴道出血。其出血的原因可能与子宫下段发育过程中胎盘附着物的分离和宫颈扩张有关，或者是由子宫下段血管发育不良所导致。这一机制被证实与宫颈消退和缩短及随后的早产相关[11]，临床工作者可借助不同的超声标记物，如宫颈长度等，预测前置胎盘或胎盘植入的结局。已有研究证实，前置胎盘伴植入者合并短宫颈者发生自发性早产、出血、急诊剖宫产手术和子宫切除术的风险会较高[11]。因为子宫收缩可影响前置胎盘伴植入者宫颈的变化，所以前置胎盘伴植入合并短宫颈的孕妇发生自发性早产的风险可能与以下因素有关：①胎盘顺应性低，不适应宫颈随孕周而进行性缩短。②可能是子宫下段较宽，短宫颈表面积较小，血管密度较高等，由此发生了胎盘剥离和胎盘植入的低弹性出血。在临床上，宫颈长度评估可能是妊娠合并胎盘疾病（前置胎盘、胎盘粘连或植入）的妊娠检查和分娩决策的关键步骤。

（五）妊娠合并宫颈息肉

宫颈息肉是宫颈内皱襞的增生性突出物。妊娠期间，宫颈息肉可表现为局灶性间质假性蜕膜改变。有时很难区分蜕膜化的宫颈息肉和由宫腔挤出到宫颈内部的蜕膜碎片，因此，它们通常被统称为“蜕膜息肉”。典型的蜕膜息肉仅见于妊娠妇女，少数不典型蜕膜息肉见于非孕期但长期接受孕激素治疗者，考虑本病可能与高孕激素水平有关。近年来，妊娠合并蜕膜息肉的患者逐渐增多，在需要大量使用孕激素的体外受精-胚胎移植患者中尤为明显，引起了临床医生的重视。蜕膜息肉贯穿整个宫颈管，破坏了宫颈的天然屏障，且极易出血坏死，增加了自发性流产和早产的风险。虽然只有病理诊断才能明确息肉类型，但有文献[12-13]指出，孕期超声可发现典型的蜕膜息肉声像图，提示蜕膜息肉自宫腔向下延伸，贯穿宫颈管。在一项接受宫颈息肉切除术的患者发生流产或自发性早产的危险因素评估中[14]发现，早期（≤10周）的息肉切除术是预测<34周自发性早产的独立危险因素，息肉蒂部≥12mm和息肉切除术前出血是<37周自发性早产的危险因素。借助经阴道超声检查能早期检测宫颈息肉，避免宫颈息肉在妊娠期漏诊，有效识别因宫颈息肉导致的阴道出血。因经阴道超声图像分辨率高，也能有效识别息肉根部及其大小、形状，故有助于辅助临床选择合适的干预措施。

三、宫颈长度阈值与早产的相关性

宫颈长度预测早产的特异性与选择的阈值有关，宫颈长度越短，预测早产的效能越好。在一项早期研究中发现宫颈长度≤20mm预测≤34周自发性早产的特异性为99.9%，当宫颈长度≤30mm，该值下降至90.1%；当宫颈长度≤35mm时，特异性又进一步降至65.5%[15]，因为宫颈长度和测量时的孕周与预测早产的孕周存在相关性[16]。所以，综合孕周评估宫颈长度对早产的预测才有真正意义的临床应用价值。妊娠是一系列生理改变的动态过程，利用宫颈长度的纵向改变能预测早产，也能表征不同早产类型。但不管是哪种早产类型，宫颈缩短总是以相似的速率在早产诱发分娩之前持续4周以上或更长时间[17]。宫颈长度与自发性早产存在较强的反比关系，在没有自发性早产病史的短宫颈（＜25mm）孕妇中，发生宫颈管扩张或流产的风险显著增加，宫颈长度＜15mm的孕妇流产率接近50%[18]。有学者指出，当结合相关的早产危险因素时，自发性早产的检出率可提高69%[19]。然而，宫颈长度改善自发性早产的能力不高，即使是无症状的高危孕妇，正常范围的宫颈长度不足以排除其早产的发生，且短宫颈者也能足月分娩。Berghella V等人也指出，宫颈长度预测早产的准确率低，只与分娩孕周延长呈显著相关[20]。上述观点表明，虽然宫颈长度对预测自发性早产的特异性不高，这可能与不同类型自发性早产表型有关，但对不发生自发性早产的孕妇仍有较好的识别能力。权衡早产危害与防治的利弊，在临床上普遍推广宫颈长度测量仍然是作为预测自发性早产的重要策略。宫颈长度虽然是预测早产的独立危险因素，但只是宫颈形态的一种表现形式，挖掘多种多样描述宫颈形态的超声指标对提高早产预测有重要价值。

四、超声检查宫颈长度时机

尽管宫颈长度筛查作为防治早产的策略存在不少争议，但大多数专家都认为，既往具有自发性早产风险的孕妇在孕中期应至少有一次经阴道超声测量宫颈长度，尤其是那些既往有早期自发性早产病史或多次早产病史的孕妇更应该谨慎地进行连续的宫颈长度测量（1次/每1～2周）[21-22]。也有人提出了，有流产或有早产史的孕妇，应在孕20周超声筛查胎儿畸形同时测量宫颈长度，之后至少要在孕24周以前再次行宫颈超声检查，是否继续监测则根据前两次的检查结果来决定。但在无既往自发性早产病史的孕妇中，是否应普遍测量宫颈长度尚有争议。但普遍的宫颈长度筛查被认为是防治早产的一种既经济又有效的方法。美国母胎医学学会[23]提出，<16周以前筛查可因妊娠子宫下段未发展成熟而高估宫颈长度测量值。普遍筛查时间应在孕16～24周期间进行，但对于无症状的女性，妊娠24周后也不建议进行常规宫颈长度筛查，因为干预措施（如环扎、经阴道孕酮治疗）的研究最常使用24周作为筛查和启动治疗或干预的上限时机。然而，有研究[4]却表明，宫颈长度能预测自发性早产的孕周范围应为14～34周，孕早期和晚期的宫颈缩短也与自发性早产有关，虽然短宫颈与早产的关系主要研究在妊娠中期，但宫颈在妊娠期呈动态改变，妊娠早期的宫颈长度也可预测晚期流产，而妊娠晚期的宫颈长度测量也适用于晚期早产的识别。此外，目前暂未发现观察间隔时机与宫颈长度测量差异存在联系。且Hermans等人认为[24]，测量间隔不会导致宫颈长度测量的差异，而宫颈长度在妊娠期间进行性缩短主要是发生在妊娠晚期，在妊娠中期，每周缩短约1mm。因此，合适的宫颈长度筛查时间可根据临床实际个体化灵活选择，检查时间可适度放宽。

五、超声新技术在评估妊娠期宫颈机能的应用

（一）宫颈长度联合胎儿纤连蛋白（fetal fibronectin，FFN）

FFN是在羊膜、蜕膜或滋养细胞中发现的一种细胞外基质糖蛋白，其水平升高可能与自发性早产风险增加相关。单一指标预测早产的效能不高，宫颈长度和FFN联合评估可以改善自发性早产的风险预测能力。一项对先兆流产症状孕妇进行的回顾性研究中发现，宫颈长度<15mm是早产的危险因素，而较高水平的胎儿纤连蛋白（≥200ng/dL）与短的妊娠潜伏期有关。虽然宫颈长度<15mm或胎儿纤连蛋白≥50ng/dL分别预测<37周和<34周早产的灵敏度、阳性预测值都不足50%，但两者联合能获得较高的特异性和阴性预测值[25]。胎儿纤连蛋白阈值能影响早产的诊断效能，但宫颈长度和胎儿纤连蛋白的联合评估不能确保发挥诊断能力的各项优势。Tran等人对105名既往有自发性早产病史的无症状孕妇进行前瞻性分

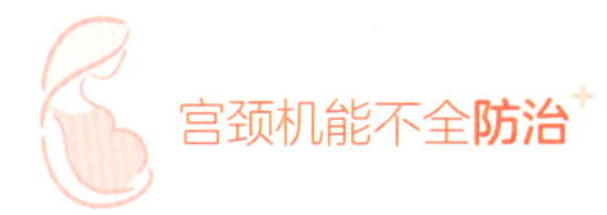

析，胎儿纤连蛋白≥50ng/mL是灵敏度与假阳性率两者最佳平衡状态的阈值。与单独使用宫颈长度≤25mm相比，将宫颈长度≤25mm联合胎儿纤连蛋白≥50ng/mL作为预测<35周分娩的阈值标准，灵敏度从18.2%提高至63.6%，阴性预测值从91.1%略微提高至95.1%；阳性预测值从40.0%降至29.2%，特异性从96.8%降至82.1%[26]。为了改善早产的诊断率，有学者将胎儿纤连蛋白、宫颈长度及早产危险因素相结合研发精准量化早产风险的临床辅助决策支持系统，简称QUiPP。QUiPP的临床应用价值仍处于探索阶段。与宫颈长度、胎儿纤连蛋白等定量指标一样，QUiPP 的诊断效能受风险阈值限制。Watson等人建议将7天内分娩的风险阈值设为5%来作为干预措施合理实施的阈值，可避免89.4%的干预率[27-28]。而Goodfellow等人指出，将宫颈长度替换为早产风险>10%的QUiPP作为治疗早产的触发条件，干预率将增加一倍多（20% vs 42%）。该阈值未能有效避免过度治疗，接受早产干预的孕妇接近50%，且识别早产人群效能不高，未足月胎膜早破或<34周自发性早产的孕妇中仍有46%者未能接受干预[29]。为了提高QUiPP的可靠性和通用性，已有学者在上述研究的基础下创建了改良新版本[30]。但关于不同群体是否适用、如何选择监测时机、探讨最优效能阈值等问题仍有待大样本、多中心数据研究进一步分析。

（二）超声弹性成像

软化是宫颈成熟的标志，通过检测宫颈硬度变化能预判妊娠结局。超声弹性成像可提供组织硬度力学信息，表达直观且可重复性高，已有不少学者将其应用于宫颈，探讨妊娠期宫颈硬度变化、宫颈机能不全检测、早产预测等产科问题上。目前应用在宫颈的弹性成像技术主要有应变弹性成像（strain elastography，SE）和剪切波弹性成像（shear wave elastography，SWE）。

1. SE

SE是对组织施加外力时的形变量评估。Oturina 等提出，早产与宫颈应变量存在相关性，宫颈长度联合宫颈前唇中部的宫颈应变比值具有预测早产的优势（AUC=0.8789）[31]。然而，既往不少学者也利用SE探讨了不同区域的宫颈硬度对早产预测的影响，结论却各不相同[32-33]。虽然宫颈软化能预测早产，但各学者对于选取具体哪个部位更能显著提示早产等问题上仍未有深刻见解。近年来，已有学者针对宫颈研发了多参数半定量应变弹性成像技术——E-cervix[34]。E-cervix通过弹性图像的不同颜色描述由子宫动脉搏动引发的宫颈形变量，可自动分析宫颈感兴趣区域的宫颈长度及多种可重复的弹性模量，已被应用在早产预测上[35]。有研究表明，宫颈长度范围在15～25mm时，E-cervix预测自发性早产的能力显著提高[34]。Nazzaro 指出，由E-cervix评估的硬度比值（hardness ratio，HR）低的孕妇，尤其是HR低于50%或35%者，具有自发性早产增加的风险[35]。因不需要对宫颈施加外力，E-cervix比传统SE具有更高的观察者内与观察者间的可重复性，这对提高诊断早产的精确度有很大的帮助。

2．SWE

SWE是无创获取组织硬度信息的定量技术。妊娠期宫颈软化程度可用SWE量化。一项纵向研究表明，宫颈软化变化量以近端软化最为显著，而远端变化最小。随着妊娠进展，宫颈剪切波速度（shear wave speed，SWS）以每周约4%的速率降低，且沿着宫颈长轴方向从近端到远端的宫颈SWS存在空间梯度下降趋势[36]。SWE可客观定量评估宫颈硬度，有助于增加临床对预测早产的信心。一项前瞻性研究发现，由SWE量化的宫颈软化使＜37周和＜34周的自发性早产风险分别增加4.5倍和21倍，由宫颈长度与SWE联合评估的软化并缩短宫颈能使＜37周和＜34周的自发性早产风险分别增加18倍和120倍[37]。虽然SWS是由扫描方法和SWE操作等因素决定，但这些可变因素并不影响SWE评估宫颈的敏感性[38]。SWE有望成为预测早产的新方法，但仍需完善SWE标准化操作流程和明确不同群体在不同妊娠时期的参考值范围。

（三）超声组织定征

超声组织定征是探讨组织声学特性与病理相互联系的无创性超声检测

技术，其研究方式有声衰减、背向散射、组织硬度和回声强度等。另外，还可采用超声参数测量（声速、衰减和散射）与组织成分对照和超声显微镜对组织检测进行组织定征研究。超声组织定征技术通过获取宫颈组织异质性和微结构变化等信息，探讨了宫颈重塑与宫颈组织成分的联系。宫颈细胞外基质胶原蛋白对宫颈重塑起着关键作用。反向散射和衰减参数可定量表征宫颈胶原蛋白和水合作用，已作为宫颈重塑的潜在生物学标记，可有望应用于预测早产[39]。然而，在宫颈结构和功能研究中，宫颈口附近环形分布的平滑肌易被忽略，但其对妊娠的维持也起一定作用。Santoso等人发现，宫颈平滑肌细胞收缩与有效散射体直径存在相关性。然而，目前关于宫颈平滑肌细胞收缩等相关问题仍未被解决，如是否能在孕妇中发现宫颈平滑肌细胞收缩，以及异常收缩是否与早产或产后并发症相关等[40]。此外，基于超声的黏弹性成像（viscoelastography，VE）已作为超声诊断补充工具，提供了更多有关宫颈的生物力学特性信息[19]。光声成像（photoacoustic，PA）通过提供组织功能和分子信息，也显示出巨大的诊断潜力，已有学者将超声与PA配对使用形成多模态成像系统，实现宫颈组织结构与功能的信息互补[19]。目前，尚无客观定量评估早产的可靠临床工具，超声组织定征技术可增加对宫颈结构与功能的认识，可促进该领域的分子水平研究，为预防早产提供新的探索思路。

（四）宫颈纹理分析

定量纹理分析已被证明可在妊娠期从宫颈超声图像中提取宫颈异质性信息，可用于预测早产风险[19]。该方法在预测自发性早产方面显示出较高的灵敏度，然而，它尚未经过大规模数据验证。尽管如此，将它作为定量监测宫颈成熟的临床工具仍值得期待。

妊娠过程中，诱发早产的因素很多，且不同类型的早产表型各异。由于多种病理生理改变导致宫颈重塑的早产是终末共同途径，对此，了解由不同途径导致早产发生的上游信息对防治早产具有重要价值。获取病因信息的精准诊断及多种不同性质指标综合预测早产将是未来诊断早产的发展方向。虽然诊断早产是临床难题，但是不断进步的超声技术将有助于提高评估自发性早产风险的诊断准确性，对探索、明确早产发病机制具有推动作用，有助于实现早产个体化精准防治。

参考文献

［1］BOELIG R C, FELTOVICH H, SPITZ J L, et al. Assessment of transvaginal ultrasound cervical length image quality［J］. Obstet Gynecol, 2017, 129（3）: 536–541.

［2］VILLE Y, ROZENBERG P. Predictors of preterm birth[J]. Best Pract Res Clin Obstet Gynaecol, 2018, 52: 23–32.

［3］SOUKA A P, PILALIS A. Reproducibility of cervical length measurement throughout pregnancy（published online ahead of print, 2019 Sep 18）［J］. JMATERN–FETAL NEO M, 2019（9）: 1–7.

［4］BERGHELLA V, SACCONE G. Cervical assessment by ultrasound for preventing preterm delivery［J］. Cochrane Database Syst Rev, 2019, 9（9）: CD007235.

［5］TOWNSEND R, KHALIL A. Ultrasound screening for complications in twin pregnancy［J］. Semin Fetal Neonatal Med, 2018, 23（2）: 133–141.

［6］KINDINGER L M, POON L C, CACCIATORE S, et al. The effect of gestational age and cervical length measurements in the prediction of spontaneous preterm birth in twin pregnancies: an individual patient level meta–analysis［J］. BJOG, 2016, 123（6）: 877–884.

［7］MELAMED N, PITTINI A, HIERSCH L, et al. Serial cervical length determination in twin pregnancies reveals 4 distinct patterns with prognostic significance for preterm birth［J］. Am J Obstet Gynecol, 2016, 215（4）: 476.e1–e11.

[8] GUPTA S, CHEN S, NAQVI M, et al. Change in cervical length and spontaneous preterm birth in nulliparous women with a history of loop electrosurgical excision procedure [J]. J Matern Fetal Neonatal Med, 2019, (3): 1–5.

[9] SENTILHES L, SÉNAT M V, ANCEL P Y, et al. Prevention of spontaneous preterm birth: Guidelines for clinical practice from the French College of Gynaecologists and Obstetricians (CNGOF) [J]. European Journal of Obstetrics & Gynecology and Reproductive Biology, 2017, 210: 217-224.

[10] SHARVIT M, WEISS R, GANOR PAZ Y, et al. Vaginal examination vs cervical length – which is superior in predicting preterm birth [J]. J Perinat Med, 2017, 45(8): 977–983.

[11] ALTRAIGEY A, ELLAITHY M, BARAKAT E, et al. Cervical length should be measured for women with placenta previa: cohort study [J]. J Matern Fetal Neonatal Med, 2019, 2(8): 271–281.

[12] 李嘉, 杨艳, 杨蕊, 等. 妊娠期蜕膜息肉切除术的安全性探讨 [J]. 中国微创外科杂志, 2018, 18(8): 699–702.

[13] MEMTSA M, JAUNIAUX E, WONG M, et al. Ultrasound diagnosis of endometrial polyps in pregnancy [J]. Ultrasound Obstet Gynecol, 2018, 52 (4): 548–549.

[14] FUKUTA K, YONEDA S, YONEDA N, et al. Risk factors for spontaneous miscarriage above 12 weeks or premature delivery in patients undergoing cervical polypectomy during pregnancy [J]. BMC Pregnancy Childbirth, 2020, 20(1): 27.

[15] LEUNG T N, PANG M W, LEUNG T Y, et al. Cervical length at 18–22 weeks of gestation for prediction of spontaneous preterm delivery in Hong Kong Chinese women [J]. Ultrasound Obstet Gynecol, 2005, 26(7): 713–717.

[16] KINDINGER L M, POON L C, CACCIATORE S, et al. The effect of gestational age and cervical length measurements in the prediction of spontaneous preterm birth in twin pregnancies: an individual patient level meta-analysis [J]. BJOG, 2016, 123(6): 877–884.

[17] IAMS J D, CEBRIK D, LYNCH C, et al. The Rate of Cervical Change and The Phenotype of Spontaneous Preterm Birth [J]. Am J Obstet Gynecol, 2011, 205(130): 1-6.

[18] ZAFMAN K B, REBARBER A, FOX N S. Serial Cervical Length Evaluation in Low-Risk Women with Shortened Cervical Lengths in the Midtrimester: How Many Will Dilate Prior to 24 Weeks? [J]. Am J Perinatol, 2020, 37(1): 14–18.

[19] HELMI H, SIDDIQUI A, YAN Y. The role of noninvasive diagnostic imaging in monitoring pregnancy and detecting patients at risk for preterm birth: a review of quantitative approaches [J]. J Matern Fetal Neonatal Med, 2020, 23: 1–24.

[20] BERGHELLA V, PALACIO M, NESS A, et al. Cervical length screening for prevention of preterm birth in singleton pregnancy with threatened preterm labor: systematic review and meta-analysis of randomized controlled trials using individual patient-level data [J]. Ultrasound in Obstetrics & Gynecology, 2017, 49(3): 322–329.

[21] GILNER J, BIGGIO J. Management of Short Cervix during Pregnancy: A Review [J]. Am J Perinatol, 2016, 33(3): 245–252.

[22] LARMA J D, IAMS J D. Is sonographic assessment of the cervix necessary and helpful? [J]. Clin Obstet Gynecol, 2012, 55(1): 324–335.

[23] MCINTOSH J, FELTOVICH H, BERGHELLA V, et al. The role of routine cervical length screening in selected high-and low-risk women for preterm birth prevention [J]. Am J Obstet Gynecol, 2016, 215(3): 2–7.

[24] HERMANS F J R, KOULLALI B, VAN O S M A, et al. Repeated cervical length measurements for the verification of short cervical length [J]. Int J Gynaecol Obstet, 2017, 139 (3): 318-323.

[25] KYOZUKA H, MURATA T, SATO T, et al. Utility of cervical length and quantitative fetal fibronectin for predicting spontaneous preterm delivery among symptomatic nulliparous women [J]. Int J Gynaecol Obstet, 2019, 145 (3): 331-336.

[26] TRAN T L, JWALA S, TERENNA C, et al. Evaluation of additive effect of quantitative fetal fibronectin to cervical length for prediction of spontaneous preterm birth among asymptomatic high-risk women [J]. J Matern Fetal Neonatal Med, 2019, 7 (1): 1-7.

[27] WATSON H A, CARLISLE N, KUHRT K, et al. EQUIPTT: The Evaluation of the QUiPP app for Triage and Transfer protocol for a cluster randomised trial to evaluate the impact of the QUiPP app on inappropriate management for threatened preterm labour [J]. BMC Pregnancy Childbirth, 2019, 19 (1): 68.

[28] WATSON H A, CARTER J, SEED P T, et al. The QUiPP App: a safe alternative to a treat-all strategy for threatened preterm labor [J]. Ultrasound Obstet Gynecol, 2017, 50 (3): 342-346.

[29] GOODFELLOW L, CARE A, SHARP A, et al. Effect of QUiPP prediction algorithm on treatment decisions in women with a previous preterm birth: a prospective cohort study [J]. B J O G, 2019, 126 (13): 1569-1575.

[30] CARTER J, SEED P T, WATSON H A, et al. Development and validation of predictive models for QUiPP App v.2: tool for predicting preterm birth in women with symptoms of threatened preterm labor [J]. Ultrasound Obstet Gynecol, 2020, 55 (3): 357-367.

[31] OTURINA V, HAMMER K, MÖLLERS M, et al. Assessment of cervical

elastography strain pattern and its association with preterm birth [J]. J Perinat Med, 2017, 45 (8): 925–932.

[32] KÖBBING K, FRUSCALZO A, HAMMER K, et al. Quantitative Elastography of the uterine cervix as a predictor of preterm delivery [J]. J Perinatol, 2014, 34: 774–780.

[33] SWIATKOWSKA F M, TRACZYK-ŁOŚ A, PREIS K, et al. Prognostic value of elastography in predicting premature delivery [J]. Ginekol Pol, 2014, 85: 204–207.

[34] PARK H S, KWON H, KWAK D W, et al. Addition of cervical elastography may increase preterm delivery prediction performance in pregnant women with short cervix: a prospective study [J]. J Korean Med Sci.2019, 34 (9): 68.

[35] NAZZARO G, SACCONE G, MIRANDA M, et al. Cervical elastography using E-cervix for prediction of preterm birth in singleton pregnancies with threatened preterm labor [J]. J Matern Fetal Neonatal Med, 2020, 1 (24): 1–6.

[36] CARLSON L C, HALL T J, ROSADO-MENDEZ I M, et al. Quantitative assessment of cervical softening during pregnancy with shear wave elasticity imaging: an in vivo longitudinal study [J]. Interface Focus, 2019, 9 (5): 30.

[37] HERNANDEZ A E, MAYMON E, LUEWAN S, et al. A soft cervix, categorized by shear-wave elastography, in women with short or with normal cervical length at 18–24 weeks is associated with a higher prevalence of spontaneous preterm delivery [J]. J Perinat Med, 2018, 46 (5): 489–501.

[38] ROSADO M I M, CARLSON L C, WOO K M, et al. Quantitative assessment of cervical softening during pregnancy in the Rhesus macaque with shear wave elasticity imaging [J]. Phys Med Biol, 2018, 63 (8): 16.

[39] GUERRERO Q W, FELTOVICH H, ROSADO-MENDEZ I M, et al. Anisotropy and spatial heterogeneity in quantitative ultrasound parameters: relevance to the study of the human cervix [J]. Ultrasound Med Biol, 2018, 44(7): 1493-1503.

[40] SANTOSO A P, VINK J Y, GALLOS G, et al. Quantitative Ultrasound Detects Smooth Muscle Activity at the Cervical Internal Os in Vitro [J]. Ultrasound Med Biol, 2020, 46(1): 149-155.

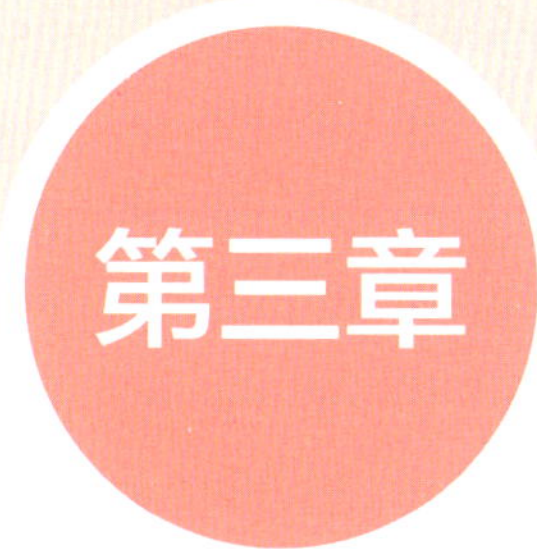

典型病例

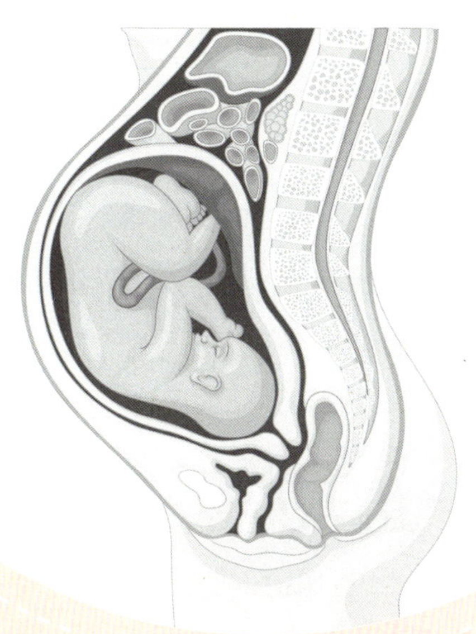

第一节　减胎术联合宫颈环扎术治疗多胎妊娠并宫颈机能不全

多胎妊娠、宫颈机能不全等均是流产或早产的高危因素，若多胎妊娠患者合并宫颈机能不全则流产或早产的风险更高。联合多胎妊娠减胎术（multifetal pregnancy reduction，MFPR）和宫颈环扎术（cervical cerclage，CC）治疗多胎妊娠合并宫颈机能不全国内外鲜有报道。本院曾接诊2例多胎妊娠并宫颈机能不全的患者行MFPR联合CC术，并成功获得存活新生儿。

一、病例报告

◎病例1

患者31岁，因“停经34周，减胎术及宫颈环扎术后5月余，下腹坠胀1天”于2018年3月6日入我院。

末次月经2017年7月8日，预产期2018年4月15日。2017年7月26日因多囊卵巢综合征、继发不孕在本院行IVF-ET助孕，移植2枚3天冷冻胚胎。孕7^{+1}周超声提示：宫内双活胎（DCDA）如孕7^{+}周，宫颈长度28mm，呈T形。孕6～11周反复间歇性少许阴道出血，外院住院给予孕酮支持治疗至孕11周。孕11^{+4}周超声提示：宫内双活胎（DCDA）NT 0.9mm/1.1mm（图3-1）。考虑既往2次孕中期妊娠流产史，孕前宫腔镜检查诊断宫颈机能不全，计划行MFPR及CC。孕11^{+5}周行MFPR，经腹胎心注射氯化钾3mL，手术顺利。术后第二天复查彩超提示：减除胎儿无心跳，保留胎儿脐血流正常（图3-2）。术后2天病情稳定出院。孕13^{+1}周经阴道测量宫颈长度为

28mm，呈T形。于孕13^{+4}周在腰硬联合麻醉下经阴道使用慕斯林环扎带U形环扎宫颈，手术顺利，术后单次使用抗生素预防感染及孕激素治疗，术后3天出院。出院定期每2～3周产检1次，经阴道超声测宫颈长度变化情况（图3-3），孕22^{+3}周胎儿超声排畸检查未提示异常，孕26周糖耐量筛查无异常。孕30^{+2}周阴道超声测宫颈长度提示：宫颈长度仅剩8mm，内口明显扩张（图3-4），入院予地塞米松促胎肺成熟治疗。3月5日中午因进食不洁食物后，出现腹泻，3～5次/天，无呕吐，无明显腹痛及阴道流血流液，未就诊，今日出现下腹坠痛不适，遂急诊入院。发病以来，小便正常，胃纳睡眠可。

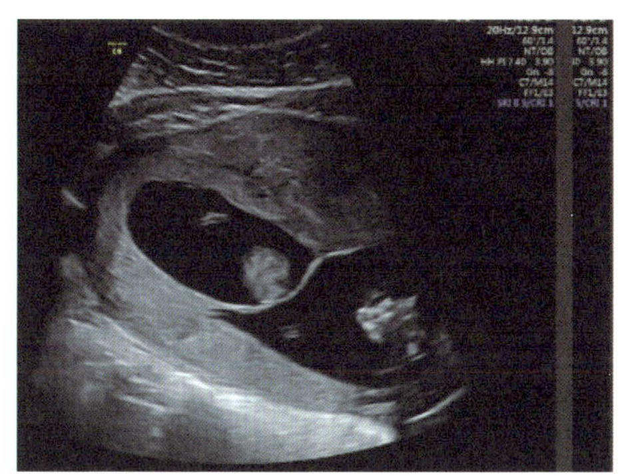

图3-1　孕11^{+4}周超声

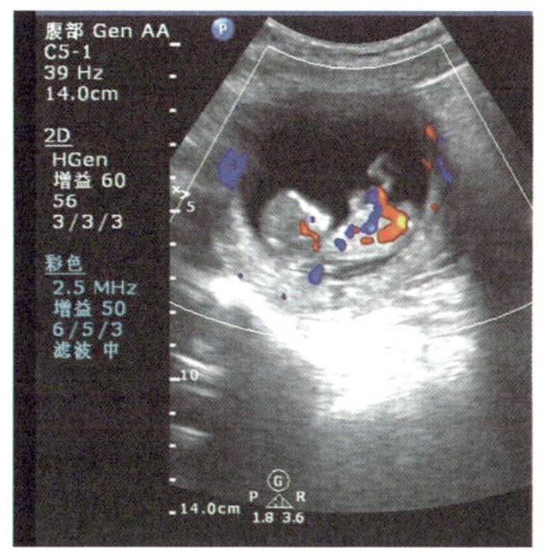

图3-2　行MFPR术后复查彩超

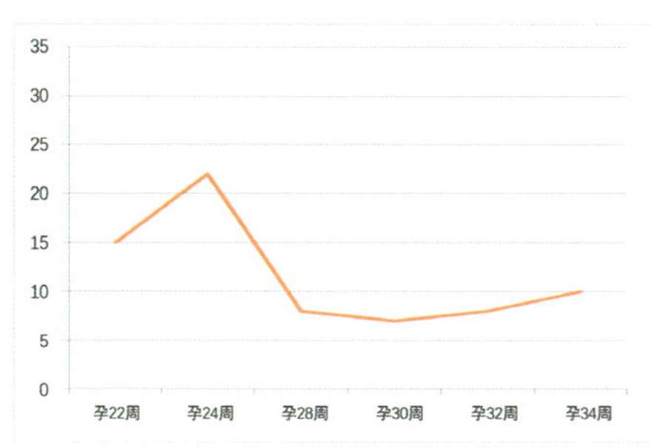

图3-3　各个时期宫颈长度变化情况

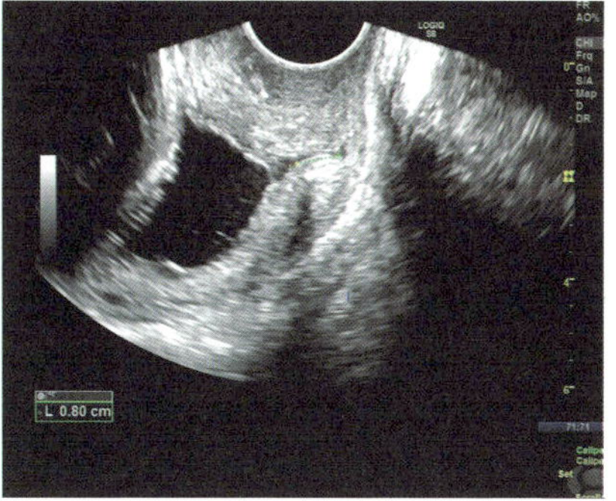

图3-4　孕30^{+2}周超声

孕3产0，2014年及2016年分别于孕19周和21周难免流产。本次孕前4个月在外院行宫腔镜检查提示：8号扩张器顺利通过宫颈管，余未见异常。诊断：宫颈机能不全。

入院体查：体温36.6℃，心率90次/min，呼吸20次/min，血压115/87mmHg（1mmHg≈0.13kpa）。孕前体重62kg，身高162cm，孕前BMI身体质量指数23.62kg/m^2，孕期增重11kg。心肺听诊无异常，腹部软，无压痛，肠鸣音活跃5次/min。宫高32cm，腹围107cm，头先露，LOA（左枕前），未衔接，偶有宫缩，胎心率145次/min。阴道检查：宫颈中位，质软，消退70%，宫口未开，S–3，可触及环扎线。

入院诊断：①孕3产0，孕34^{+1}周，LOA，单活胎，先兆早产。②急性胃肠炎。③宫颈机能不全（宫颈环扎术后）。④双胎妊娠（DCDA）减一胎术后。⑤体外受精胚胎移植术后。

入院后查血常规：白细胞计数（WBC）9.74×10^9/L，中性粒细胞比例（NEU%）76.8%，红细胞计数（RBC）3.93×10^{12}/L，血小板计数（PLT）193×10^9/L，C–反应蛋白（CRP）45.13mg/L，降钙素原（PCT）0.046ng/mL，胎心监护有反应型，给予口服头孢呋辛片及蒙脱石散治疗胃肠炎，腹泻症状好转，无腹痛，偶有下腹紧缩感。入院后第四天孕34^{+5}周因羊膜囊凸出宫颈外口，宫口开1.5cm，给予拆除宫颈环扎线。拆线后9天孕36周胎膜早破，6h后未临产予静脉滴注缩宫素催引产，于破膜后32h顺产一活男婴，新生儿重2 692g。Apgar评分1min：10/10分，5min：10/10分，10min：10/10分。产后出血450mL，宫颈无裂伤。产时阴道试子B族链球菌抗原检测阴性，双管静脉血细菌、阴道分泌物及胎膜培养均未检出致病菌及真菌。胎盘病理提示：绒毛膜板下轻度急性炎伴血管增生扩张，胎膜轻度急性炎，脐带未见明显异常。产后给予抗生素预防感染，产后2天出院。新生儿入住新生儿科观察，3天后出院。

◎病例2

患者29岁，因“停经32^{+6}周，减胎及宫颈环扎术后2月余，下腹胀痛6小时”于2017年4月3日入我院。

末次月经2016年8月16日，预产期2017年5月25日，因“继发不孕”于

2016年9月5日在外院行IVF-ET助孕，植入3枚5天囊胚。停经9^{+2}周超声提示：宫内三胎妊娠，三活胎（TCTA），孕约9^{+}周。孕12周超声提示：宫内三活胎（TCTA），NT值B1 1.3mm，B2 1.6mm，B3 1.4mm（图3-5）。建议患者减胎，患者拒绝。孕19^{+}周我院胎儿彩超提示：B1活胎，如孕20周；B2活胎，如孕20周，胎儿右侧唇腭裂；B3活胎，如孕20周；宫颈缩短，22mm，呈Y形。考虑三胎妊娠，三胎之一胎儿发育异常，短宫颈，宫颈机能不全？建议行MFPR入院。孕20^{+5}周在我院行经腹胎心注射氯化钾（分别为3.5mL及4mL）减胎术，减去唇腭裂胎及右下正常胎，保留一活胎，术中确定减胎成功，术后3天检查保留胎脐血流正常。减胎后动态监测宫颈长度，孕21^{+5}周经阴道超声提示：宫颈仅剩余长度8mm，内口扩张呈V形（图3-6）。考虑存在宫颈机能不全，孕21^{+6}周在腰硬联合麻醉下经阴道行CC，术中见宫口开大2cm，羊膜囊凸出，采用VP523线McDonald术式双重环扎宫

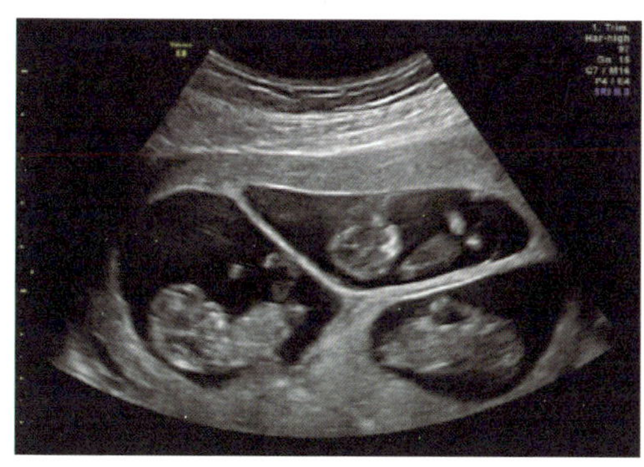

图3-5　孕12周超声

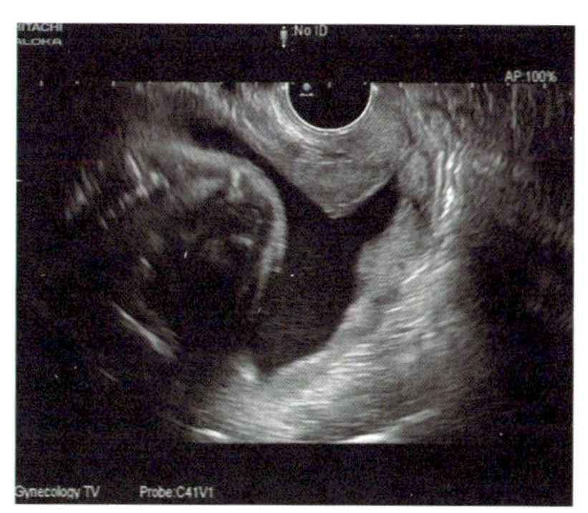

图3-6　孕21^{+5}周超声

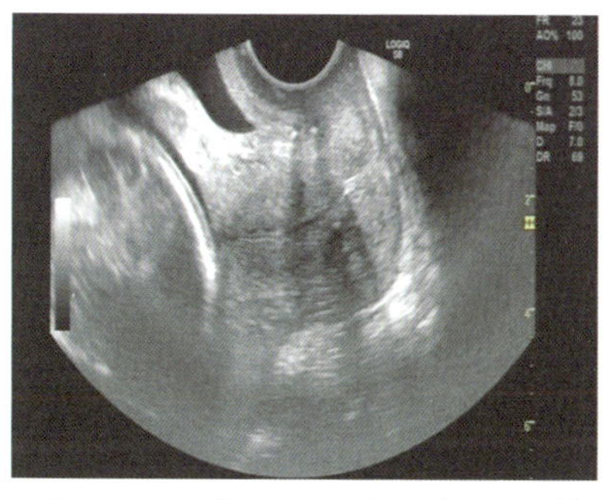

图3-7　行宫颈环扎术后复查超声

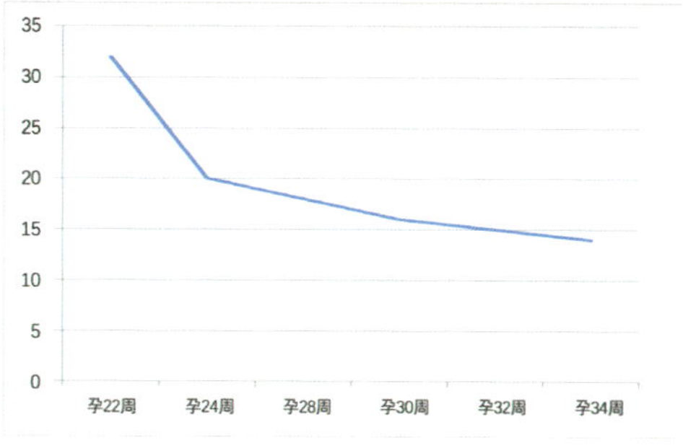

图3-8　各个时期宫颈长度变化情况

颈，环扎后宫颈长1.5cm，术程顺利，术后使用抗生素预防感染及孕激素治疗。术后2天复查经阴道超声提示：宫颈长度32mm，内口未见扩张（图3-7），术后5天出院。门诊定期复诊，经阴道超声提示宫颈进行性缩短（图3-8），门诊持续给予孕酮凝胶治疗。4月3日8:00出现下腹胀痛，阵发性，不规律，伴下腹紧缩感及阴道少许咖啡色血性分泌物，无阴道流液，拟先兆早产收入院，患者精神食欲好，睡眠佳，大小便正常。

既往体健，孕2产0，2015年9月孕8周人工流产一次。

入院体查：体温36.3℃，心率98次/min，呼吸20次/min，血压124/75mmHg。孕前体重62kg，身高160cm，BMI 24.21kg/m^2，孕期增重14kg。心肺听诊无异常，腹部软，无压痛，宫高28cm，腹围99cm，头先露，LOA，未衔接，有不规律宫缩，间隔10～20min，持续15～30s，强度中。阴查：宫颈中位，质软，消退50%，宫口未开，S-2，可触及环扎线。

入院诊断：①孕2产0，孕32^{+6}周，三胎妊娠两胎死胎一胎活胎，先兆早产。②宫颈机能不全（宫颈环扎术后）。③三胎妊娠（TCTA）减两胎术后。④体外受精胚胎移植术后。

入院后立即查血常规：WBC 13.98×10^9/L，NEU% 81.6%，RBC 4.34×10^{12}/L，PLT 298×10^9/L。CRP 27.03mg/L，PCT 0.114ng/mL。经阴道超声测量宫颈长度：宫颈长度15mm，宫颈管扩张5mm。给予头孢呋辛抗感染、利托君静脉滴注抑制宫缩、地塞米松促胎肺成熟治疗，效果不佳，入院后第三天孕妇心率增快（110次/min），感染指标升高（WBC 18.84×10^9/L，NEU% 79.1% CRP 27.03mg/L，PCT 0.114ng/mL），考虑存在绒毛膜羊膜炎可能，给予停止使用宫缩抑制剂，拆除宫颈环扎线。于拆除宫颈环扎线后18h自然临产，拆线后31h，孕33^{+4}周顺产一男活婴，重1 850g。Apgar评分1min：10/10分，5min：10/10分，10min：10/10分。另排出两纸样儿，胎盘胎膜娩出完整，宫颈8点裂伤3cm给予缝合，产后出血424mL。产后30分钟患者出现寒战，发热，体温38.7℃，心率120次/min，考虑宫内感染所致，给予加强抗感染处理，症状逐渐缓解。发热时双管静脉血培养：未培养出厌氧菌、需氧菌及真菌。胎盘胎膜脐带病理提示：中度胎膜炎，胎膜下绒毛间隙炎，脐带未见明显异常，产后3天出院。新生儿出生后考虑早产儿，低出生体重儿，新生儿呼吸窘迫综合征转新生儿科治疗，给予肺表面活性物质治疗后，呼吸窘迫症状缓解，未出现感染迹象，未使用抗生素，于出生后21天情况稳定出院。随访新生儿至今，情况良好。

二、临床体验和分享

（一）妊娠中期MFPR的时机和方法

一般在妊娠11～24周实施，妊娠成功率接近自然双胎。一般认为孕周越小妊娠结局越好。多胎妊娠早孕期有阴道流血者比无流血者MFPR后妊娠结局差，但比未行MFPR的妊娠结局明显改善。在阴道流血停止后7～10天（孕11～16周）可施行心内注射氯化钾减胎，大量阴道流血患者延迟或不施行MFPR。MFPR前应行超声检查判断绒毛膜性、诊断早期胎儿异常和识别双胎特殊并发症。非单绒毛膜MFPR的手术指征有：

（1）孕11～24周三胎以上要求减少胎儿数目。

（2）产前诊断一胎为遗传病、染色体病或结构异常者。

（3）多胎妊娠一胎儿畸形24周后要求减胎者，减胎可在妊娠30周以后进行，若保留胎儿宫内状况不良，可及时终止妊娠。

（4）减胎前一周内无阴道流血等先兆流产的临床表现，无生殖道炎症。

（5）排除单绒毛膜多胎。

（6）早期妊娠诊断为多胎妊娠需要减胎，但如有夫妇一方染色体异常、先天畸形儿分娩史、孕妇高龄，可保留至妊娠中期，根据产前诊断结果再选择性减胎。

（7）孕妇子宫畸形、宫颈功能不全、高血压病、糖尿病等多胎妊娠可能致妊娠失败者等。

（8）无继续妊娠的禁忌证。

（9）肝功能及凝血功能正常。

（10）夫妻双方知情同意。

病例1中，双胎，病史性确诊宫颈机能不全，早孕反复出现先兆流产，在阴道流血停止后7天心内注射氯化钾减胎，成功。病例2中，三胎，孕20周，超声指征性宫颈机能不全，一胎出生缺陷，选择性减2胎（1胎正常，1胎唇腭裂），成功。

（二）三胎妊娠行减胎术的临床效果及评价

近30年来，多胎妊娠发病率急剧增加，主要是诱导排卵和辅助生殖技术的广泛使用。多胎妊娠增加了围产期发病率和死亡率，且主要由早产引起。据报道32周前的早产率从单胎妊娠的1.6%增至双胎妊娠的11.9%，至三胎妊娠的36.1%[1-2]。

多项研究表明，行减胎术与不行减胎术的三胎妊娠和四胎妊娠对比，妊娠结局得到了改善，包括围产期存活率增加和早产发生率降低[3-4]。

但三胎妊娠行减胎术会带来一定的胎儿丢失率，而将减胎与不减胎的三胎妊娠的产科结局进行对比，经历减胎的三胎妊娠产科结局仍较好[5]。多项研究显示将三胎妊娠减胎至单胎妊娠结局优于减至双胎，特别是在延长孕周、降低早产率与增加新生儿出生体重方面[6-7]。三胎减至单胎的妊娠丢失率为6%，减至双胎的妊娠丢失率为4%，但是前者平均分娩孕周较高且出生体重＜1 500g的发生率较低。因此，三胎妊娠减至单胎可显著降低胎儿早产率和远期发病率[5]。

最近一项回顾性队列研究却提出不同观点，其将多胎妊娠分为接受MFPR的三绒三羊三胎妊娠患者MFPR组（n=42）与继续妊娠的三绒三羊三胎妊娠患者TT组（n=43）及原发性双绒双羊双胎妊娠患者DD组（n=693），比较三组的妊娠结局，发现在平均分娩胎龄、孕24～34周之间的早产率、新生儿的存活率三方面TT组与MFPR组无显著差异，且来自MFPR的双胎妊娠与原发性双胎妊娠（DD组）相比，结局明显更差。该研究还提出，MFPR可能是早产儿脑室周围白质软化的一个危险因素。因此，需要更多的研究来评估MFPR对新生儿的远期发病率和死亡率的影响[8]。

Evans等[9]在一项为期10年的多中心研究中调查了3 513例孕妇，结果显示，流产率与减胎前胎儿数有很强的相关性，减胎前胎儿数为6、5、4、3时的流产率分别为15.4%、11.4%、7.3%、4.5%。导致减胎后流产的可能机制有：①与手术相关的创伤或感染，在这种情况下预计流产会在减胎后的2周内发生。②死胎组织再吸收的后果，可能导致减胎后数周或数月流产。多胎妊娠减胎后母体血清甲胎蛋白浓度的增加，该甲胎蛋白浓度与死胎的胎盘组织的量成比例，并且这种增加在减胎手术后持续数月[10]。这种无菌性炎症反应机制似乎能解释病例1，虽然产后的胎盘胎膜病理提示存在轻度急性炎症，但孕妇及胎膜的相关病原微生物检查却都是阴性的。

（三）双胎妊娠行减胎术的临床效果及评价

双胎妊娠行减胎术是否能改善产科结局仍存在争议。既往双胎减胎至单胎通常仅用于有医学指征的患者，如子宫发育异常、宫颈机能不全或胎儿发育异常等[11]。

一项回顾性队列研究[12]，对比了双绒双羊双胎妊娠减胎组63例和双绒双羊双胎妊娠未减胎组62例患者，结果如下：<孕34周的早产率（1.6% vs 11.7%），<孕37周时的早产率（9.5% vs 56.7%），早期流产率（0% vs 4.8%），孕24周前流产导致妊娠丢失率（11.1% vs 10%），妊娠高血压疾病的发生率（6.3% vs 15%）和宫内生长受限（0 vs 3.3%）。得出结论：与未减胎双胎相比，双胎减胎至单胎与低早产风险及围产期结局相关，当双胎妊娠存在非常高的不良结局风险时，减胎应该作为一个选择被考虑。

另一项回顾性队列研究，500名不干预的双胎妊娠和63名双胎妊娠减胎至单胎患者被纳入研究。减胎组的患者在孕37周之前的早产风险显著降低（10% vs 43%，$P<0.001$），但在孕34周或28周之前的早产风险没有差异。减胎组新生儿出生体重小于第十百分位数的风险明显降低（23% vs 49%，$P<0.001$），但新生儿出生体重小于第五百分位数的风险相当。孕24周后胎儿丢失的风险没有差异。因此认为双胎妊娠减胎至单胎可降低

晚发性早产和新生儿出生体重低于第十百分位数的风险，但不会降低早期早产或出生体重低于第五百分位数等更严重并发症的风险[13]。

但Carreno等[14]报道，双胎妊娠减胎患者孕中期流产率较不减胎的双胎妊娠明显增多。2015年Mheen等[15]的研究发现双胎妊娠减至单胎与原始单胎分娩孕周相比仍有差距，减至单胎导致孕24周前流产率增高，双胎妊娠减胎患者在35周前的早产率比未减胎的双胎妊娠更高，且没有减少围产期死亡率。

病例1中，双胎妊娠，确诊为病史性宫颈机能不全，早孕反复阴道出血，在阴道流血停止后7天减胎，成功获单活婴。

（四）MEPR联合CC治疗多胎妊娠合并宫颈机能不全的临床疗效评价

经阴道超声测量宫颈长度（cervical length，CL）被推荐为诊断宫颈机能不全及早产高风险人群预测早产最重要的检查方法。而CC治疗宫颈机能不全则是目前较公认的有效方法。联合MFPR和CC治疗多胎妊娠合并宫颈机能不全的临床疗效，尚未检索到。多胎妊娠行减胎术及环扎术的时机需要个体化，病例1为病史性宫颈机能不全行CC，病例2为超声指征宫颈机能不全，均减胎至单胎，并分别在孕14周减胎后10天及孕21周减胎后5天进行CC，手术顺利，术后每2～4周经阴道超声测量CL预测早产（图3-3），提示孕22～24周开始宫颈仍呈进行性缩短，至孕33周时病例1 CL为8mm，病例2CL为14mm，并均以此预防性应用地塞米松促胎肺成熟治疗。病例1在孕34^{+5}周因羊膜囊凸出宫颈外口，宫口开1.5cm，出现早产征兆给予拆除宫颈环扎线，孕36^{+1}周出现胎膜早破后阴道分娩，获得健康新生儿。病例2孕33^{+2}周出现宫内感染迹象，给予拆除宫颈环扎线，孕33^{+4}周顺产一早产儿，产妇产后经过抗生素治疗，3天后出院，早产儿出生后未出现感染迹象，在新生儿科监护治疗21天出院，目前随访健康。

从例病2环扎前后超声图（图3-6、图3-7）及妊娠结局来看，减胎术后行宫颈环扎术可修复宫颈的机能，而定期随访CL对合理防治早产、指导临床用药及适时拆除宫颈环扎线至关重要。

且2例患者产后胎盘胎膜病理均有提示绒毛膜羊膜炎，提示定期监测感染指标并及时给予治疗是非常有必要的，感染是诱发早产的重要因素，感染还会引发严重的产妇及胎儿并发症。

总之，通过这2例病例的处置，我们认为MFPR联合CC治疗多胎妊娠合并宫颈机能不全的临床疗效是肯定的。MFPR是多胎妊娠改善妊娠结局的补救措施，当多胎妊娠合并宫颈机能不全时采用MFPR联合CC进行治疗是一个可供临床借鉴的选择方案。

参考文献

[1] SUNDERAM S, KISSIN D M, Crawford S B, et al. Assisted reproductive technology surveillance-United States, 2013[J]. MMWR Surveill Summ, 2015, 64(11): 1-25.

[2] MARTIN J A, HAMILTON B E, SUTTON P D, et al. Births: final data for 2002[J]. Natl Vital Stat Rep, 2003, 52(10): 1–113.

[3] SKIADAS C C, MISSMER S A, BENSON C B, et al. Spontaneous reduction before 12 weeks' gestation and selective reduction similarly extend time to delivery in vitro fertilization of trichorionic–triamniotic triplets[J]. Fertil Steril, 2011, 95(2): 596-599.

[4] MHEEN L V, EVERWIJN S M, KNAPEN M F, et al. The effectiveness of multifetal pregnancy reduction in trichorionic triplet gestation[J]. Am J Obstet Gynecol, 2014, 211(5): 536.e1–6 .

[5] BAILIT J L. Hyperemesis gravidarium: epidemiologic findings from a large cohort[J]. Am J Obstet Gynecol, 2005, 193(3Pt1): 811–814.

[6] 鞠辉，李红燕，王谢桐. 多胎妊娠孕中期选择性减胎术后不良妊娠结局危险因素分析[J]. 中国实用妇科与产科杂志，2016，32(8): 779–783.

[7] 李善玲，王谢桐，李红燕，等. 三胎妊娠孕妇实施减胎术后双胎或单胎的妊娠结局及流产发生风险的分析［J］. 中华妇产科杂志，2015，50（4）：268–273.

[8] HERLIHY N, NAQVI M, ROMERO J, et al. Multifetal Pregnancy Reduction of Trichorionic Triplet Gestations: What is the Benefit［J］. Am J Perinatol, 2017, 34（14）: 1417–1423.

[9] EVANS M I, BERKOWITZ R L, WAPNER R J, et al. Improvement in outcomes of multifetal pregnancy reduction with increased experience［J］. Am J Obstet Gynecol, 2001, 184（2）: 97–103.

[10] ABBAS A, JOHNSON M, BERSINGER N, et al. Maternal alpha-fetoprotein levels in multiple pregnancies［J］. Br J Obstet Gynaecol, 1994, 101（2）: 156-158.

[11] EVANS M I, KAUFMAN M I, URBAN A J, et al. Fetal reduction from twins to a singleton: a reasonable consideration［J］. Obstet Gynecol, 2004, 104 （1）: 102-109.

[12] HAAS J, MOHR SASSON A, BARZILAY E, et al. Perinatal outcome after fetal reduction from twin to singleton: to reduce or not to reduce?［J］. Fertil Steril, 2015, 103（2）: 428–432.

[13] GUPTA S, FOX N S, FEINBERG J, et al. Outcomes in twin pregnancies reduced to singleton pregnancies compared with ongoing twin pregnancies［J］. Am J Obstet Gynecol, 2015, 213（4）: 580.

[14] CARRENO C A, YARON Y, FELDMAN B, et al. First-trimester embryo size discordance: a predictor of premature birth following multifetal pregnancy reduction［J］. Fertil Steril, 2001, 75（2）: 391–393.

[15] MHEEN L V, EVERWIJN S, KNAPEN M, et al. Pregnancy outcome after fetal reduction in women with a dichorionic twin pregnancy［J］. HumReprod, 2015, 30（8）: 1807–1812.

第二节　W6977缝线紧急宫颈环扎术治疗双胎妊娠宫颈机能不全

一、病例报告

患者，女，34岁，孕3产0。因“体外受精-胚胎移植（Invitro Fertilization and Embryo Transfer，IVF-ET）术后妊娠22^{+1}周，常规超声检查发现宫口扩张半天”于2019年5月10日入住广医三院产科。

2018年12月25日患者因“继发性不孕”行IVF-ET术，移植第五天冻胚2枚。推算预产期2019年9月13日。早孕期超声检查示宫内双绒毛膜双羊膜囊双胎妊娠，无创产前检测提示低风险，胎儿颈部透明层检查未见异常。5月10日（孕22^{+1}周）我院双胎门诊常规行胎儿超声排畸检查，及经阴道超声宫颈长度测量提示（图3-9）：双绒双羊，宫颈内外口开放，宫颈呈U形，子宫下段长80mm，宫颈内口宽29mm。遂拟“宫颈机能不全”急诊入院。

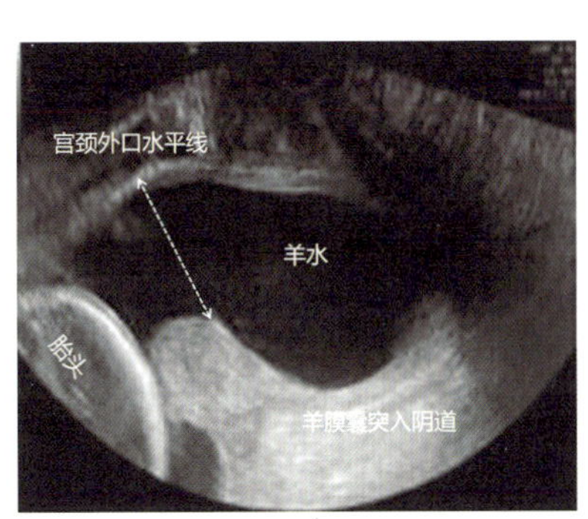

图3-9　孕22^{+1}周超声

月经婚育史：2014年和2015年分别因“异位妊娠”外院予保守治疗。2015年12月因“继发不孕”在我院行宫腹腔镜检查术，术中行“盆腔粘连松解术+右侧输卵管修整造口术+双侧输卵管逆行通液术”。

专科检查：宫高23cm，腹围90cm，宫底可扪及不规则宫缩，胎儿A胎心率145次/min，胎儿B胎心率138次/min。阴窥：宫口开大4cm，羊膜囊凸出于宫口，羊膜囊完整其内羊水清。辅助检查：血常规白细胞计数13.93×10^{9}/L，中性粒细胞百分数80.2%，快速CRP 2.69mg/L；降钙素原：0.072ng/mL。阴道分泌物培养（-）；白带常规：白细胞（++），清洁度Ⅱ度。

入院诊断：①晚期难免流产。②宫颈机能不全。③双绒毛膜双羊膜囊双胎妊娠。④孕3产0孕22^{+1}周双活胎。⑤体外受精胚胎移植术后。

入院后予拉氧头孢预防感染、利托君静脉滴注抑制子宫收缩治疗3天，患者无明显宫缩，无阴道流血流液，胎心正常。考虑妊娠合并宫颈机能不全、宫口开大4cm伴羊膜囊凸出，有紧急宫颈环扎指征，于5月13日（孕22^{+4}周）在腰硬联合麻醉下行紧急宫颈环扎术。术中继续使用利托君静脉滴注抑制子宫收缩，头低臀高位，窥器暴露宫颈（图3-10）：见宫颈长约0.5cm，宫口扩张，可见羊膜囊膨出，直径约3cm。无损伤皮钳钳夹宫颈12点、6点、3点和9点，合拢，前后穹隆同时加压上推并回纳羊膜囊，然后用强生W6977编织线（图3-11），在阴道穹隆顶及其外侧3mm处分别在11—10点、8—7点、5—4点、2—1点行荷包式缝扎，顺利，历时10min，出血1mL。术毕（图3-12）查宫颈长约1cm，宫颈口仅容1指尖。

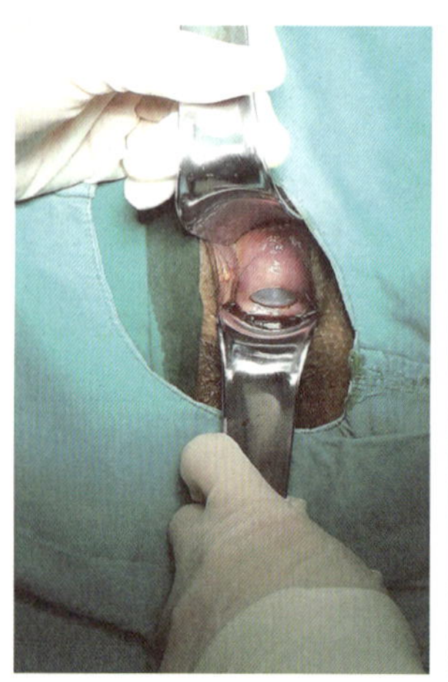

图3-10　5-13行紧急宫颈环扎术

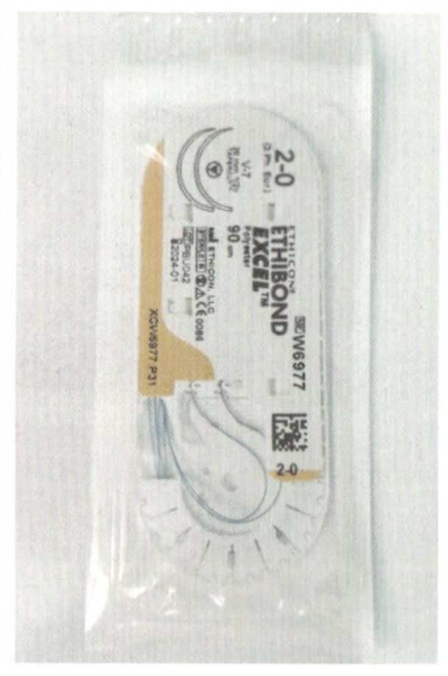

图3-11　强生W6977编织线

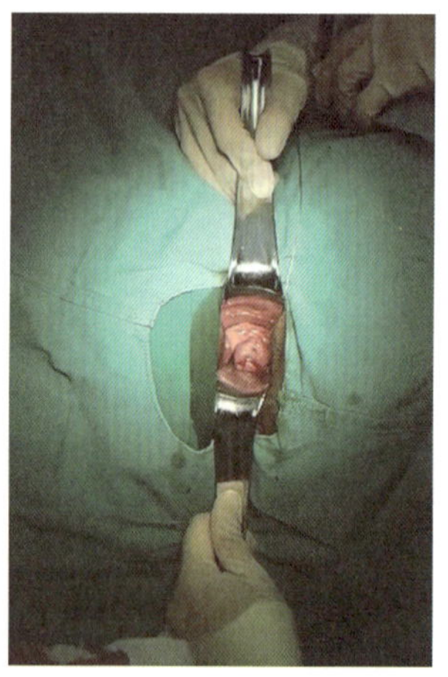

图3-12　术毕查宫颈

5月15日（术后第二天，孕22^{+6}周）复查B超（图3-13）提示：宫颈环扎术后。剩余宫颈管长为12mm，宫颈内部未见异常回声，内口张开，呈U

形，宽度约9mm，深度约18mm。宫颈管呈开口向上弧形，中下段内见强回声，强回声距离宫颈内口约18mm，距离外口约12mm。

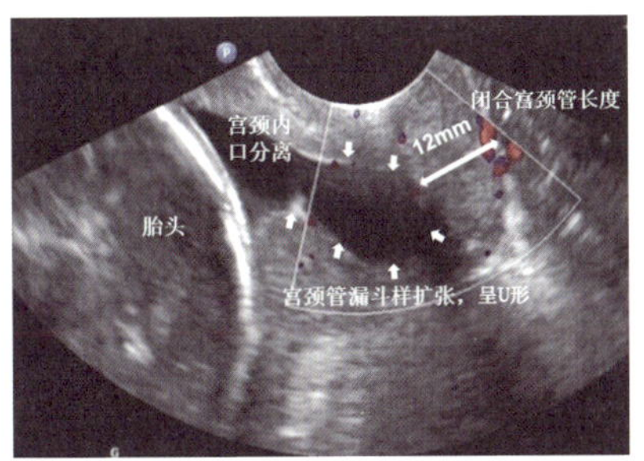

图3-13　5-15（孕22^{+6}周）术后复查超声

术后停留尿管12h拔除，予拉氧头孢预防感染、利托君静脉滴注抑制子宫收缩治疗3天，改口服利托君（10mg，每6h 1次）、孕酮凝胶90mg塞肛治疗。术后6天出院，定期监测的各项感染，指标见表3-1。出院后继续予口服利托君（10mg，每6h 1次）、孕酮凝胶90mg塞肛治疗。

表3-1　孕期感染指标监测表

时间	白细胞（10^9/L）	中性粒细胞百分比（%）	CRP（mg/L）	降钙素原（ng/mL）	白带常规+BV	阴道分泌物培养
5月14日	11.12	79.3	8.69	0.14	未查	未查
5月16日	8.61	79.2	3.26	未查	未查	未查
5月27日	12.91	73.8	2.49	0.074	（-）	（-）
6月5日	未查	未查	未查	未查	（-）	（-）
6月6日	13.69	76.9	4.35	未查	未查	未查
6月12日	11.96	74.9	4.25	未查	未查	未查
6月14日	未查	未查	未查	未查	（-）	（-）
6月19日	13.01	75.8	5.28	未查	未查	未查
6月24日	10.36	67.4	6.51	0.129	（-）	（-）
6月28日	11.75	68.1	4.76	0.163	（-）	（-）

5月24日（孕24^{+1}周）复查B超提示：宫颈管呈柱状扩张，最大宽度28mm，长度42mm。阴窥示（图3-14）：宫颈居后，宫颈质中，宫颈长约

2cm，可见宫颈环扎线，宫口未开。于5月27日拟促胎肺成熟治疗再次入院，给予肌内注射地塞米松（5mg，每12h 1次）促胎肺成熟，硝苯地平缓释片（10mg，每8h 1次）口服、孕酮凝胶90mg塞肛抑制子宫收缩治疗3天后出院。5月29日（孕24^{+6}周）复查B超（图3-15）提示：宫颈环扎术后，剩余宫颈管长为12mm，宫颈内部未见异常回声，内口张开，呈U形，宽度约14mm，深度约23mm。6月6日（孕25^{+6}周），静脉血栓栓塞症（venous thromboembolism，VTE）评分3分（双胎妊娠1分，体外受精-胚胎移植术1分，卧床不运动1分），开始使用低分子肝素钠预防性抗凝治疗。6月7日（孕26周）行75g口服葡萄糖耐量实验（OGTT）（血糖分别为3.77mmol/L、10.36mmol/L、6.24mmol/L），诊断妊娠糖尿病（A1），指导糖尿病饮食和卧床运动，并监测血糖情况。6月10日（孕26^{+4}周）阴窥：宫颈口未开，宫颈长约0.5cm，宫颈前唇环扎线清晰，宫颈后唇较前缩短，宫颈左下角环扎处有撕裂，未见出血。6月12日复查B超提示：剩余宫颈管长约5mm，内口扩张呈U形，宽度约35mm，深度约13mm。宫颈管呈开口向上弧形，下段内见强回声，强回声距离宫颈内口约0，距离外口约5mm（图3-16）。继续予利托君片口服、孕酮凝胶塞肛、硝苯地平片口服抑制子宫收缩等治疗。

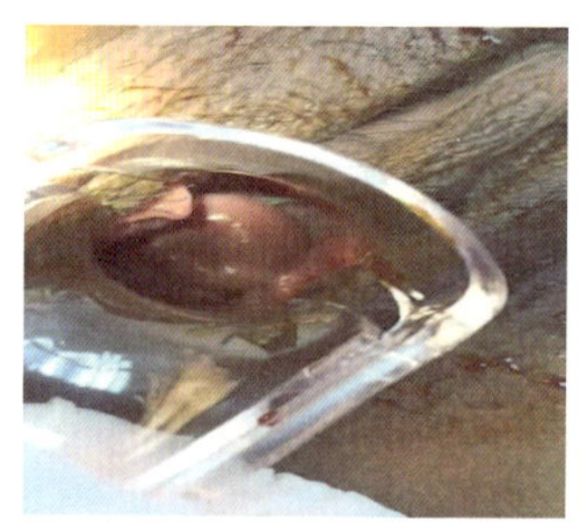

图3-14　孕24^{+1}周阴窥

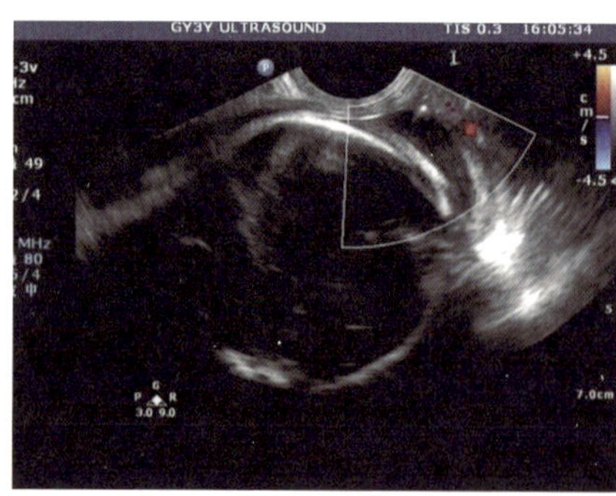

图3-15　孕24^{+6}周

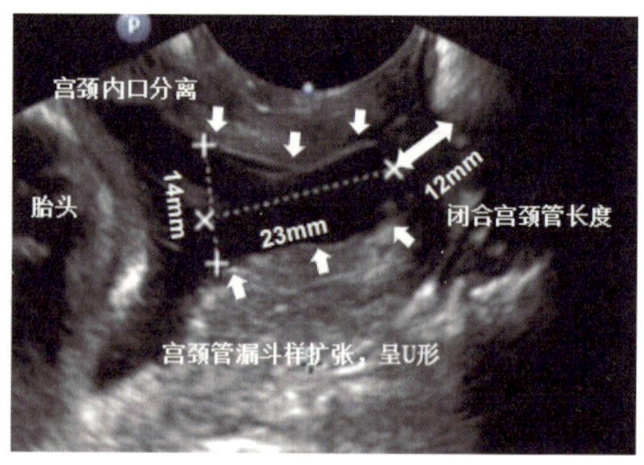

图3-16　复查超声

6月20日（孕28周）阴窥羊水囊凸出，宫颈前唇环扎线清晰，宫颈后唇环扎线滑脱至宫颈口，宫颈口开1cm（图3–17），考虑宫口开大、环扎线滑脱，予拆除环扎线（图3–18），利托君静脉滴注抑制宫缩治疗。6月24日考虑患者近1周内早产风险较大，予地塞米松第二疗程促胎肺成熟，硫酸镁保护胎儿脑神经治疗。6月25日（孕28^{+5}周）阴窥（图3–19）：宫口开3cm，羊膜囊膨出，未破膜。复查降钙素原偏高，予头孢呋辛静脉滴注抗感染治疗。6月30日（孕29^{+3}周）患者胎膜自破，有不规则下腹痛，急诊剖宫产娩出两活女婴，体重1 320g/1 210g，Apgar 评分1min：10/10分，5min：10/10分，10min：10/10分，术中失血350mL。术后恢复好，术后3天出院。新生儿在NICU住院40天出院。产后42天复查，宫颈未见明显异常。

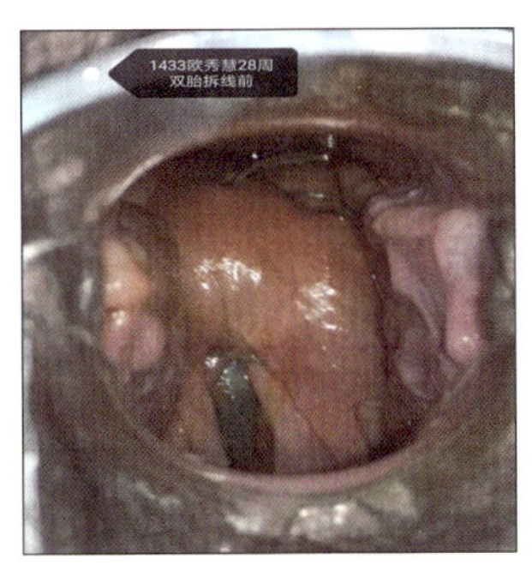

图3–17　孕28周阴窥

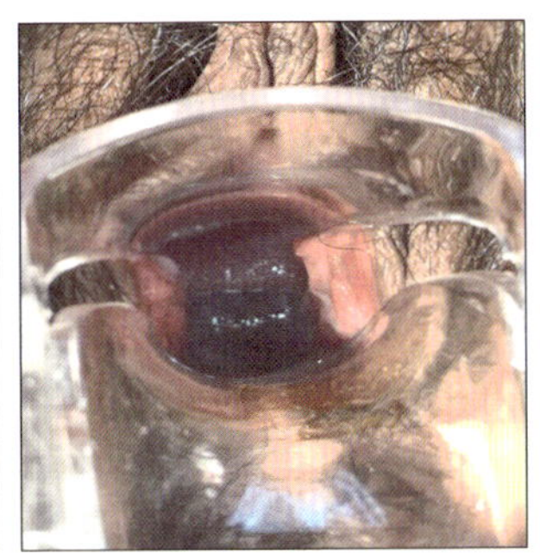
图3–18　拆除环扎线

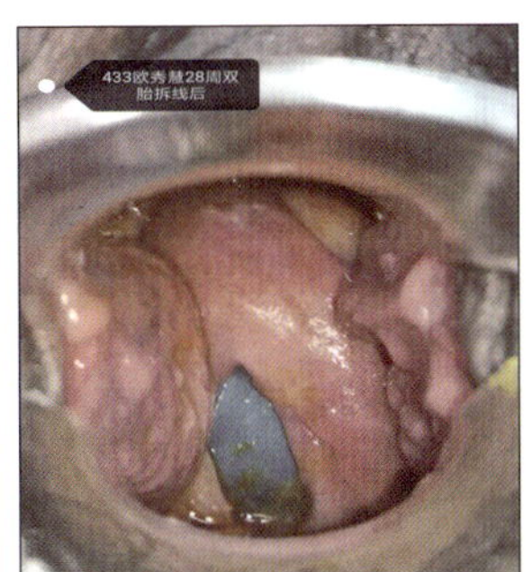

图3–19　孕28^{+5}周阴窥

二、临床体验和分享

早产是围产儿死亡的主因。双胎妊娠早产发生率高达50%，围产儿死亡率较单胎高5倍，宫颈机能不全也是其原因之一。孕中期出现宫颈机能不全时，主要的治疗方式是宫颈环扎术，旨在纠正薄弱或缺陷的宫颈结构，阻止宫颈管进一步缩短或宫口扩张，从而延长妊娠孕周。但对于双胎或多胎妊娠的宫颈机能不全，宫颈环扎术的应用国内外仍有争议。

（一）双胎宫颈机能不全的病因和诊断方法评价

尚无统一标准。目前应用的临床诊断方法众多，包括子宫输卵管造影测

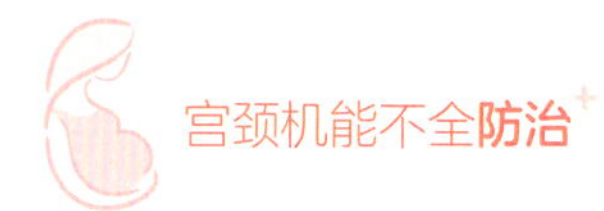

定宫颈管宽度、9号宫颈扩张棒无阻力通过宫颈管、经宫颈峡部牵拉球囊或Foley导尿管的施力评估等。经阴道超声是诊断与早产风险相关的宫颈缩短、评估宫颈机能的有效手段。但以上均不能作为客观诊断该病的金标准。目前主要综合病史、典型临床表现及超声检查结果，做出临床诊断，临床表现为中期妊娠无痛性宫口扩张或宫颈缩短，胎囊凸出，排除感染、胎盘早剥、未足月胎膜早破等其他因素导致的晚期流产或早产。宫颈机能不全主要病因在于宫颈组织内胶原纤维含量下降，宫颈维持宫内妊娠物的能力降低。病因包括先天性的宫颈发育不良，后天性的分娩、引产、感染等。本例患者虽无中孕流产、晚孕早产等病史，但异位妊娠2次，不排除存在先天性的宫颈发育不良可能，其临床的典型表现，可确诊宫颈机能不全。

（二）双胎宫颈机能不全行宫颈环扎术临床效果评价

宫颈机能不全的治疗方案有多种，较为常见的有观察期待治疗、孕酮的使用、子宫托及宫颈环扎手术治疗。研究显示，诊断明确的宫颈机能不全患者，施行宫颈环扎术后的平均孕周高于保守治疗，且新生儿并发症少于保守治疗。但我国的《早产诊断与治疗指南》《双胎妊娠临床处理指南》中均指出，没有证据显示宫颈环扎术可以预防双胎妊娠早产；但双胎妊娠有晚期流产史者仍然是环扎术的指征[1-3]。2019年加拿大妇产科协会《宫颈机能不全与宫颈环扎术临床实践指南》中提及双胎妊娠早产的预防中，子宫托并未显出明显优势；即使合并宫颈短的患者也未能由此获益。预防性宫颈环扎术对于宫颈长度＜25mm的双胎妊娠患者并无显著益处，反而有可能增加早产风险，这一更新的研究数据同既往结论一致。但对于宫颈长度＜15mm者，环扎手术可能是有利的，仍须进一步研究证实。当宫颈管扩张＞1cm时，无论多胎妊娠还是单胎妊娠，行紧急宫颈环扎术对患者均有潜在获益价值[4]。而紧急宫颈环扎术是指中孕期宫颈口已扩张，羊膜囊凸出宫颈管内或脱出宫颈外口时，为了阻断产程进展，增强其宫颈管的张力，争取促胎肺成熟时间、延长孕周而采取的紧急手术。目前国内外紧急环扎的指征仍不十分明确，临床上将进行性宫颈扩张、不伴有临产征兆及胎盘早剥的患者作为紧急性环扎的候选者。亦有学者认为，针对宫颈口已开大的双胎妊娠患者，行环扎术并予子宫托治疗，能有效管理宫颈机能不全患者并预防早产。

Roman等[5]研究发现，在孕16～24周超声测量宫颈长度≤2.5cm的双胎妊娠，比较超声指征行宫颈环扎与未行宫颈环扎术的妊娠结局，结果显示妊娠孕周和围产儿结局没有显著性差异。但宫颈长度≤1.5cm的双胎妊娠中，环扎组比对照组明显延长孕周4周，且降低了＜孕34周的早产和新生儿入住NICU的比例。Roman等[6]的另一项研究结论也提示，24周前体检发现宫颈扩张＞1cm的双胎妊娠中，行宫颈环扎术可明显延长孕周6.7周，且改善妊娠结局。Bernabeu等[7]研究表明，对双胎妊娠或单胎妊娠合并宫颈机能不全，行紧急宫颈环扎均有利于围产儿的预后。Barbosa等[8]研究双胎妊娠中行紧急宫颈环扎术和超声指征行宫颈环扎术共65例，其中18例行紧急宫颈环扎术，结果表明双胎行紧急宫颈环扎术可以平均延长孕周48天。Rebarber等[9]研究发现，在妊娠14～23周进行紧急宫颈环扎术，双胎妊娠的结局与单胎妊娠的结局无差异。Ventolini等[10]进行回顾性队列研究发现，紧急宫颈环扎术在22周前施行者，孕妇的妊娠成功率较高。

而Ciavattin等[11]研究显示妊娠结局与宫颈扩张程度呈负相关，在排除感染、宫颈扩张＜5cm的情况下，提出紧急宫颈环扎术宜在孕14～24周进行。虽然早期有文献报道，宫颈扩张＞5cm以上也有施行紧急宫颈环扎术的成功案例[12]，但近年研究发现，宫颈扩张小于4cm及孕周在24周前的患者行紧急宫颈环扎术效果佳[13]。

本病例孕22^{+1}周，宫颈扩张4cm，排除感染，行紧急环扎，延长孕周50天，分娩2活婴，妊娠结局良好，与国外研究资料相符。

（三）双胎紧急宫颈环扎围手术期处置

紧急宫颈环扎术前，常规行阴道分泌物检查、血常规及C-反应蛋白（CRP）检查并排除宫内感染。术前应常规应用抗生素预防感染、宫缩抑制剂降低子宫敏感性，加强患者心理辅导，减轻精神紧张诱发的宫缩。采用腰硬联合麻醉、头低臀高位，消毒阴道及上推和还纳羊膜囊时应小心，避免医源性胎膜早破。环扎线的选择根据医生的经验和宫颈的厚度而定，国内主要使用双10号丝线或慕斯林环扎带，单重缝扎或双重缝扎各自的益处国内外均有学者提及。这些缝线的缺点主要为：①大量线体留在阴道内，增加宫颈感染的概率，从而可能导致患者提早宫缩和流产。②拆线后针孔较大，会有一定渗血，对宫颈损伤较大。而我们选择由聚酯材料制成的、非吸收性、带针绿色强生W6977无菌外科编织线，其为2–0缝线，缝针更小更细，缝针的尖锐度、强度和抗弯性都更好，降低了双股缝线穿过组织造成的组织损伤，使环扎手术更易完成且可使术中菲薄的宫颈组织创伤和出血最小化。术后随孕周增大，宫颈组织的张力也增大（双胎更显著），W6977编织线因纤细承托力不足，有切割宫颈组织造成局部宫颈撕脱损伤的风险。本例双胎孕22^{+4}周用强生W6977编织线双重紧急环扎，手术历时10min，出血1mL。术后28天发现宫颈后唇较前缩短，宫颈左下角环扎处有撕裂，共延长孕周50天，产后42天复查，宫颈未见明显异常。国内外尚未见该缝线用于紧急宫颈环扎术的报道。

预防早产的宫缩抑制剂主要有钙离子通道阻滞剂、β受体激动剂、缩宫素受体拮抗剂（阿托西班）等。与单胎妊娠类似，双胎妊娠中宫缩抑制剂的应用可以尽量延长孕周，争取促胎肺成熟及宫内转运的时机[2]。有研究指出宫缩抑制剂可减少在7天内分娩的风险，但并不能改善围产儿结局[14]。对于双胎妊娠孕妇，应用宫缩抑制剂可能增加母亲肺水肿等并发症的发生，须权衡利弊。而对于双胎妊娠紧急环扎术后宫缩抑制剂的选择仍需大样本量来进一步研究。孕激素可以预防早产[15–16]，但对于孕激素种类的选择目前无特别推荐。Ragab等[17]研究发现，紧急宫颈环扎术联合孕激素治疗可以明显延长孕周，改善妊娠结局，降低剖宫产率。对于双胎紧急宫颈环扎手术，操作较困难，对子宫刺激较大，且宫颈局部炎症反应明显，术后稍有宫缩即可导致宫口再次扩张，甚至宫颈裂伤，因此术后要长期使用宫缩抑制剂，需注意药物副作用监测。本病例紧急环扎术后一直予孕激素预防早产，钙离子通道阻滞剂和β受体激动剂每2周交替使用，避免了药物对母体的副作用。

另外，感染因素与延长孕周长短直接相关。紧急环扎者存在亚临床感染可能性大，文献报道，缝合线暴露于阴道，存在感染风险，术后应密切监测患者的宫缩、宫颈外观等情况。需监测体温，定期复查血常规、C-反应蛋白、降钙素原及白带常规，必要时使用抗生素防治感染。单胎、双胎妊娠经阴道预防性环扎术后，建议在36～37周/34～36周拆除缝线。双胎妊娠紧急宫颈环扎拆线时机未有明确指南，若出现胎膜早破、有感染征象、临产等，应及时拆线防止宫颈损伤。本病例患者术后规范抗感染治疗5天，术后首次白带常规无异常，1～2周定期复查白带常规，结果显示白细胞（+++），给予阴道定期碘伏抹洗，并给予头孢呋辛静脉滴注抗感染治疗。并在宫口再次开大3cm后及时拆线，母儿均未出现感染迹象，是母儿良好预后的关键。

需要特别提醒的是，双胎合并宫颈机能不全，是VTE高危人群，孕期应多次行VTE评分，预防下肢静脉血栓形成。该病例VTE评分3分（双胎1分、IVF1分、不运动1分），予低分子肝素皮下注射规范预防，母体围产期未发生VTE。

（四）TVU在双胎紧急环扎术后随访中的作用评价

宫颈环扎术后监测宫颈长度缩短时，对于二次环扎的必要性及有效性仍存争议，因此，2019年加拿大妇产科医师学会《宫颈机能不全与宫颈环扎术临床实践指南》不推荐环扎术后常规进行超声监测宫颈长度[4]。但国内也有专家认为，因宫颈环扎术后少数患者短时间内常再次出现宫颈缩短、宫口扩张甚至羊膜囊凸入宫颈管内，在排除环扎手术及继续妊娠禁忌证后，再次行宫颈环扎称为“援救性宫颈环扎”，是一项有效的补救措施。广医三院宫颈机能不全创新工作室5年的经验也发现，对单胎宫颈环扎术后监测宫颈长度缩短时，28周前行补救性二次环扎，是必要的，治疗效果也是令人鼓舞的，而且对于拆线时机的评估和判断，以及是不是需要提前促胎肺成熟治疗，均有帮助。但双胎的研究才刚开始，本病例就是根据超声监测的宫颈变化，提示其入院时机、促胎肺成熟时机及拆线时机，但未行补救性二次环扎，母体未出现并发症。

目前国际上对于双胎妊娠孕妇是否应行环扎尚未达成共识。2019年加拿大妇产科医师学会指出，预防性宫颈环扎术对于宫颈长度<25mm的双胎妊娠患者并无显著益处，反而有可能增加早产风险；对于宫颈长度<15mm者，环扎手术可能是有利的；对于宫颈管扩张>1cm者，无论多胎妊娠还是单胎妊娠，行紧急宫颈环扎术对患者均有潜在获益价值。本病例临床过程虽然也提示行紧急宫颈环扎对临床诊断的双胎妊娠宫颈机能不全的母婴结局有益，但需大量数据去评价双胎妊娠宫颈机能不全实施宫颈环扎术的利弊、术后是否需定期复查宫颈长度超声检查、术后拆线时机等，而孕酮、宫缩抑制剂的合理使用、感染和VTE的预防也是双胎妊娠宫颈机能不全重要的辅助治疗，且W6977编织线在紧急环扎术的推广应用价值也值得进一步探索。

参考文献

[1] 中华医学会妇产科学分会产科学组. 早产临床诊断与治疗指南（2014）[J]. 中华妇产科杂志, 2014, 49（7）: 481-485.

[2] 中华医学会围产医学分会胎儿医学学组, 中华医学会妇产科学分会产科学组. 双胎妊娠临床处理指南（第一部分）双胎妊娠的孕期监护及处理[J]. 中华妇产科杂志, 2015, 50（8）: 561-567.

[3] 张梦莹, 时春艳. 宫颈机能不全的诊治进展[J]. 中华围产医学杂志, 2016, 19（7）: 548-551.

[4] BROWN R, GAGNON R, DELISLE M F, et al. No. 373-Cervical Insufficiency and Cervical Cerclage[J]. J Obstet Gynaecol Can, 2019, 41

(2): 233-247.

[5] ROMAN A, ROCHELSON B, FOX N S, et al. Efficacy of ultrasound indicated cerclage in twin pregnancies [J]. Am J Obstet Gynecol, 2015, 212 (6): 788.

[6] ROMAN A, ROCHELSON B, MARTINELLI P, et al. Cerclage in twin pregnancy with dilated cervix between 16 to 24 weeks of gestation: retrospective cohort study [J]. Am J ObstetGynecol, 2016, 215 (7): 98.

[7] BERNABEU A, GOYA M, MARTRA M, et al. Physical examination-indicated cerclage in singleton and twin pregnancies: maternal-fetal outcomes [J]. J Matern Fetal Neonatal Med, 2016, 29 (13): 2109-2113.

[8] BARBOSA M, BEK H R, HVIDMAN L. Twin pregnancies treated with emergency or ultrasound-indicated cerclage to prevent preterm births [J]. The journal of maternal-fetal & neonatal medicine, 2019, 23 (7): 43-48.

[9] REBARBER A, BENDER S, SILVERSTEIN M, et al. Outcomes of emergency or physical examination-indicated cerclage in twin pregnancies compared to singleton pregnancies [J]. Eur J Obstet Gynecol Reprod Biol, 2014, 173: 43-47.

[10] VENTOLINI G, GENRICH T J, ROTH J, et al. Pregnancy outcome after placement of 'rescue' Shirodkar cerclage [J]. J Perinatol, 2009, 29 (4): 276-279.

[11] CIAVATTINI A, DELLI CARPINI G, BOSCARATO V, et al. Effectiveness of emergency cerclage in cervical insufficiency [J]. The Journal of Maternal-Fetal & Neonatal Medicine, 2016, 29 (13): 2088-2089.

[12] OLATUNBOSUN O A, AL-NUAIM L, TURNELL R W. Emergency cerclage compared with bed rest for advanced cervical dilatation in pregnancy [J]. Int Surg, 1995, 80 (2): 170-174.

[13] BROWN R, GAGNON R, DELISLE M F, et al. Cervical insufficiency and cervical cerclage [J]. J Obstet Gynaecol Can, 2013, 35 (12): 1115-1127.

[14] GYETVAI K, HANNAH M E, HODNETT E D, et al. Tocolytics for preterm labor: A systematic review [J]. Obstet Gynecol, 1999, 94 (5 pt 2): 869-877.

[15] ACOG Committee on Obstetric Practice (2011) ACOG Committee Opinion No. 475: antenatal corticosteroid therapy for fetal maturation [J]. Obstet Gynecol, 2011, 117: 422.

[16] DODD J, JONES L, FLENADY V, et al. Prenatal administration of progesterone for preventing preterm birth in women considered to be at risk of preterm birth [J]. Cochrane Database Syst Rev, 2013, 45 (8): 123-220.

[17] RAGAB A, MESBAH Y. To do or not to do emergency cervical cerclage (a rescue stitch) at 24-28 weeks gestation in addition to progesterone for patients coming early in labor? A prospective randomized trial for efficacy and safety [J]. Archives of gynecology and obstetrics, 2015, 292 (6): 73-78.

第三节　单角子宫妊娠合并宫颈机能不全

一、病例报告

患者，女，37岁，孕5产0。末次月经2017年11月12日，预产期2018年8月19日，孕期规律产检，孕13⁺周NT1.1mm，唐氏综合征筛查低风险。因“既往自然流产3次，宫颈环扎并成功分娩1次，停经12⁺周，要求再次行宫颈环扎术”于2018年2月8日入院。

2009年孕10⁺周因“胚胎停育”于外院行清宫1次。

2010年孕26⁺周自然流产，产后因胎盘粘连行徒手剥离胎盘；2010年因“宫腔粘连”于外院行宫腔镜下宫腔粘连电切术。2011年10月因“宫腔粘连”于我院门诊再次行粘连分离+上环术，术中未见左侧输卵管开口，术后人工周期治疗3个月，2011年12月取环，并行B超检查，提示未排除单角子宫。

2012年孕22⁺周难免流产入住本院，排胎后因“胎膜残留、胎盘粘连”清宫1次。2012年8月复查彩超提示：宫左旁等回声团，残角子宫？后本院多次彩超均提示：右侧单角子宫合并左侧残角子宫。2013年因“右侧单角子宫、左侧残角子宫、宫颈机能不全、复发性流产史”在我院行腹腔镜下盆腔粘连松解+左侧残角子宫离断+子宫整形修复+宫腔镜检查+内膜活检术，宫腔镜检查，术中提示：宫颈阴道部分长约2.0cm，宫口松，可通过8号扩宫条，宫腔呈桶状，体积缩小，宫腔左侧未见明显角部，左侧壁中段处可见一个开口，右侧可见宫角，右侧输卵管开口未见。子宫内膜活检示：增殖期子宫内膜。腹腔镜下检查提示：子宫偏向右侧，右侧角部膨大，右侧输卵管与同侧卵巢相连、盆壁少量膜性粘连，右侧输卵管外观未见明显异常，柔软，伞端可见，右侧卵巢外观大小未见明显异常；左侧宫角未见，左侧有一大小约2cm×1.5cm肌肉样肿块通过宽约1cm条索状组织与子宫相连，肌肉样肿块与左侧卵巢相连，左侧输卵管缺如，左侧卵巢细长，考虑残角子宫与卵巢相连，行切除术后可能影响卵巢血供，行离断后缝扎，封堵其妊娠可能，最大限度保留卵巢功能。术中行左侧残角子宫与单角子宫联合处电凝切开，行输卵管逆行通液，右侧输卵管通畅，术程顺利。

2014年5月自然受孕，孕13^{+}周因病史性“宫颈机能不全”在我院经阴道用慕斯林环扎带于5—1点，7—11点行U形预防性宫颈环扎术，顺利，术后2天出院，孕期定期产检。孕22周至孕34周均予孕酮凝胶抑制宫缩，孕31^{+3}周予地塞米松促胎肺成熟和硫酸镁脑保护治疗。孕35^{+5}周因“疤痕子宫、先兆早产”于外院行“子宫下段剖宫产术”，分娩1活女婴，体重2 600g。Apgar评分1min：9/10分，5min：10/10分，10min：10/10分。因“宫缩乏力，胎盘粘连”出血多，行“双侧子宫动脉上行支结扎术+宫腔放置Bakri球囊填塞术+阴道塞纱术”，术程顺利，出血500mL，术后1天拔除球囊和阴道塞纱。恢复良好。

阴窥：宫颈长约1.5cm，宫颈柱状上皮外移，宫口松。辅助检查：白细胞计数8.73×10^{9}/L，中性粒细胞百分数78.2%，快速CRP 2.69mg/L。白带常规：白细胞（++），清洁度Ⅱ度。

入院诊断：①宫颈机能不全。②妊娠合并右侧单角子宫左侧残角子宫。③不良孕产史。④瘢痕子宫。⑤孕5产1孕12^{+}周单活胎。⑥慢性乙型病毒性肝炎。

入院次日在腰硬联合麻醉下用慕斯林环扎带经阴道避开前次手术的针眼，U形预防性宫颈环扎，手术顺利，术后2天出院。孕期外院定期产检，阴道超声随访宫颈长度情况见表3-2。孕28周至孕34周均予孕酮凝胶抑制宫缩，孕32周予地塞米松促胎肺成熟和硫酸镁脑保护治疗，于2018年7月26日因“臀位、先兆早产”于孕36^{+4}周行剖宫产术。Apgar评分1min：10/10分，

5min：10/10分，10min：10/10分。体重2 800g，术中发现胎盘粘连，剥除顺利，术中出血400mL。术后5天出院，产后4个月月经复潮。

表3-2　阴道超声随访宫颈长度情况

孕周／周	宫颈剩余长度／mm	宫颈形态	宫颈内口宽度／mm	宫颈内口深度／mm
29^{+3}	26	T	2	1
31^{+3}	27	V	5	10
33	23.8	V	6	15
34	22	V	9	19

二、临床体验和分享

（一）单角子宫及其合并宫颈机能不全的诊断

据文献报道，单角子宫发生率为0.03%～0.1%，占所有米勒管发育异常的5%～20%[1]。根据美国生殖学会（American fertility society，AFS）1988年对单角子宫的分类[2]，单角子宫可分为 4 种类型：①不伴有残角子宫。②单角子宫与无腔的残角子宫，即实体残角子宫，仅以纤维带与子宫相连。③残角子宫有腔，与单角子宫相连。④残角子宫有腔但与单角子宫不相通。每种分别占35%、33%、22%和10%[1]。单角子宫通常伴有同侧肾发育不全或缺如[3]。

对于单角子宫的诊断相对复杂和困难，部分患者可无任何症状，月经、生育均无异常表现，仅在体检或妇科手术时偶被发现，但部分患者可表现为月经异常、痛经、习惯性流产、早产、胎位异常等。推荐不良孕产史和月经史者及时行详细的妇科检查和相应的辅助检查，如子宫输卵管造影（HSG）、超声、核磁共振（MRI）、宫腔镜和腹腔镜进行诊断，多数专家认为腹腔镜联合宫腔镜是诊断单角子宫的金标准[4]。本病例患者3次不良妊娠结局（1次早孕流产，2次中孕流产）后，才经彩超拟诊，最后通过腹腔镜联合宫腔镜及病理确诊为单角子宫并无腔的残角子宫。若及早行相关检查，可避免多次流产对妇女的身心损害。

2014年美国妇产科医师学会定义宫颈机能不全（cervical insufficiency，CI）为：妊娠中期宫颈在无宫缩或无分娩发动，又或上述两者皆存在的情况下，宫颈的形态及功能无法维持妊娠顺利进行。发生率为0.1%～1.0%。是复发性中晚期妊娠流产及早产的重要原因。作为临床诊断性疾病，宫颈机能不全缺乏客观的诊断标准，宫颈环扎术是目前治疗宫颈机能不全的唯一术式和有效方法[9]。目前主要依据病史、体格检查及超声进行诊断。Roddick等[11]认为单角子宫宫颈机能不全是由肌纤维与子宫颈结缔组织异常比例引起的。这在有先天性子宫异常的女性中很常见，肌纤维比例较高，结缔组织缺失[12]。此外，由于异常子宫施加的不对称的压力（当妊娠发生时会更大），也在引起宫颈机能不全中起关键作用。据报道，在所有子宫异常中，单角子宫宫颈缩短率最高，当宫颈缩短时自发性早产率也最高[13]。

本病例患者3次不良妊娠史：第一次孕10周自然流产；第二次、第三次分别于孕26周和孕22周晚期流产并伴胎盘粘连，孕前检查可通过8号扩宫条，病史性诊断达到宫颈机能不全的诊断标准；第四、第五次妊娠均在孕13$^+$周进行了预防性环扎，成功妊娠至35～36周，也进一步证实其宫颈机能不全的诊断确切，以及宫颈环扎术的有效性。

（二）单角子宫合并妊娠的围产期处置

单角子宫的生殖预后一般较差，可引起不孕、宫颈机能不全和早产。原发性不孕的发生率高达15%，体外受精-胚胎移植（IVF-ET）成功率低。同时也容易出现流产或早产，自然流产率达33%，早产率达16.4%[5]。单角子宫常由于缺乏子宫动脉或卵巢动脉或异常走行等导致供血不足，同时内膜缺乏受体而容易出现流产[6]。另外，子宫形态异常导致宫腔容积减小，子宫内膜容受性降低，胚胎种植率降低[7]。由于子宫肌纤维发育不良，肌肉成分增加，妊娠中晚期子宫膨大肌纤维处于高张状态，宫颈无力对抗妊娠后增加的不对称宫腔压力，容易诱发宫缩或胎膜早破，从而出现晚期流产或早产[8]。国内外目前暂无子宫畸形合并妊娠围产期管理指南，专家建议反复流产者，及时影像学检查排除子宫畸形的可能并在孕前针对性尽早纠正，一旦妊娠，加强产检，预防早产及不良妊娠结局。

1．孕前处置

（1）单角子宫矫形手术。可采取宫腹腔镜联合手术，宫腔镜手术最好在腹腔镜探查及监护下进行。夏恩兰等[14]报道了2例均为单角子宫与无腔的残角子宫的患者经宫颈子宫切开术（transcervical uterine incision，TCUI）扩大宫腔后妊娠，其中一例足月活产，另一例因宫颈机能不全中期流产，表明TCUI可以通过扩大子宫腔来改善单角子宫的妊娠结局。夏恩兰等[15]在另一个研究中显示TCUI后孕早期流产，足月分娩和活产率有统计学意义的改善。亚组分析还显示，在不孕症患者的早孕期流产、足月分娩和活产率方面有显著改善。然而即使在TCUI成形术后，单角子宫的患者仍然处于早产风险高的状态。因此，TCUI后的患者应该在高危产科部门进行管理，并定期监测宫颈长度。但有学者认为，除纵隔子宫外，双子宫、双角子宫和单角子宫矫形术改善生殖预后效果不明显。

（2）残角子宫的处理。无子宫内膜的残角子宫和无残角子宫的亚型危险性很小，一般不需要手术干预。有内膜的残角子宫是手术的指征，残角子宫存在功能性腔是影响并发症的重要因素，如残角子宫腔内出现血肿或异位妊娠，并且即使残角子宫与单角子宫相通均建议腹腔镜下手术切除，以防止子宫内膜异位、经血逆流或者残角子宫妊娠可能[16]。

2．孕期处置

因单角子宫宫颈机能不全和早产发生率高，有这种异常史的妇女应被视为高危宫颈机能不全人群，孕期应定期行阴道超声检查监测宫颈长度，对于宫颈长度＜25mm的患者应考虑选择治疗性宫颈环扎，对有2次以上中孕流产的患者，则主张孕12～14周预防性宫颈环扎，而且孕酮、宫缩抑制剂、促胎肺成熟药物的合理使用也是单角子宫合并宫颈机能不全预防早产的重要的辅助治疗。

3. 分娩期处置

Sawada等[18]使用回顾性分析研究，在2011年1月至2016年3月期间，日本大阪医疗中心将子宫异常病例分为“腹腔镜切除残角子宫”组（实验组）和“其他异常子宫类型”组（对照组）。两组在分娩时的平均妊娠周数（36.4周 vs 37.1周，P =0.38），剖宫产率（57.1% vs 57.5%，P =1.0），7例单角子宫患者于孕前行经腹腔镜切除残角手术后有3例能够经阴道顺利分娩而没有出现并发症。单角子宫分娩期应按孕妇的不良孕产史、胎位、产程进展及胎儿大小等情况，酌情放宽剖宫产指征。阴道分娩还应注意是否存在胎盘粘连，胎盘植入等产科并发症，及时发现并处理。

本病例患者在第四次妊娠前行左侧残角子宫与单角子宫联合处电凝切开。第四、第五次妊娠均在孕13+周进行了预防性环扎，孕期适时孕酮、宫缩抑制剂、促胎肺成熟药物辅助治疗，成功妊娠至35～36周，均因疤痕子宫和胎位异常行剖宫产终止妊娠，术中出现宫缩乏力和胎盘粘连，经积极治疗母婴预后良好。

综上所述，对有多次流产、早产的妇女，需特别注意子宫畸形的排查和宫颈机能不全的诊断，纳入高危妊娠进行围产期管理。计划妊娠前个体化评估，必要时行“子宫矫形术”，孕期行预防性宫颈环扎术和其他防治早产综合措施，分娩期密切母胎监护，适当放宽剖宫产指征并预防产后出血，母婴可获得良好预后。

参考文献

[1] KHATI N J, FRAZIER A A, BRINDLE K A. The unicornuate uterus and its variants clinical presentation, imaging findings and associated Complications [J]. JOURNAL OF ULTRASOUND IN MEDICINE, 2012, 31(2): 319–331.

[2] ANONYMOUS. The American Fertility Society classifications of adnexal adhesions, distal tubal occlusion, tubal occlusion secondary to tubal ligation, tubal pregnancies, mullerian anomalies and intrauterine adhesions [J]. Fertility and sterility, 1988, 49(6): 944–955.

[3] BARAKAT A J. Association of unilateral renal agenesis and genital anomalies [J]. Am J Case Rep, 2002, 15(2): 38–45.

[4] 林俊, 徐建云. 宫腹腔镜联合诊断子宫畸形及腹腔镜在子宫畸形手术中的价值[J]. 实用妇产科杂志, 2006(12): 714–715.

[5] MOUTOS D M. A comparison of the reproductive outcome between women with a unicornuate uterus and women with a didelphic uterus [J]. Fertil Steril, 1992, 58(1): 88–93.

[6] ZHANG Y, ZHAO Y, QIAO J. Obstetric outcome of women with uterine anomalies in China [J]. CHINESE MEDICAL JOURNAL, 2010, 23(4): 418–422.

[7] LAVERGNE N. Uterine anomalies and in vitro fertilization: what are the results [J]. European journal of obstetrics, gynecology, and reproductive biology, 1996, 68(1–2): 29–34.

[8] HUA M. Congenital uterine anomalies and adverse pregnancy outcomes [J]. AM J OBSTETRICS GYNECOLOGY, 2011, 2041: 334–335.

[9] ACOG. Practice Bulletin No.142: Cerclage for the management of cervical insufficiency [J]. Obstetrics and gynecology, 2014. 123(21): 372–379.

[10] ROMAN A, SUHAG A, BERGHELLA V. Overview of cervical insufficiency: diagnosis, etiologies, and risk Factors [J]. Clin Obstet Gynecol, 2016, 59(2): 237–240.

[11] RODDICK J W J, BUCKINGHAM J C, DANFORTH D N. The muscular cervix–a cause of incompetency in pregnancy [J]. Obstetrics and gynecology, 1961, 17: 562–565.

[12] BLUM M. Comparative study of serum CAP activity during pregnancy in malformed and normal uterus [J]. Journal of perinatal medicine, 1978, 6 (3): 165-168.

[13] AIROLDI J. Transvaginal ultrasonography of the cervix to predict preterm birth in women with uterine anomalies [J]. Obstet Gynecol, 2005, 106 (3): 553-556.

[14] XIA E. Two Cases of Unicornuate Uterus Treated by Transcervical Incision of Uterus Metroplasty Successfully Pregnancy and Literature Review [J]. Journal of Minimally Invasive Gynecology, 2013, 20 (6): 140.

[15] XIA E. Reproductive Outcome of Transcervical Uterine Incision in Unicornuate Uterus [J]. CHINESE MEDICAL JOURNAL, 2017, 130 (3): 256-261.

[16] THEODORIDIS T D. Laparoscopic management of unicornuate uterus with non-communicating rudimentary horn (three cases) [J]. Reproductive Biomedicine Online, 2006, 12 (1): 128-130.

[17] REICHMAN D, Laufer M R, Robinson B K. Pregnancy outcomes in unicornuate uteri: a review [J]. Fertility and Sterility, 2009, 91 (5): 1886-1894.

[18] SAWADA M. Obstetric outcome in patients with a unicornuate uterus after laparoscopic resection of a rudimentary horn [J]. Journal of Obstetrics and Gynaecology Research, 2018, 44 (6): 1080-1086.

第四节 IVF-ET术后妊娠预防性宫颈环扎术治疗宫颈机能不全

一、病例报告

患者，32岁，“因胚胎移植后孕38^{+6}周，宫颈环扎术后5月，胎位异常29天”于2016年11月22日入院。

平素月经规则，本次妊娠末次月经2016年2月22日。本孕为IVF-ET助孕。因“双侧输卵管阻塞”于2016年3月14日在我院生殖中心行体外受精胚胎移植，移植冻胚（囊胚）2枚，预产期（EDC）2016年11月30日。孕早期B超提示单活胎，大小与孕周相符，孕早期早孕反应不明显，孕期无腹痛、阴道流血等不适，孕期否认接触射线、毒物及宠物。因“既往晚期难免流产史”于2016年6月16日我院行择期环扎术（以双10号丝线荷包式缝合）。孕期在我院规律产检，血常规、尿常规、地贫常规、唐氏综合征筛查、甲状腺功能、NT、Ⅲ级彩超等均未见异常。孕24^{+2}周行OGTT，空腹、餐后1h和2h血糖分别为4.9mmol/L、8.2mmol/L、10.2mmol/L，诊断为“妊娠期糖尿病”，予饮食控制血糖良好。2016年10月24日我院产前Ⅰ级彩超示“宫内妊娠单活胎，胎儿大小符合孕周，臀位妊娠”。现孕38^{+6}周，无阴道流血、排液不适，要求待产入院。

入院后完善相关检查，综合评估并与患者及家属充分沟通后决定剖宫产终止妊娠，剖宫产术后拆除宫颈环扎线。遂于2016年11月23日行“子宫下段剖宫产术+宫颈环扎线拆除术”。2016年11月23日14时18分以臀位（双足先露）顺娩出胎儿，Apgar评分1min：10/10分，5min：10/10分，10min：10/10分。完整拆除环扎线。术后予抗生素预防感染，恢复良好出院。新生儿随母出院。

既往史、个人史及家族史无特殊。月经婚育史：月经规律，末次月经2016年2月22日，已婚，孕3产0流产2，2007年因计划外妊娠行人工流产1次，2014年IVF-ET助孕，孕17⁺周无痛性宫颈管扩张流产1次。

二、临床体验和分享

（一）宫颈机能不全的概念及诊断

宫颈机能不全是指因先天或后天性宫颈内口形态、结构或功能异常致使非分娩状态下宫颈病理性松弛和扩张，不能维持妊娠至足月的现象，是反复晚期流产和早产的主要原因之一。典型的临床表现是孕中期或孕晚期出现无痛性宫颈缩短、扩张，可伴妊娠囊膨出、胎膜早破，出现孕中期流产或早产。孕妇宫颈机能不全的发生率为0.1%～2%，在孕中期反复流产中发生率高达15%，在全部早产中占8%～9%。宫颈机能不全给孕妇及其家庭带来沉重的身心伤害，严重威胁人类生殖健康，其诊治尚未形成规范，是目前妇产科临床研究热点。

1658年，Coel首次提出宫颈机能不全的名词，宫颈机能不全的发生机制尚不明确，可能的原因有先天性的，如先天性宫颈发育不良，米勒管发育异常、胎儿宫内雌激素暴露、宫颈胶原和弹力蛋白缺乏或比例失调等，也有后天性的，如机械性损伤（宫颈锥切、人工流产、刮宫等）。

宫颈机能不全的诊断主要基于妊娠中晚期宫颈无痛性扩张，羊膜囊膨出妊娠丢失的临床表现，排除宫缩和创伤，以及其他病理妊娠因素（出血、感染、羊膜破裂等）。本例患者的诊断主要基于一次孕17⁺周无痛性宫颈口扩张流产的病史。既往计划外妊娠人工流产所致的宫颈机械性扩张可能是其出现宫颈机能不全的高危因素。

（二）宫颈机能不全的治疗方法及妊娠结局

宫颈机能不全的治疗方法可分为非手术及手术治疗。非手术治疗主要有观察期待治疗、孕酮等药物治疗、子宫托；手术治疗为宫颈环扎术。研究显示，诊断明确的宫颈机能不全患者，施行宫颈环扎术后平均孕周高于保守治疗，且新生儿并发症少于保守治疗。

宫颈环扎术按其指征及环扎时机可分为：预防性宫颈环扎术、应急性宫颈环扎术、紧急宫颈环扎术。

预防性宫颈环扎术即择期环扎，又叫作基于病史适应证的环扎。对有1次或以上不明原因中晚期流产或早产的患者（排除宫缩发动、胎盘早剥等其他因素），在下次孕13～14周或孕前行宫颈环扎术。

紧急宫颈环扎又叫补救性环扎。不论患者是否前次有中晚期流产或早产史，在体格检查时发现宫颈进行性扩张，无宫缩、无禁忌证即可行宫颈环扎术。

应急性宫颈环扎术通过超声随访宫颈长度适时环扎。对于前次有小于34周早产者，此次妊娠自16周始随访宫颈长度，如孕24周前发现宫颈长度小于25mm，推荐行宫颈环扎术。

宫颈环扎术的妊娠结局与手术时机有关。有报告对15个随机对照研究的3 490例患者进行了汇总分析，总体结论是宫颈环扎对于预防早产和降低新生儿死亡率有益，但因样本量的限制，对于预防性环扎和超声随访为适应证的比较没有差异。一些研究对于各类不同适应证宫颈环扎术与妊娠结局的关系提出了各自的观点。对于有过1次妊娠中晚期流产或早产史的患者进行预防性环扎后妊娠结局得到改善。英国皇家妇产科学会宫颈环扎工作组的研究显示，宫颈环扎术确实使一部分患者受益，但也增加了医疗干预和产褥感染，权衡利弊，对于有3次以上中晚期流产或早产史的患者推荐进行预防性宫颈环扎。对于紧急宫颈环扎术与妊娠结局的分析，结论比较一致，尽管紧急环扎对于孕周的延长较择期环扎效果差，但与不环扎或其他保守治疗方法相比均使患者获益。对于既往有早产史的患者再次妊娠后超声随访宫颈长度，孕24周前宫颈长度＜25mm者行宫颈环扎术，可有效预防早产，降低新生儿病率及死亡率。

本例患者既往孕17^{+}周无痛性宫颈管扩张流产1次，符合预防性宫颈环扎术适应证。故择期在我院行经阴道宫颈环扎术。术后随访未发现宫颈缩短或感染等异常情况，成功妊娠至38^{+6}周，结局良好。

（三）宫颈环扎术的手术方式

宫颈环扎术按其手术方式可分为经阴道宫颈环扎术和经腹宫颈环扎术。

前者包括改良的McDonald和Shirodkar术式。McDonald术式只需要在宫颈阴道交界处做简单的荷包式缝合即可；Shirodkar术式需要切开宫颈膀胱黏膜推开其间隙，试图让环扎线更接近于宫颈内口位置。多数文献未显示任何一种缝扎方法的效果优于另一种。但有回顾性研究显示Shirodkar环扎与McDonald环扎方法相比，孕28周前流产率及孕34周前早产率无差异，而Shirodkar环扎法中＞34周和＜37周的早产率降低。另一项回顾性队列研究发现环扎线下宫颈长度≥14.5mm较＜14.5mm者术后发生早产的风险降低。由此可见，尽可能环扎在较高的位置更利于妊娠的维持，暴露于阴道内的宫颈长度有限时，更倾向于行Shirodkar环扎。

经腹宫颈环扎术根据术者经验可通过开腹或腹腔镜来完成。环扎的位置较高，达子宫颈峡部水平，主要用于那些经阴道宫颈环扎失败或宫颈严重缩短的中晚期流产或早产者。国内夏恩兰教授于2011年首先报道。姚书忠教授建议对于宫颈锥形切除或子宫颈过短的患者，经阴道环扎手术困难或不能进行者，腹腔镜子宫峡部环扎术应作为治疗这类患者的首选术式。

本例患者所采用的术式为McDonald术式，因其无宫颈手术史，也没有既往预防性、救援性或紧急宫颈环扎术的经历，选择该术式是最合适的。

（四）宫颈环扎术后拆线时机及分娩方式

宫颈环扎术后，无产科并发症者，拟经阴道分娩，推荐在孕36～37周拆除环扎线，等待阴道分娩。若拟剖宫产终止妊娠，可在剖宫产同时拆除环扎线。经腹宫颈环扎一般不拆除环扎线，可用于再次妊娠宫颈机能不全的防治。对于早产临产宫缩发动者，如评估可经阴道分娩，建议即时拆除环扎线，不能经阴道分娩者，可于剖宫产同时拆除环扎线。

至于分娩方式的选择，应根据产科指征决定。无胎位异常、子痫前期、巨大儿等阴道分娩禁忌证者，无须选择剖宫产。

本病例成功妊娠至38^{+6}周，因分娩前数周已发现胎位异常（臀位，双足先露），故选择剖宫产终止妊娠，并同时拆除环扎线，过程顺利。

第五节　羊膜腔穿刺术辅助下行紧急宫颈环扎治疗宫颈机能不全

紧急宫颈环扎（emergency cervical cerclage，ECC）手术失败与羊膜腔内压力增高、回纳羊膜囊困难及宫颈扩张易致宫内感染等因素相关。据文献报道，ECC术后安胎成功率约为72.72%。20世纪90年代，有学者提出可于羊水减量术后再行ECC术，并证实能有效改善妊娠结局。

一、病例报告

◎病例1

患者23岁，因“停经25^{+1}周，检查发现宫颈扩张4天”于2019年6月23日入院。

孕2产1流产0，2017年9月未足月胎膜早破，孕34周5天，早产顺产一男婴，健在。末次月经2018年12月30日，预产期2019年10月6日。本次自然怀孕，2019年6月19日就诊潮州市潮阳区某医院门诊部行常规B超检查提示：宫内单活胎，如孕约25^{+}周大小，羊水量正常范围，孕母宫颈短、内口扩张，考虑宫颈机能不全可能（宫颈管长度2.6cm，宫颈内口持续扩张1.1～2.1cm，内见暗区）。遂转诊至汕头某医院，再次行彩超检查提示：宫内单活胎，孕约24^{+6}周大小，头位，羊水量正常，母体宫颈管缩短，宫颈内口开放（宫颈内口呈V形，宽约28mm，长约24mm，未开放宫颈管长约17mm）。2019年6月23日转诊中山大学孙逸仙纪念医院门诊行超声显示：宫内妊娠孕25^{+1}周单活胎（按末次月经2018年12月30日计），胎儿大小相当于孕26^{+1}周（按头围计）；孕25周（按股骨径计）；超声诊断：26周；宫颈机能不全，宫颈内口开约41mm，外口开约20mm，羊膜达宫颈外口，且该处见不规则等回声25mm×12mm×21mm。阴道窥器检查：宫颈开大2cm，可见荔枝肉样羊膜囊凸出，未破膜。遂急诊收入院，完善检查：血常规、凝血常规、肝肾功能、生化、阴道分泌物检查均未见异常。2019年6月24日上午行羊膜腔穿刺术抽出羊水200mL，同时送细菌培养、支原体、衣原体检查及炎症因子检查，并给予静脉滴注利托君预防宫缩。2019年6月24日下午在硬膜外麻醉下行ECC术，术中见宫口开2cm，羊膜囊凸入宫颈管，宫颈阴道部前唇长约1.5cm，后唇长约0.5cm，宫颈未见陈旧性裂伤。术后复查产前超声示：孕26^{+3}周（按末次月经2018年12月30日计）宫内妊娠单活胎，胎儿大小相当于孕27^{+3}周（按HC计）、孕27^{+6}周（按AC计）、孕27^{+1}周（按FL计）、孕28^{+1}周（按AUA计）；胎儿脐动脉血流指数未见明显异常；宫颈环扎术后声像；宫颈缩短、形态改变，请注意流产风险，宫颈内口呈U形，内口可见扩张，剩余闭合宫颈长度约23mm。羊水细菌培养结果：羊水细菌培养、支原体、衣原体检查均为阴性结果。患者安胎至孕30周出院。孕32周患者出现宫缩，窥器检查宫口未开，宫颈环扎线正常，B超检查宫颈闭合长度约20mm，宫缩5～6min 1次，持续约15s，中等偏弱，予收住入院抑制宫缩及促胎肺成熟治疗。患者使用利托君后宫缩明显消失，促胎肺完成，予出院。孕37周拆除宫颈环扎线，孕37^{+3}周足月顺产一男婴。

◎病例2

患者29岁，患者因“停经25^{+3}周，阴道流血1天余”于2019年6月22日入院。孕4产1流产2。

患者2015年足月顺产1次，2016年12月孕60^{+}天自然流产1次，2017年5月孕25^{+}周难免流产1次，追问病史患者流产前无自觉腹痛，少许阴道出血，检查发现宫口开大。本次为自然受孕，末次月经2018年12月27日，预产期2019年10月2日。2020年6月22日11时因阴道流血于东莞市某区人民医院就诊，无诉明显下腹阵痛。行超声提示：宫颈管分离，宽约28mm。窥器检查：宫口开4cm，羊膜囊外凸，患者强烈要求转院就诊，予转诊中山大学孙逸仙纪念医院。入院后予窥器检查：宫颈扩张5cm，可见水囊，清，胎膜未破。2019年6月23日行羊膜腔穿刺术，抽取羊水180mL，同时送细菌培养、支原体、衣原体检查及炎症因子检查。并在腰硬联合麻醉下行ECC术。术中见：宫口开5cm，宫颈阴道部前唇长约1cm，宫颈阴道部后唇长约0.5cm，宫颈未见陈旧性裂伤。术后患者卧床，继续予阿托西班（8mL/h静脉滴注）抑制宫缩，定期复查宫颈长度及窥器检查，了解环扎线情况。羊水细菌培养结果：羊水细菌培养，支原体、衣原体检查均为阴性结果。2019年7月4日诉分泌物较前增多，予窥器检查：宫颈外口扩张约1cm，宫颈外口较多黏液栓，宫颈环扎线存在，因未足28周，孕周小，经病情告知后于当天再次行宫颈环扎术，术中于前次宫颈环扎线高出0.5cm处宫颈肌层处以双10号丝线荷包式缝合。2019年7月14日复查产前超声示：孕28^{+4}周（按末次月经2018年12月27日计）宫内妊娠单活胎，胎儿大小相当于孕28^{+4}周（按HC计）、孕28^{+1}周（按AC计）、孕27^{+1}周（按FL计）、孕28^{+1}周（按AUA计）；胎儿脐动脉血流指数未见明显异常；宫颈缩短、宫颈内口呈桶状扩张，羊膜囊凸入宫颈管内，剩余宫颈长度8mm。患者术后一直使用阿托西班抑制宫缩治疗，孕33^{+2}周患者出现宫缩频密，宫颈环扎线拆线后，阴道分娩一活婴，产后检查宫颈3点有一裂口，约3cm长，予缝合。产妇恢复良好，新生儿转儿科治疗后，预后良好，出院。

二、临床体验和分享

（一）ECC的必要性及有效性

结合典型的病史及孕前宫腔镜宫颈内口松弛度等检查，宫颈机能不全多数可在孕前诊断，并可及时实施择期宫颈环扎术以防止下次流产的发生。然而，临床上约有32%的宫颈机能不全是由先天性因素导致，如先天性宫颈发育不良、米勒管发育异常、孕妇在胎儿期的雌激素暴露等。这类因素引起的宫颈机能不全缺乏典型病史，在临床实际工作中容易被忽视。

另外，一些基层医院对于宫颈机能不全认识不够且不够重视，有些患者等到宫颈口扩张才转上级医院处理，此时需进行ECC。上述病例2中的患者，曾有一次孕25⁺周，无痛性宫口扩张，难免流产病史，在临床工作中，基层医院对该病认识不足，失去了择期宫颈环扎的机会。病例1中的患者孕34⁺周早产一次，也经过再次妊娠时定期监测患者宫颈长度，及时发现宫颈缩短并治疗。

国内外学者的研究都显示了ECC可以延长孕龄、增加新生儿出生体重和改善围产结局。张建平等早在2002年报道了4例ECC，均取得良好效果。Celen等对宫颈形态伴长度变化的宫颈机能不全患者采取了ECC术，成功降低了孕34周以前的分娩率。本次分析的两例病例，虽然宫口开大2cm及5cm，经过ECC术保胎治疗，均获得活胎。可见ECC术作为宫颈机能不全治疗不及时的有效补救方法不应忽视，对珍贵胎儿、中期妊娠宫颈已开大的孕妇，不应盲目放弃安胎。

（二）羊膜腔穿刺术在ECC中的应用

目前尚未有临床诊疗指南规定宫口开多大后不能实施宫颈环扎术，专家认为，只要阴道窥器检查时宫颈前后唇仍可暴露，均有机会进行ECC术。但是ECC术的成功率与术前宫口开大程度、宫颈前后唇剩余长度及组织厚薄密切相关。有报道认为，术前宫口开大＜4cm者胎龄的延长较宫口开大≥4cm者长，分析其原因是当宫口明显扩张，羊膜囊明显凸出时，手术困难，在反复向上推压回纳羊膜囊时，使羊膜自子宫下段分离，容易造成胎膜早破。

有报道ECC前进行羊膜腔穿刺术，进行羊膜腔减压，可能对提高ECC术的成功率有一定效果。1999年Locatelli等关于15例妊娠16～26周病例对照研究结果表明，羊水穿刺羊膜腔减压术后行ECC术降低了极早早产率及胎儿发病率。2008年Milan Stefanovic等对宫颈长度剩余1cm、宫口开张4cm，伴有羊膜囊凸出的患者进行羊水减量后ECC，使孕周从21周延长至35周。2020年Medjedovic等报道1例宫颈短、宫口开3cm、羊膜囊凸入阴道内的患者，通过

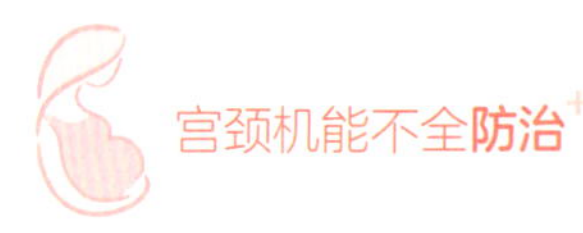

羊水减量减轻羊膜腔内压力后，行ECC术使孕周从18周延长至35周。目前羊水减量对ECC术影响的随机对照研究尚少，多集中于病例报道研究。2019年加拿大妇产科医师学会关于宫颈环扎术的指南中指出：ECC术前行羊膜腔穿术，可通过羊水减量降低凸出羊膜囊的压力，甚至复位；有利于宫颈环扎时的进针缝合，同时可将羊水送炎症及感染方面检查，以指导安胎后续治疗；有助于术后管理，进而延长孕周（图3-20）。羊水减量并不是ECC术前的常规操作，虽然羊水减量可减少羊膜腔内压力，但羊膜腔穿刺术本身对子宫具有刺激性，可能诱发宫缩，导致胎膜早破、宫颈口进一步开大或羊膜囊凸入阴道部分增加，使随后的ECC术难以实施或增加ECC术难度。此外，羊膜腔穿刺术本身可导致宫内感染的发生。总之，羊水减量联合ECC术治疗宫颈机能不全的治疗效果需要更多的临床数据支持。

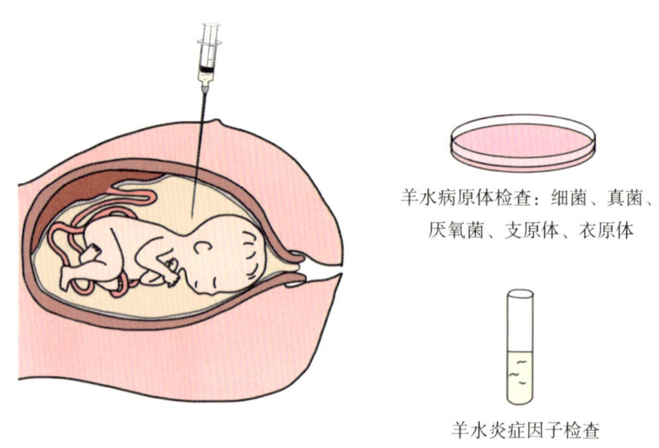

图3-20　羊膜腔穿刺术

病例1中，患者宫口开大2cm，其ECC效果良好，获得一足月儿；病例2中，ECC前宫口开大5cm，手术难度大，术中破膜风险高，通过羊膜腔减压手术，配合宫缩抑制剂的使用，有利于手术操作的进行。2例患者均成功延长孕周并获得活婴。

（三）宫颈机能不全行ECC术前评估

有典型中孕期无痛性宫口扩张、难免流产史的患者，可行预防性宫颈环扎，但临床上有部分患者行预防性宫颈环扎术后随访，检查发现宫颈内口开放就预示着可能仍存在宫颈机能不全。再次ECC适合宫颈内口开放、羊膜囊凸入宫颈管或阴道内、无规律宫缩、排除宫内感染及胎盘早剥等情况，又称救援性或补救性宫颈环扎，通常在妊娠中期进行。

对于有ECC指征的孕妇，手术前应进行全面的母胎评估，超声确定胎儿是否存活，核对孕周，完成染色体非整倍体筛查，排除胎儿结构畸形。因大多数中晚孕期与感染相关，对于行ECC的患者应行羊水感染相关指标、白带及宫颈分泌物衣原体检测，排除孕期感染可能。

ECC疗效尚未完全确定，其疗效与宫颈机能不全的严重程度相关。此外，妊娠中期对宫口开放的孕妇进行的紧急环扎可能与并发症有关，因此，手术前应与孕妇及家属进行充分沟通。

2组病例均有早产或者晚期流产病史，本次妊娠在妊娠中期发现宫口扩张，且无明显规律下腹痛，诊断宫颈机能不全明确，有行ECC指征。术前已做好充分评估：患者无明显发热，无破水，无明显感染指征，无明显宫缩，充分沟通后，患者有强烈安胎意愿。由于宫口开大明显，羊水感染指标通常作为术后抗生素调整用药的依据，而不能等待上述结果后再行ECC。

（四）ECC手术方法

宫颈环扎术手术途径有2种，经腹宫颈环扎术和经阴道宫颈环扎术，ECC通常在妊娠中期，此时子宫较大，经腹宫颈环扎术对子宫刺激较大，且手术难度增大，因此，对于ECC术主要选择经阴道宫颈环扎术。

经阴道宫颈环扎术主要有McDonald术式、Shirodkar术式和改良Shirodkar术式宫颈环扎术。McDonald术式在1963年由McDonald提出，连续荷包式缝合宫颈口（图3-21），用单叶阴道拉钩暴露宫颈，用卵圆钳夹持宫颈前唇轻轻向下牵拉，靠近阴道穹隆部宫颈内口水平自宫颈11点处进针，9—10点处出针，继而环绕宫颈缝合数针，最后在1点处出针，逐渐将环绕宫颈的缝线收紧，将宫颈缩小至5～10mm，在阴道前穹窿打结收紧。Shirodkar

术式是在1951年由Shirodkar首次提出，用单叶阴道拉钩暴露宫颈后，横行切开宫颈前唇的阴道黏膜，上推膀胱，切开子宫颈后唇的阴道黏膜，上推直肠，用卵圆钳或Allis钳将宫颈前后唇拉近，从切开的黏膜下由前向后进针，从切开的黏膜下出针打结，连续缝合切开的黏膜包埋缝线（图3-22）。改良Shirodkar术式宫颈环扎术是用单叶阴道拉钩暴露宫颈后，横向切开宫颈前唇的阴道黏膜，上推膀胱，切开子宫颈后唇的阴道黏膜，用卵圆钳或Allis钳将宫颈前后唇拉近，从切开的黏膜下由前向后进针，从切开的黏膜下出针打结，连续缝合切开的黏膜包埋缝线（图3-23）。因经典的Shirodkar术式上推膀胱及直肠，术后并发症较多，且阴道试产前行宫颈环扎线拆除较困难，目前多采用McDonald术式和改良Shirodkar术式宫颈环扎术。

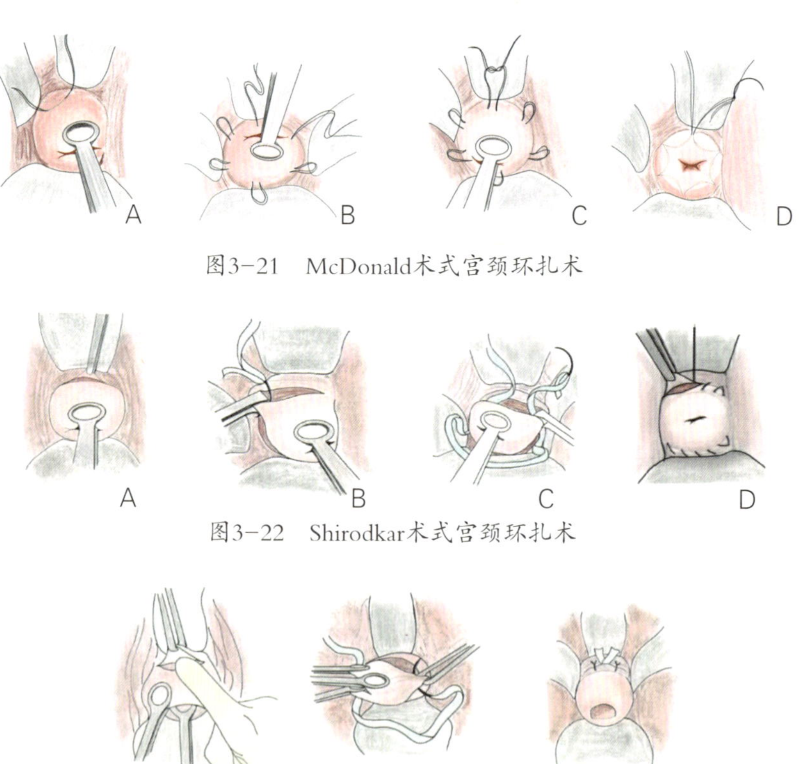

图3-21　McDonald术式宫颈环扎术

图3-22　Shirodkar术式宫颈环扎术

图3-23　改良Shirodkar术式宫颈环扎术

（五）ECC术后管理

良好的术前评估及术前准备使手术能够安全进行，对于孕妇来说，宫颈形态功能改变是感染及早产的高危因素，因此，良好的术后管理至关重要，尤其在孕20周后，宫颈环扎术后24h之内，应给予密切监测。

ECC术后感染或炎症的存在是预后不良的高危因素，很多研究试图通过羊水炎症指标预测ECC成功率，但目前均是小样本研究，因此，术后应给予预防性使用抗生素治疗。接受ECC术患者，手术对子宫有刺激，且宫颈局部炎症反应形成，可诱发术后宫缩。由于宫颈机能异常，术后稍有宫缩即可导致宫口再次扩张，甚至宫颈裂伤，因此，大多数患者需长期使用宫缩抑制剂，必要时可用至妊娠34周。术后应卧床休息，密切监测宫颈长度变化。通常ECC术后每周行阴道超声检查测量宫颈长度，如阴道超声提示宫颈有扩张，可再次行阴道窥器检查，若发现宫颈进一步缩短或内口扩张，排除母胎感染情况后再次行宫颈环扎术。再次宫颈环扎术，也叫救援性宫颈环扎术，张建平等曾报道1例妊娠23周、宫口已开大7cm的患者，在初次宫颈环扎术后连续实施救援性宫颈环扎术共4次，妊娠从23周延长至29周分娩，双胎均存活。他又报道9例行救援性宫颈环扎术的患者，其中仅1例失败，发生晚期自然流产，其余8例均活产且新生儿预后良好。本次讨论的病例2，也经过2次ECC术，术后安胎至33^{+}周分娩。

病例2，由于第一次ECC手术前宫口开大5cm，其宫颈组织薄弱，27^{+}周再次发生宫口扩张，经过充分沟通，患者选择进行二次宫颈环扎术，并成功延长孕周至33^{+}周。本病例证明，救援性宫颈环扎术是初次宫颈环扎术失败后有效的补救方法，对强烈安胎且有条件的患者不应盲目放弃。

若术后孕周得以延长，可考虑妊娠37周拆线。如术后出现未足月胎膜早破、早产临产，则需拆除环扎线，避免出现宫颈撕裂及出血等风险。

参考文献

[1] ROMAN A, SUHAG A, BERGHELLA V. Overview of Cervical Insufficiency: Diagnosis, Etiologies, and Risk Factors Cervical [J]. Clinical obstetrics and gynecology, 2016, 59 (2): 237–240.

[2] F GARY C, KENNETH J L, STEVEN L B, et al. Williams Obstetrics [M]. 25th Edition. New York: McGraw–Hill Education, 2018.

[3] ÖCAL FD, ÇEKMEZ Y, ERDOĞDU E, et al. The utility of cervical elastosonography in prediction of cervical insufficiency: cervical elastosonography and cervical insufficiency [J]. J MATERN–FETAL NEO M, 2015, 28 (7): 812–818.

[4] LOCATELLI A, VERGANI P, BELLINI P, et al. Amnioreduction in emergency cerclage with prolapsed membranes: comparison of two methods for reducing the membranes [J]. Am J Perinatol, 1999, 16 (2): 73–77.

[5] MEDJEDOVIC E, BEGIC Z, SULJEVIC A, et al. Amnioreduction in Emergency Rescue Cervical Cerclage with Bulging Membranes [J]. ARCH MED SCI, 2020, 74 (2): 151–152.

[6] WANG S, FENG L. A single–center retrospective study of pregnancy outcomes after emergency cerclage for cervical insufficiency [J]. International Journal of Gynecology & Obstetrics, 2017, 139 (1): 9–13.

[7] JUNG EY, PARK KH, LEE SY, et al. Predicting outcomes of emergency cerclage in women with cervical insufficiency using inflammatory markers in maternal blood and amniotic fluid [J]. Int J Gynaecol Obstet, 2016, 132 (2): 165–169.

[8] 祝丽琼，张建平. 紧急宫颈环扎术的指征与注意事项 [J]. 中国实用妇科与产科杂志，2014, 30 (2): 108–110.

[9] CERQUI AJ, OLIVE E, BENNETT MJ, et al. Emergency cervical cerclage.

Is there a role for amnioreduction? [J]. Aust N Z J Obstet Gynaecol, 1999, 39(2): 155-158.

[10] 祝丽琼, 张建平. 宫颈机能不全患者连续五次紧急宫颈环扎术后分娩双胎一例报告及文献复习[J]. 中华妇产科杂志, 2009, 44(9): 691-692.

[11] 祝丽琼, 谭剑平, 陈慧, 等. 援救性宫颈环扎术9例临床分析[J]. 中华围产医学杂志, 2011, 14(7): 433-435

[12] 刘兴会, 徐先明, 段涛, 等. 实用产科手术学[M]. 北京: 人民卫生出版社, 2014.

第六节　羊水减压联合紧急宫颈环扎术治疗双胎宫颈机能不全

一、病例报告

患者，30岁，孕2产0流产1，既往人工流产1次，本孕为IVF-EF助孕，2019年1月7日于外院移植2枚D3胚胎，存活2个。孕早期早孕反应明显，否认孕期猫狗、放射线及化疗毒物接触史，否认感冒、发热史。定期产检，地中海贫血常规、NT、NIPT、OGTT等未见明显异常。

2019年5月7日孕19^{+4}周于外院行B超示“双胎，大小与孕周相符，宫颈长度32mm（经腹）”。2019年6月14日孕25周行Ⅲ级彩超示“宫颈内口呈U形扩张，有效宫颈长度约6mm（经会阴），双胎羊水过多（AFV 103/100mm）”，遂转中山大学孙逸仙纪念医院。

2019年6月18日（孕25^{+4}周）行羊膜腔穿刺术+羊水减压术，下方/上方羊膜腔，各抽出羊水240/120mL，减压后于当日在腰麻下用双10号丝线荷包式行宫颈环扎术。术后予静脉滴注阿托西班抑制宫缩，头孢呋辛、奥立妥预防感染。定期复查宫颈长度、胎儿情况及感染相关指标。

2019年7月30日彩超示“两胎儿脐动脉S/D临界高值（3.79/3.33），内口未见明显扩张，剩余闭合宫颈长度约10mm。”2019年8月15日彩超示“孕32^{+6}周，宫内妊娠双活胎，结合病史考虑DCDA；胎儿A脐动脉血流平均阻力增高（4.42），胎儿B脐动脉血流平均阻力尚在参考范围内，但高于均线；胎儿A大脑中动脉血流阻力参考范围低限，胎儿B大脑中动脉血流指数未见明显异常，峰值流速未见明显异常。”医患双方进行病情沟通，讲解存在胎儿宫内窘迫、胎死宫内及早产等相关风险。

2019年8月16日（孕34^{+1}周）出现阴道流液，阴窥检查见清亮羊水自宫颈口流出，pH＞7.0，诊断未足月胎膜早破。孕妇及家属选择剖宫产方式分娩，急诊行子宫下段剖宫产术，顺利分娩出两活婴。新生儿A Apgar评分1min：7/10分，5min：10/10分，10min：10/10分；新生儿B Apgar评分1min：9/10分，5min：10/10分，10min：10/10分，体重分别为1 610g和1 920g，身长分别为42cm和46cm，转新生儿科进一步治疗。孕妇产后3天顺利出院，新生儿于新生儿科治疗，恢复良好后均顺利出院。

二、临床体验和分享

（一）宫颈环扎术适应证及危险因素

宫颈机能不全是导致晚期自然流产和早产的主要原因，发生率为0.1%～2%。宫颈环扎术是治疗宫颈机能不全的主要方法，按手术时机可分为预防性宫颈环扎术、救援性宫颈环扎术、紧急性宫颈环扎术。其中救援性宫颈环扎术又称超声适应证宫颈环扎术，即对于前次有＜孕34周早产者，此次妊娠自16周开始随访宫颈长度。

本例患者孕25周超声检查发现宫颈内口扩张，有效宫颈长度仅6mm（＜25mm），虽孕周已超过24周，但仍接近，基本满足救援性宫颈环扎术的适应证，经患者知情同意及风险评估后行救援性宫颈环扎术。其发生宫颈机能不全的危险因素包括：既往人工流产史、体外受精胚胎移植受孕、双胎妊娠和羊水过多等。

（二）双胎妊娠宫颈机能不全的处理

双胎妊娠早产率高达50%，为单胎妊娠的7～10倍。宫颈机能不全是双胎妊娠早产的重要原因之一。目前对于双胎宫颈机能不全患者的治疗尚无统一观点。美国妇产科医师学会、加拿大妇产科医师学会、英国皇家妇产科医师学会等的指南不支持子宫托用于治疗双胎宫颈机能不全，宫颈环扎术的应用也视具体情况而定。普遍观点认为，宫颈环扎术不应常规应用于预防双胎妊娠早产。超声发现宫颈长度＜25mm双胎妊娠者，宫颈环扎术反而增加早产风险，因此不推荐使用。有一项基于患者的Meta分析汇总3项RCT的数据显示，宫颈环扎与否对宫颈长度＜25mm者的妊娠结局并没有差异。但作者指出阴性结果可能是因为样本量较小，真正的结论有赖于更大样本量的研究。对于宫颈长度＜15mm的宫颈极短者，环扎可能是有利的，当然仍需要进一步研究证实。对于宫颈已扩张者，紧急宫颈环扎术有潜在的获益。本院有多例双胎宫颈机能不全行宫颈环扎术后成功延长孕周且结局良好，医生可根据患者具体情况及意愿制订个体化治疗方案。

本例患者来诊时宫颈呈U形扩张，宫颈长度仅剩6mm，流产风险大，流产儿难以存活，预期环扎可延长孕周，使胎儿有存活机会，加之为辅助生殖助孕的珍贵儿，患者保胎意愿极为强烈，所以为其施行了宫颈环扎术。

（三）羊水减压术在宫颈机能不全中的作用

50%宫颈机能不全患者合并宫内感染。目前尚无证据表明择期环扎术前羊膜腔穿刺联合环扎手术较单纯手术在延长孕周方面更有优势，相关指南未推荐预防性环扎前常规行羊膜腔穿刺。对于紧急环扎术而言，羊膜腔穿刺术作用可能更加显著，通过排查感染和排放羊水降低宫内压两方面增加手术获益。本院的经验是当羊膜囊有凸出时，可行羊膜腔穿刺减压，有利于孕囊回缩，减少环扎的难度，同时抽取羊水进行病原学及炎症相关因子的检查，明确是否存在宫内感染或者亚临床绒毛膜羊膜炎，指导后续用药。

本例患者术前B超提示羊水AFV103/100mm，双胎羊水过多，羊水穿刺减压术有较大临床治疗作用。

（四）妊娠24周后宫颈长度＜25mm，观察还是环扎

这个问题，目前尚无充分的循证医学证据进行探讨。国外指南将超声监测宫颈长度诊断宫颈机能不全的时间临界点定为24周，笔者认为与其早产时间的下限有关。目前因早产儿救治水平提高，有些国家已经将早产时间下限定义为妊娠24周或妊娠20周。而在我国，各级医疗机构救治早产

儿的水平参差不齐，早产时间下限仍定义为28周，认为达28周才是有生机儿。24周～27^{+6}周宫颈长度＜25mm，特别是＜15mm、宫颈内口扩张者，经患者充分知情同意后也可考虑进行宫颈环扎，以延长孕周。

（五）双胎妊娠宫颈环扎术后宫缩抑制剂的应用

研究表明，术前及术后均有宫缩者环扎效果差于无宫缩者，积极正确使用宫缩抑制剂有助于环扎成功。目前常用的宫缩抑制剂有利托君、吲哚美辛、硝苯地平、阿托西班。利托君是β2受体激动剂，通过与β受体结合，降低细胞内钙离子浓度，抑制宫缩。因为该药作用广泛，长期大量使用可有心率加快、糖代谢紊乱、低血钾、肺水肿等副作用。吲哚美辛属于前列腺素合成酶抑制剂。吲哚美辛既可抑制宫缩，又可减少胎儿尿液的产生，从而减少羊水量，降低宫内压，在紧急环扎术前应用该药可以缓解羊膜囊外凸，方便手术顺利施行。但因有使动静脉导管提早闭合的风险，该药一般建议32周前短期使用。硝苯地平属于钙离子拮抗剂，降低细胞内钙离子浓度，抑制宫缩。阿托西班是缩宫素受体拮抗剂，对子宫有绝对的特异性，不存在其他器官外的作用。虽然没有利托君引起的心率加快、糖代谢紊乱、低血钾、肺水肿之类的副作用，但是药物费用昂贵，长期使用经济负担较重。本院对于双胎、合并糖尿病、有基础心肺疾病等特殊情况患者，考虑使用阿托西班。

本例患者为双胎妊娠，羊水过多，心肺负荷较大，选择阿托西班作为术后宫缩抑制剂，没有出现母胎不良反应。

（六）宫颈环扎术后随访

一般建议紧急性宫颈环扎术及救援性宫颈环扎术后卧床休息，预防性宫颈环扎术后可适当活动。术后定期监测的指标包括宫颈长度、感染相关指标、胎儿发育情况。监测的间隔，目前无统一规定，本院监测的间隔为2～4周，根据复查的结果对治疗做相应的调整，如是否存在感染，是否使用抗生素，根据宫颈长度重新评估早产风险及是否再次环扎等。

本例患者定期监测过程中未见明显感染，环扎后宫颈长度保持在10mm

水平，没有出现进行性缩短及扩张。在对胎儿进行脐血流及大脑中动脉血流监测的过程中，发现胎儿脐动脉血流及大脑中动脉血流出现异常，并在间隔15天后做了二次评估，孕31^{+4}周因患者未足月胎膜早破，予剖宫产终止妊娠，母婴愈后良好。

三、结语

目前对于双胎宫颈机能不全是否行宫颈环扎术循证医学证据有限，应谨慎使用。对于孕28周之前宫颈长度明显缩短（<15mm）、宫口扩张的双胎妊娠，排除感染及宫缩的情况下可考虑使用救援性或紧急性宫颈环扎术，延长孕周，改善妊娠结局。熟练的环扎技巧、恰当应用羊水减压术及宫缩抑制剂是治疗成功的重要保障。

第七节 腹式子宫峡部环扎术治疗宫颈机能不全

宫颈机能不全是流产或早产的高危因素，目前宫颈环扎术是治疗宫颈机能不全的唯一术式和有效方法。对已诊断的宫颈机能不全，因宫颈解剖异常（如宫颈过短、广泛性宫颈切除术后、宫颈瘢痕挛缩坚硬等）无法行经阴道宫颈环扎（transvaginal cervical cerclage，TVCC）及反复TVCC失败的患者，孕前经腹腔镜宫颈环扎术（laparoscopic transabdominal cervical cerclage，LTACC）是绝佳的补救治疗。现报道2例孕前行LTACC，并成功获得存活新生儿的病例。

一、病例报告

◎病例1

患者36岁，因“双胎妊娠，停经34^{+6}周，腹泻伴下腹坠胀1天，孕前LTACC术后”于2019年2月8日入广医三院。末次月经2018年6月9日，预产期2019年3月16日。2018年6月27日因多囊卵巢综合征、继发不孕在广医三院行IVF-ET助孕，移植两枚3天冷冻胚胎。孕7^{+1}周超声提示：宫内双活胎（DCDA）如孕7^{+}周，宫颈长度28mm，T形。孕6～10周反复间歇性少许阴道出血，住院给予孕酮支持治疗至孕11周。孕11^{+4}周超声提示：宫内双活胎（DCDA）NT1.9mm/1.5mm。孕13^{+1}周经阴道超声宫颈长度测量提示（图3-24）：双绒双羊，环扎线位于宫颈解剖学内口，宫颈管呈T形。定期每2～3周产检1次，经阴道超声测宫颈长度变化情况（表3-3），孕22^{+3}周胎儿超声排畸检查未提示异常，孕26周糖耐量筛查无异常。孕30^{+2}周阴道超声测宫颈长度提示（图3-25）：宫颈长度仅剩12mm，内口明显扩张，宫颈管呈开口向上弧形，上段内见强回声，强回声距离宫颈内口约0，距离外口约15mm，入院予地塞米松促胎肺成熟治疗。2月7日晚上因进食不洁食物后，出现腹泻，3次/天，无呕吐，无明显腹痛及阴道流血流液，未就诊，今日出现下腹坠痛不适，遂急诊入院。发病以来，小便正常，胃纳、睡眠可。孕期胎儿医学科曾动员患者减胎，患者拒绝。孕22周孕酮凝胶塞肛、硝苯地平片口服抑制子宫收缩等治疗至今。

孕3产0，2015年孕19周难免流产。2017年孕18周，双胎外院TVCC，孕25周难免流产。考虑既往2次中孕流产史，确诊宫颈机能不全，高龄，IVF-ET助孕前4个月外院行腹腔镜下子宫峡部U形环扎术。

入院体查：体温36.6℃，心率92次/min，呼吸18次/min，血压118/82 mmHg，孕前体重52kg，孕前BMI 20.31kg/m^2，孕期增重18kg，身高160cm。心肺听诊无异常，腹部软，无压痛，肠鸣音活跃5次/min。宫高37cm，腹围107cm，头先露，ROA/LSCA，未衔接，偶有宫缩，胎心率145次/min和148次/min。阴窥检查：宫颈中位，质软，消退70%，宫口未开，S-3，宫颈Bishop评分5分。

入院诊断：①孕3产0，孕34^{+1}周，LOA，双胎妊娠，先兆早产；②急性胃肠炎；③宫颈机能不全（LTACC后）；④双胎妊娠；⑤体外受精胚胎移植术后。

入院后查血常规：WBC 12.74×10^9/L，NEU% 79.8%，RBC 3.96×10^{12}/L，PLT 196×10^9/L，CRP 25.16mg/L，PCT 0.052ng/mL，胎心监护有反应型。胎儿超声示，胎儿1：ROT，双顶径88.5mm，头围342.8mm，腹围318.4mm，股骨长67.2mm，胎重2 692g，羊水最大暗区50mm；胎儿2：LSCA，双顶径84mm，头围310mm，腹围310.4mm，股骨长63.5mm，胎重2 300g，羊水最大暗区30mm。给予口服头孢呋辛片及蒙脱石散治疗胃肠炎，腹泻症状好转，无腹痛，偶有下腹紧缩感。入院后第6天，患者出现不规则下腹痛，急诊剖宫产娩出两活男婴，体重2 320g/2 810g，Apgar评分1min：10/10分，5min：10/10分，见环扎线深陷子宫下段峡部，难以拆除，未处理。伴发宫缩乏力，行双侧子宫动脉上行支结扎和局部8字缝合止血，术中失血1 050mL。术后恢复好，产后给予抗生素预防感染，后5天出院。新生儿入住新生儿科观察3日出院。

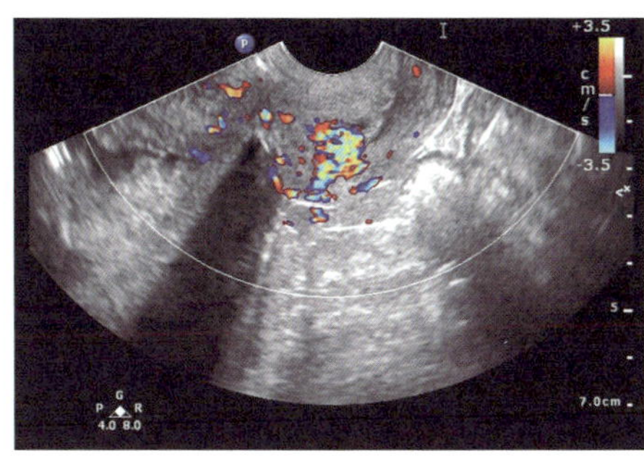

图3-24　孕13⁺周宫颈长度超声

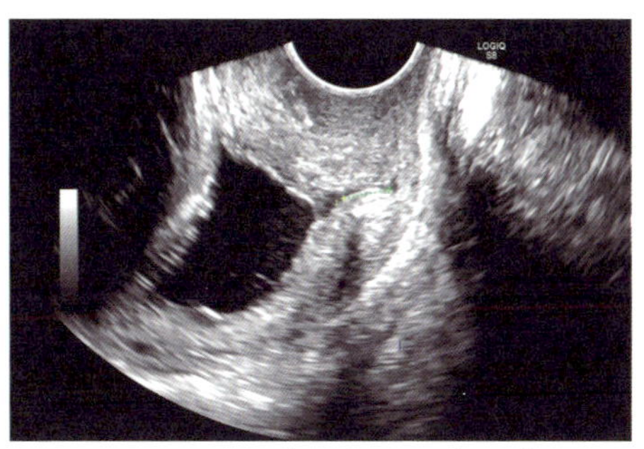

图3-25　孕30⁺周宫颈长度超声

表3-3　定期阴道超声宫颈长度变化

孕周	经阴道宫颈超声
16^{+1}周	宫颈管呈T形，宫颈长度30mm
19^{+1}周	宫颈管呈T形，宫颈长度30mm
22^{+3}周	宫颈管呈T形，宫颈长度25mm
24^{+3}周	宫颈管呈Y形，宫颈长度23mm
26^{+3}周	宫颈管呈Y形，宫颈长度22mm
28^{+3}周	宫颈管呈Y形，宫颈长度22mm
30^{+2}周	宫颈长度仅剩12mm，内口明显扩张，宫颈管呈开口向上弧形，上段内见强回声，强回声距离宫颈内口约0，距离外口约15mm
32+2周	宫颈长度仅剩10mm，内口明显扩张，宫颈管呈开口向上弧形，上段内见强回声，强回声距离宫颈内口约0，距离外口约13mm

◎病例2

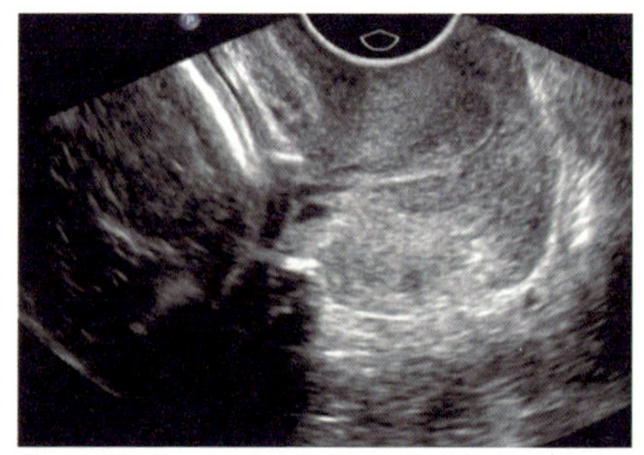
图3-26　孕22周宫颈长度超声

患者31岁，因“停经37^{+3}周，第二次宫颈环扎术后2月余，下腹胀痛6小时”于2019年5月5日入我院。末次月经2018年8月16日，推算预产期2019年5月22日。本次受孕为体外受精胚胎移植术后，2018年9月5日我院生殖科植入D5鲜胚1枚。孕8周超声提示：宫内单活胎如孕7^{+}周，宫颈长度28mm，T形。孕12周NT、NIPT、孕22周超声排畸检查和OGTT均未见异常。孕22周复查经阴道超声提示（图3-26）：宫颈长度25mm，宫颈内口V形扩张，内口开5mm，部分羊膜囊膨入宫颈管。孕23周复查经阴道超声提示（图3-27）：宫颈长度15mm，宫颈内口U形扩张。考虑仍存在宫颈机能不全，孕23^{+6}周在腰麻下经阴道行救援性宫颈环扎术，术中见宫口开大0.5cm，隐约可见羊膜囊凸出，采用慕斯林环扎带行经阴道宫颈环扎术，环扎后宫颈长1.5cm，术程顺利，术后单次使用抗生素预防感染，及静脉滴注利托君2天抑制宫缩治疗。术后2天复查经阴道超声提示（图3-28）：宫颈长度32mm，内口未见扩张，术后5天出院。门诊定期复诊，持续给予孕酮凝胶和硝苯地平片抑制宫缩治疗。患者精神食欲好，睡眠佳，大小便正常。

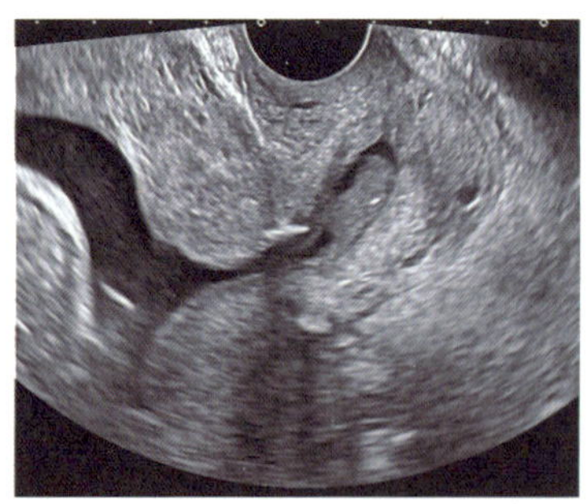
图3-27　孕23周宫颈长度超声

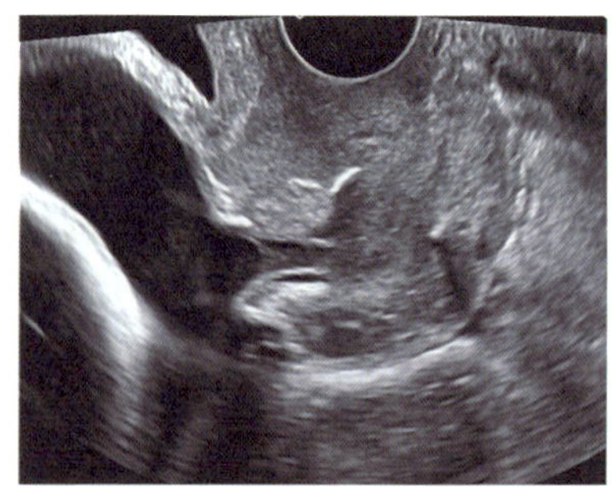
图3-28　术后第2天宫颈长度超声

既往体健，2016年我院行腹腔镜下左侧卵巢子宫内膜异位囊肿剔除术，孕2产0，2017年体外受精胚胎移植、孕23^{+}周双胎自然流产一次，流产后胎盘病理报告示：急性绒毛膜羊膜炎。2018年3月外院行孕前LTACC。

入院体查：体温36.5℃，心率98次/min，呼吸18次/min，血压126/75mmHg，孕前体重62kg，BMI 24.21 kg/m^2，身高160cm，孕期增重11kg。心肺听诊无异常，腹部软，无压痛，宫高28cm，腹围99cm，头先露，LOA，未衔接，有不规律宫缩，间隔10～20min，持续15～30s，强度中。阴窥检查：宫颈中位，质软，消退50%，宫口未开，S-2，宫颈Bishop评分5分。

入院诊断：①孕2产0，孕37^{+3}周，单活胎，先兆早产。②宫颈机能不全二次宫颈环扎（经腹+经阴道）术后。③不良孕产史。

入院后立即查血常规：WBC 13.98×10^9/L，NEU% 81.6%，RBC 4.34×10^{12}/L，PLT 298×10^9/L，CRP 27.03mg/L，PCT 0.114ng/mL，凝血常规、肝肾功能无异常。产科B超：宫内妊娠，单活胎，胎方位ROT，胎重2 692 g，双顶径87.8mm，头围322.8 mm，腹围318.4mm，股骨长67.2mm。胎盘位于子宫前壁，羊水最大区7.7cm。胎心监护有反应，有不规律宫缩。遂安排急诊剖宫产终止妊娠+拆除阴道宫颈环扎线，分娩一活男婴，重2 950g，Apgar评分1min：10/10分，5min：10/10分，10min：10/10分，胎盘胎膜娩出完整，产后出血520mL。给予加强抗感染、促宫缩治疗，产后5天母婴出院。

二、临床体验和分享

（一）宫颈环扎术的手术分类及优势

宫颈环扎术作为宫颈机能不全唯一有效的治疗方法，其分类有多种，从手术途径分为：经阴道环扎及经腹环扎。国内外临床实践已证明宫颈环扎的穿刺点和环扎带的位置会直接影响妊娠结局，环扎带越接近宫颈内口效果越好。TVCC一般均在妊娠中期进行，是当前使用最多和使用时间最久的宫颈环扎术式。最常用的为经改良后的McDonald和Shirodkar宫颈环扎

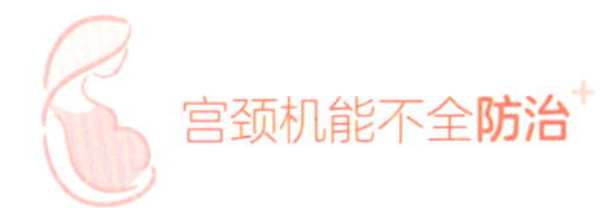

术。首次行环扎手术，一般建议TVCC，该方法简单易行，成功率高，并发症少，拆除环扎线简单，分娩方式的选择主要取决于产科指征，但胎膜破裂、绒毛膜羊膜炎、宫颈裂伤等并发症发生较经腹环扎者多。因为TVCC部位仅是在宫颈阴道顶端穹隆部，不能使宫颈内口维持有效张力来对抗随孕周延长而增加的宫腔压力，随着孕周增加，宫颈内口扩张，羊膜囊楔形凸入宫颈管内，容易引起胎膜早破、难免流产或早产，这可能是反复TVCC失败的原因之一。而经腹宫颈环扎术（transabdominal cervical cerclage，TACC）则在子宫峡部的位置相当于处于宫颈内口水平，更符合宫颈生理解剖结构特点，且腹腔镜子宫峡部环扎在腹腔内进行，阴道内无伤口，减少了感染的机会，避免了TVCC造成感染及胎膜早破的风险；孕期患者不需严格卧床，生活可以自理。另外，由于慕斯林环扎带与人体组织相容性非常好，如果患者有再次妊娠的需要，在剖宫产时可以不拆除环扎带，以便再次妊娠不需再次环扎。有学者建议经阴道环扎失败者都应该行经腹环扎，以改善妊娠结局[1]。

TVCC常见并发症为出血、泌尿系统感染和缝线进入宫颈管等，发生率为0.5%～10%，并发症常随孕周的增加及宫颈的扩张而增多，当胎膜破裂或宫颈扩张时行环扎术会增加并发症的风险[2]。而TACC术也有一定的缺点，其开腹手术创伤较大，患者术后恢复慢，且手术引起的相关并发症较多。如较大的腹壁瘢痕、流产、盆腔炎症、手术造成盆腔粘连影响再次妊娠等。文献报道TACC术的手术并发症发生率为3%，主要有大量出血，肠管、膀胱损伤或子宫动脉损伤等[3-4]，罕见并发症为术后妊娠晚期环扎线处子宫破裂[2]。2011年英国皇家妇产科医师学会发表的指南[5]中指出：据一项系统综述报道，与重复TVCC的妇女相比，经腹宫颈环扎术的妇女在妊娠24周前和33周围产儿死亡/分娩的风险较低（6% vs 12.5%）和（10% vs 38%；P=0.01）（n=117）。然而，严重并发症(需要输血、膀胱/肠/子宫动脉损伤、麻醉问题)的发生率较高（3.4% vs 0）。

夏恩兰团队认为，经腹腔镜预防性宫颈环扎术患者的围产结局与经阴道预防性宫颈环扎术相似，但孕中晚期并发症发生率高于后者。预防性宫颈环扎术后患者是否发生早产与感染相关，而与手术前后宫颈长度及宫颈内口无关。孕前手术的优点包括避免妊娠期开腹，减少出血发生率。对临床医生来说，缺点是如果这次妊娠在早中期出现流产那么妊娠管理的难度将会上升[6]。

这2个病例，体现了LTACC的好处，孕期患者不须严格卧床，生活可以自理，也没有因先兆晚期流产或早产多次住院。

（二）经腹宫颈环扎术（TACC）的指征、时机和方法

TACC主要针对由于宫颈机能不全具有环扎术指征而由于解剖局限性无法施术患者的补救治疗（例如宫颈切除术），或者应用与TVCC失败导致孕中期妊娠丢失的案例中。适应证为已诊断的宫颈机能不全，因宫颈解剖异常（如宫颈过短、广泛性宫颈切除术后、宫颈瘢痕挛缩坚硬等）无法行TVCC及反复TVCC失败的患者[3-4, 7]。

1998年，Lesser等和Scibetta等分别报道了LTACC在治疗宫颈机能不全中的应用。通过腹腔镜下穿刺缝合的方法，将慕斯林环扎带在子宫峡部两侧子宫动脉与宫壁之间的间隙穿过，将线结打在子宫峡部前方或后方，在子宫峡部水平环扎子宫峡部上缘，理论上认为可以比较准确地环扎了子宫颈内口。可以在非孕期和早孕期进行。非孕期多安排在准备妊娠前进行，注意将环扎带的松紧度调整在6.5号Hegar宫颈扩张器微阻力通过宫颈管的水平，便于经血排出及受孕，或胚胎移植，也可避免宫颈环扎过松而导致环扎失败。孕早期在宫颈峡部环扎时无法检测宫颈管直径，以尽可能扎紧子宫峡部为标准，子宫峡部变软后更容易扎紧[7]。

关于手术时机的选择，有文献报道，TACC可在孕前或中孕期进行，妊娠成功率相当。一般来说，临床上准备在孕期行TACC术的患者需在早孕期行产前诊断以排除胎儿畸形[8]。虽然在早孕晚期或中孕期胚胎发育相对较稳定，但是在孕期进行手术或多或少对妊娠都可能会产生一定的影响，如手术刺激可引起宫缩，使手术失败率增加；缝扎过紧可影响子宫血液循

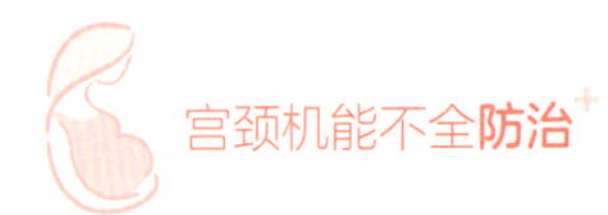

环，影响胎儿生长发育；缝扎过松可使胎膜早破、难免流产或早产风险增加。另外，孕期手术可使手术难度增加，不但不能在宫腔内放置扩条及操纵器，而且宫颈缝扎线的紧张度很难控制适当。此外，妊娠期盆腔血运丰富，血管增多、血管面积增加，使术中失血量明显增多。大多数学者认为孕前手术更为合适，因为孕前子宫比较小，宫腔内放置操纵器更有利于手术操作，并且绝对不可能对胎儿造成影响。同时，孕前择期手术可允许患者在术后恢复一段时间再准备妊娠，这样无需在孕期这样特殊的时期经历两次开腹手术[4,7,9]。

国内夏恩兰团队报道“极简式LTACC”：于孕前或孕早期（8～12周）进行，患者取改良截石位，用丙烯宫颈环扎带（Mersilene RS-22，USA），将环扎带两端弯针扳直，不需要打开膀胱反折腹膜及下推膀胱，不分离宫旁血管，将子宫置于前屈位，于宫颈外2～3mm处、骶韧带上方1.5cm 水平由后向前穿刺，放置子宫为水平位，上推穿刺针至宫颈旁显露针尖，拔针时牵拉带出环扎带。同法处理对侧，调整位于宫颈后壁的环扎带。行宫腔镜检查， 确保环扎带未穿透宫颈管，于子宫峡部前方打4～5个外科结，拉紧环扎带并打结，修剪环扎带，完成手术[10]。

2个病例，均为孕前LTACC。病例1，孕3产0，2015年孕19周难免流产。2017年孕18周，双胎外院TVCC，孕25周难免流产。考虑既往2次中孕流产史，确诊宫颈机能不全，且有一次TVCC失败史，高龄，IVF-ET助孕前4个月外院LTACC术，指征明确。病例2，孕2产0，2016年来我院行腹腔镜下左卵巢子宫内膜异位囊肿剔除术，2017年体外受精胚胎移植、孕23$^+$周双胎自然流产一次，无医疗性LTACC指征，为患者自我要求。

（三）TACC后围产期保健和终止妊娠方法

因TACC后的患者足月妊娠或早产胎儿存活时只能采取剖宫产术结束分娩。特别是孕前环扎者，围生期规范产检更是十分必要，需时时警惕胎儿出生缺陷。如果早孕期发现胚胎异常，妊娠10周内者均可经阴道及时行人工流产娩出胎儿；对于中孕期胎儿异常、死亡、难免流产或早产胎儿不能存活，且孕周较大胎儿不能经阴道娩出时，可选择两种分娩方式：第一种是剖宫取胎术，该手术方式创伤较大，且日后再次妊娠子宫破裂的风险增加；第二种是经腹腔镜或经腹取出环扎线后经阴道娩出胎儿，尽可能避免子宫多次手术。待准备再次妊娠时再行宫颈环扎术。第二种手术方式可尽量保持子宫的完整性，为目前大多数学者所推荐[9]。另外，宫颈环扎后一般要限制体力活动，适当卧床休息，为预防随孕周增加子宫的敏感性增高，在离上次不良孕产史发生前1～2周预防性使用孕酮凝胶，每天1次，塞肛至超过发生孕周后1～2周；孕24周后，必要时加用硝苯地平或利托君抑制宫缩或住院观察；因TVCC的宫颈环扎带（线）是留在体内的异物，可能引起阴道感染和绒毛膜羊膜炎，建议每2～4周复查白带1次，并以碘伏阴道抹洗；出现细菌性阴道病及时予局部药物治疗。每2～4周复查阴道彩超1次，检查宫颈长度及宫颈内口形态的变化，若孕26周前出现不伴有宫缩的再次宫口开大，有TVCC条件者，可联合行经阴道救援性宫颈环扎。如有阴道分泌物增多、下坠、下腹部发硬等疑似产兆的症状，应随时就诊入院观察。如无上述征兆，也建议孕28周后每周胎监1次，嘱咐单胎患者于妊娠37～39周、双胎34周入院待产，行选择性剖宫产，如有产兆即刻行剖宫产，避免发生宫颈裂伤或子宫破裂[2,6]。

需特别警惕行LTACC的患者孕中晚期判断早产、临产会有很大困难，因为即使出现腹痛，无论是否为先兆早产，宫颈长度均无明显缩短，宫颈内口也未形成漏斗或开放，这种特殊变化考虑是手术所致，因为宫颈环扎带将子宫峡部机械性捆绑，即使规律宫缩也无法使环扎带下方宫颈缩短和宫颈内口开放（B型超声的提示是宫颈长度及内口均无改变）反而会过度拉伸子宫下段，导致子宫下段肌层连续性中断或切割致完全分离——子宫破裂的发生。国内报道多例LTACC孕妇，孕晚期出现阵发性下腹痛（规律宫缩），硫酸镁、利托君等不能抑制，考虑临产，行紧急剖宫产时发现子宫破裂，母儿预后不良。LTACC后患者的子宫下段与瘢痕子宫下段有类似的瘢痕化表现，是否测量子宫下段肌层连续性也许有助于早期发现患者临产时发生子宫破裂，值得深入进一步研究[2,6]。

本组均定期高危门诊和护理防早产门诊产检，病例1为双胎妊娠，母胎监护和体重管理良好，仅用孕酮凝胶和硝苯地平片抑制宫缩，未出现并发症。在孕34^{+6}周，腹泻伴下腹坠胀1天，腹泻诱发先兆临产急诊入院；病例2，孕期定期超声监测宫颈情况时发现，宫颈长度缩短。宫颈内口扩张，部分羊膜囊膨入宫颈管，孕23^{+6}周在腰麻下经阴道行救援性宫颈环扎术，手术效果良好。在停经37^{+3}周，下腹胀痛6h，拟先兆临产入院。两者均急诊剖宫产终止妊娠，病例1因双胎宫腔容积大，加上子宫峡部环扎术后也影响子宫收缩，产后出血1 050mL。病例2同时拆除阴道宫颈环扎线。医护患观察、沟通和处理及时，母胎孕期监护良好，均未出现宫颈裂伤或子宫破裂等严重分娩并发症。

（四）遗留缝线的处理

一次孕前LTACC可妊娠1次以上。本院1例LTACC的患者术后成功足月妊娠分娩2次，最后在患者要求下，第二次剖宫产时顺利取出缝线。这说明环扎线及环扎手术不影响妊娠率，取出缝线也并非困难至极。Gibb等认为孕前LTACC会使缝线在腹腔内的时间延长，以后拆除缝线会很困难[11]。但是实际上，所有孕妇均剖宫产终止妊娠，故可以术中同时拆除缝线，无需在分娩前特意手术拆除。对于有继续妊娠要求的患者可保留缝线。Mark 等报道有2例患者分娩后有慢性盆腔痛，腹腔镜下取出缝线后症状缓解[12]。然而，对大多数妇女来说，保留环扎线并未见明显的副反应。中山大学附属第一医院姜红叶报道了16例孕前LTACC患者中，8例已分娩者剖宫产术中均未拆除缝线，环扎术后平均18.5个月（1～40个月），距剖宫产术后平均14个月（2～27个月），均无不适感[9]。因此，无症状时可保留环扎线，以备患者再次妊娠。当患者有反复盆腔炎症、慢性盆腔痛时可考虑取出缝线[9,12]。

2个病例孕前LTACC的缝线均未在剖宫产手术同时取出，病例1是双胎，环扎线嵌入子宫肌层，拆线困难，恐引起大出血；且患者已因宫缩乏力正在发生产后出血，故未拆线。而病例2则自我要求保留缝线，备孕二孩，故也未拆线。

总之，通过这2例病例的处置，我们认为LTACC治疗宫颈机能不全的临床疗效是肯定的，弥补了部分患者无法行经阴道环扎的缺憾，并获得与经阴道预防性宫颈环扎术相似的围产结局，虽然单胎或双胎妊娠合并宫颈机能不全时采用孕前LTACC治疗是一个可供临床借鉴的选择方案，但建议宫颈机能不全患者，尽量选择单胎妊娠，孕期要密切监护，个体化选择是否需要联合TVCC，以减少不良母儿预后。

参考文献

[1] CARTER J F, SOPER D E, GOETZL L M, et al. Abdominal cerclage for the treatment of recurrent cervical insufficiency: laparoscopy or laparotomy? [J]. Obstet Gynecol, 2009, 201(1): 111.

[2] 夏恩兰. 宫颈环扎术并发症[J]. 国际妇产科杂志, 2016, 43(6): 618–622.

[3] DEFFIEUX X, FAIVRE E, SENAT M V, et al. Fertility outcome following transvaginal cervicoisthmic cerclage using a polypropylene sling[J]. Int J Gynecol Obstet, 2010, 109(1): 37–40.

[4] WHITTLE W L, SINGH S S, ALLEN L, et al. Laparoscopic cervicoisthmic cerclage: surgical technique and obstetric outcomes[J]. Int J Gynecol Obstet, 2009, 201(4): 364. e1–7.

[5] Royal College of Obstetricians and Gynaecologists. Cervical Cerclage (Green–top Guideline No. 60) [J]. An International Journal of Obstetrics & Gynecol, 2011, 58: S25–21.

[6] 朱海燕, 马宁, 徐澈, 等. 经腹腔镜预防性宫颈环扎术对孕中晚期并发症及围产结局的影响[J]. 中国医刊, 2019, 54(1): 46–50.

[7] SCIBETTA J J, SANKO S R, PHIPPS W R.Laparoscopic transabdominal cervicoisthmic cerclage [J]. Fertility and Sterility, 1998, 69 (1): 161–163.

[8] DEBBS R H, DELA V G A, PEARSON S, et al. Transabdominal cerclage after comprehensive evaluation of women with previous unsusessful transvaginal cerclage [J]. Am J Obstet Gynecol, 2007, 197 (3): 317. e1–4.

[9] 姜红叶, 陈淑琴, 陈玉清, 等. 腹腔镜下宫颈环扎术治疗宫颈机能不全 [J]. 中国实用妇科与产科杂志, 2012, 28 (4): 300–302.

[10] 赵玉婷, 黄晓武, 夏恩兰, 等. 孕前“极简式”腹腔镜下宫颈环扎术的临床应用 [J]. 国际妇产科学杂志, 2016, 43 (6): 634–637.

[11] GIBB D M, SALARIA D A. Transabdominal cervicoisthmic cerclage in the managementof recurrent second trimester miscarriage and preterm delivery [J]. Obstet Gynecol, 1995, 102 (10): 802–806.

[12] MARK M, David H. Long–term sequelae of abdominal cervical cerclage and a minimally invasive approach to resolution [J].Gynecol Surg, 2009, 6: 53–55.

第八节　经阴道宫颈环扎术后膀胱阴道瘘

宫颈环扎术已成为现代产科中广泛接受的一种手术。但环扎术后的瘘管形成罕见，是常被忽视的并发症。鉴于大多数环扎手术在妊娠中期进行，瘘管累及泌尿系统，术后阴道漏液为其独特的临床表现，与胎膜早破鉴别困难，常导致漏诊和误诊。

一、病例报告

患者33岁，因“经阴道宫颈环扎术后6月余，发现膀胱阴道瘘1月余”于2015年3月5日入住我院泌尿外科。

患者结婚9年，丈夫体健。孕4产0，2005年早孕人流1次，2009年9月孕19周自然流产，2014年孕22周胎膜早破自然流产。末次月经2014年5月12日，预产期2015年2月19日。本次为自然受孕，8月12日超声提示：宫内妊娠，12周，NT 1.0mm。血清学早期唐氏筛查阴性，因2次中孕流产史，孕13周在外院住院行“预防性宫颈环扎术”，予慕斯林环扎带以U形环扎手术，顺利，术后3天出院。孕22^{+3}周胎儿超声排畸检查未提示异常，孕26周糖耐量筛查无异常。分别于10月18日、11月21日因少许阴道流液在外院住院，抗感染促胎肺成熟治疗，治疗一周好转后出院。12月5日，因“停经29^{+2}周，宫颈环扎术后4月，阴道少量流液55天”拟诊“胎膜早破，先兆早产”入住本院。中段尿培养：大肠埃希菌生长。入院第2天，宫口开大2cm，18:30拟“胎膜早破、早产临产、横位”急诊“剖宫产术+宫颈环扎线拆除术”，娩出一活男婴，体重1 150g，Apgar评分1min：8/10分，5min：10/10分，脐带绕足2周，紧。手术出血200mL，顺利。术后予头孢呋辛抗感染，当天下午发热38.7℃，次日拔除尿管，自觉有溢尿，无寒战、咳嗽和腹痛，高热40℃，改头孢哌酮钠舒巴坦钠抗感染，复查WBC 6.98×10^9/L，NEU% 85.6%，RBC 4.34×10^{12}/L，PLT 298×10^9/L，CRP 178.25mg/L，PCT 0.114ng/mL，凝血常规、肝肾功能无异常。术后第5天热退，但自觉溢尿明显，不能自控，术后7天诊断“尿失禁？尿瘘？”予盆底康复治疗及停留导尿管1月保守治疗出院。胎盘病理提示：急性弥漫性重度胎膜炎、脐带血管炎、绒毛膜板下绒毛间隙炎，绒毛纤维素性沉积增多，绒毛局部可见钙化。2015年1月28日行膀胱镜检查提示：于膀胱三角区后部偏左侧，可见一个长约1cm瘘口，确诊为“膀胱阴道瘘”，建议产后3个月住院手术治疗，遵嘱入院。发病以来，胃纳睡眠可，少量阴道流液，无尿频、尿急、尿痛，无排尿困难，大便正常，体重无明显减轻。新生儿出生后转入新生儿科观察30日出院，目前状况良好。

入院体查：体温36.6℃，心率92次/min，呼吸18次/min，血压118/82mmHg，体重52kg。心肺听诊无异常，腹部软，无压痛和反跳痛，肠鸣音活跃5次/min，双肾区无叩痛，输尿管行程无压痛，膀胱不胀，无压痛。阴窥检查：外阴正常，阴道通畅，阴道前穹隆12点处近宫颈前唇位置见约1.0cm×0.5cm缺口，见少量清亮液体渗出，宫颈肥大，光滑，无接触性出血，子宫前位，常大，活动好，无压痛，双附件区未扪及异常。

入院诊断：①膀胱阴道瘘。②经阴道宫颈环扎术后。③子宫下段剖宫产和宫颈环扎拆线术后。

入院后查血常规：WBC 7.98×10^9/L，NEU% 81.6%，RBC 4.15×10^{12}/L，PLT 295×10^9/L，CRP 27.03mg/L，PCT 0.114ng/mL，凝血常规、肝肾功能、感染四项无异常。尿液分析：U-RBC 27个/μL，U-WBC 38个/μL，BLD（+++），SG≥1.030。静脉肾盂造影：①未见膀胱阴道瘘征象。②右肾结石，右侧输尿管上段扩张，双肾功能正常。入院后多学科讨论并征求患者

意见，考虑患者希望单次手术永久解决尿瘘，决定采用最经典的“膀胱内膀胱阴道瘘修补术”。3月8日择期腰硬联合麻醉下行“膀胱镜检查术+膀胱内膀胱阴道瘘修补术”，膀胱镜检查见：于膀胱三角区后部偏左侧，可见一个长约0.6cm瘘口，左右输尿管开口正常，喷尿正常，行左、右输尿管逆行插管（5F）15cm。经腹部切开打开腹腔，经膀胱切开，见瘘口位于膀胱三角区上方的膀胱体部，瘘口直径0.6cm，距离输尿管开口约1cm，围绕瘘口切开膀胱黏膜，黏膜下分离至肌层及阴道瘘口处黏膜，切除瘘道，阴道黏膜用2个0可吸收线横向间断缝合2针，膀胱肌层用3个0可吸收线纵向8字缝合2针，膀胱黏膜用3个0可吸收线横向间断缝合2针，完成膀胱阴道瘘修补，术后观察双侧输尿管开口喷尿正常，留置尿管、膀胱造瘘管和耻骨后引流管。手术顺利。术后常规抗感染治疗，第3天拔除耻骨后引流管，第10天拔除膀胱造瘘管，第13天拔除尿管，自行排尿顺利，第14天出院。随访3年，预后良好。

二、临床体验和分享

（一）尿瘘的病因、预防及宫颈环扎术的安全性

尿瘘是指生殖道与尿道之间有异常通道，主要表现为阴道不自主漏尿。尿瘘可发生在生殖道与泌尿道之间的任何部位，如膀胱阴道瘘、尿道阴道瘘、输尿管阴道瘘等，其中膀胱阴道瘘最为常见。膀胱阴道瘘的发生多与临床操作有关，在发达国家，90%的患者其膀胱阴道瘘为医源性膀胱损伤造成，包括妇科手术、盆腔肿瘤放化疗，其中经腹全子宫切除术后最常见，发生率为0.1%～0.2%；在发展中国家，发生膀胱阴道瘘的主要原因则是产程导致膀胱阴道缺血坏死。此外，阴道异物、晚期肿瘤侵蚀、外伤也可导致膀胱阴道瘘的发生[1]。

宫颈环扎术作为宫颈机能不全唯一有效的治疗方法，尿瘘风险报道罕见。经阴道宫颈环扎（TVCC）一般均在妊娠中期进行，是当前使用最多和使用时间最久的宫颈环扎术式。最常用的为经改良后的McDonald和

Shirodkar宫颈环扎术。已证明宫颈环扎的穿刺点和环扎带的位置直接影响妊娠结局，环扎带越接近宫颈内口效果越好，环扎位置在宫颈内口水平，符合宫颈扩张的理论，低位环扎在子宫颈内口下方，则无法阻止其内口扩张。但高位环扎在子宫颈内口上方，有发生输尿管宫颈瘘和膀胱阴道瘘的风险[2]。

国内外文献报道，TVCC术并发症发生率低，严重并发症罕见。最常见的并发症包括胎膜早破、绒毛膜羊膜炎、子宫内膜炎、围手术期出血、宫颈裂伤、环扎线或环扎带移位等。与手术时机及拆线不及时有关，紧急宫颈环扎术的并发症发生率明显高于选择性宫颈环扎术者[2]。2015年Aydin等[3]报道紧急宫颈环扎术的并发症发生率高达36.4%（27/74），且有1例于妊娠20周突发腹痛，宫颈后壁有2cm横裂，终止妊娠。2013年Seravalli等[4]报道1例产时发生宫颈撕裂，宫颈撕裂的发生为拆线不及时所致，应该是可以避免的并发症。

宫颈环扎术少见的并发症有膀胱宫颈瘘、输尿管宫颈瘘等，也与拆线不及时和/或不完整导致残留环扎缝线移位有关。国内外仅见个案报道。2007年Wall等[5]报道1例有宫颈锥切史的患者行TVCC，术后2周出现膀胱阴道瘘。提示有宫颈手术史的患者宫颈周围的解剖学结构会发生变化，手术时应该解剖开宫颈周围的组织再行环扎，以避免伤及临近脏器。2011年Ruan等[6]报道1例行TVCC的患者10年后反复泌尿系感染，血尿，膀胱镜检查发现环扎带移位于膀胱，2cm的膀胱结石粘贴在环扎带上，经膀胱镜取出。2013年Madueke-Laveaux等[7]报道1例TVCC后2013年诊断膀胱阴道瘘的患者，致病的原因为产时环扎带未取干净，残留环扎带侵蚀膀胱组织，导致膀胱阴道瘘。提示临产时要完整取出环扎带，即使产时情况紧张，待第三产程后，核对取出环扎带的长短，如疑有残留，应即刻在穹隆及宫颈阴道段认真寻找取出，避免环扎带晚期并发症的发生。2015年Ng等[8]报道1例妊娠19周行TVCC者，发生膀胱阴道瘘，原因多因素：①多次手术史（妊娠早期及中期流产各2次，剖宫产2次）导致宫颈周围组织的解剖学变异。

②环扎位置过高。③宫颈不适当的牵拉。④环扎带的侵蚀和移位。因此术前要谨慎选择病例，环扎的位置不要过高，牵拉宫颈要适当，以减少发生各种瘘的可能性。

我们报告的这例患者，因2次中孕流产史，孕13周在行“预防性宫颈环扎术”，予以慕斯林环扎带U形环扎，手术顺利，术后3天出院。术后2月出现阴道流液（漏尿），拟高位破膜、阴道炎第二次住院治疗，1周后出院。孕29^{+2}周，宫颈环扎术后4月，阴道少量流液55天，横位、临产再次入院，剖宫产终止妊娠，术后阴道流液稍明显，产后一个半月行膀胱镜检查提示：于膀胱三角区后部偏左侧，可见一个长约1cm瘘口，才确诊为“膀胱阴道瘘”。分析此例发病的原因与2015年Ng等报道的类似：①多次手术史（妊娠早期1次及中期流产2次），有可能导致宫颈周围组织的解剖学变异。②宫颈短小（孕13周阴道段15mm）。③环扎手术时宫颈不适当的牵拉。④慕斯林环扎带的侵蚀。也提示术前要谨慎选择病例，环扎的位置不要过高，牵拉宫颈要适当，以减少发生膀胱阴道瘘发生的可能性。

（二）围产期膀胱阴道瘘的早期诊断

通过病史、典型临床表现和影像学检查可以确诊。

重视有膀胱阴道瘘形成风险的妇女进行详细的病史询问和体检。其中包括患者有以前的TVCC环扎、经腹环扎、复杂宫颈手术的病史和剖宫产史。

膀胱阴道瘘的典型临床表现：阴道不自主漏尿。漏尿出现的时间可因产生尿瘘的原因而异，压迫性坏死形成瘘孔者多在产后、术后10天左右组织脱落后开始漏尿；环扎术后医源性膀胱阴道瘘的常见症状是：环扎后几天甚至几周后出现持续性阴道内漏尿。漏尿量的多少因瘘孔的部位、大小和患者体位而异。损伤范围不累及尿道内括约肌者，膀胱仍能保留一定量的尿液，能自控排尿；膀胱阴道瘘的瘘孔大者，完全失去自控性排尿；瘘孔小或瘘道弯曲者，不但漏尿量少，且平卧时不漏尿，站立后才漏尿[1]。

环扎术后膀胱阴道瘘需要鉴别诊断的主要是阴道炎及胎膜早破。若瘘孔小或瘘道弯曲者，不但漏尿量少，且平卧时不漏尿，站立后才漏尿者，孕期极易漏诊，多误诊为阴道炎及胎膜早破。因为阴道炎及胎膜早破是TVCC最常见的并发症，少量漏尿收集样本进行样本成分鉴定极其困难，且渗漏的尿液与阴道分泌物混杂，也难以分离，更因为阴道存在的菌群在膀胱阴道瘘患者中更易生长，并发严重的尿路感染、阴道炎和绒毛膜羊膜炎。漏诊和误诊可能导致慢性瘘管的发展，妊娠期间复发肾盂肾炎、脓毒症，早产临产的分娩及相关产伤疾病，若阴道分娩未遂也可能导致进一步阴道内瘘扩大至子宫段和膀胱段，导致产妇大出血及灾难性死亡。

当妊娠患者的诊断考虑为膀胱阴道瘘时，首选膀胱镜检查，因为技术上很容易实施，而且安全性好，可以进一步明确瘘口的数量、位置、大小及与输尿管开口的距离、瘘口周围组织条件等，同时进行亚甲蓝试验也有助于鉴别膀胱阴道瘘与输尿管阴道瘘。产后则首选静脉肾盂造影（IVP）或泌尿系统增强CT及三维重建（CTU），通过造影剂的外泄部位来明确诊断，同时可鉴别输尿管阴道瘘，有助于治疗方案的确定[1,11]。

2015年Ng等[8]报道1例妊娠19周行TVCC者，术后2周漏尿，症状日益加重，误认为是少量羊水流出直至妊娠34周出现败血症，磁共振成像（MRI）提示输尿管阴道瘘，才得以诊断和治疗。而我们报告的这例患者，因2次中孕流产史，在孕13周行“预防性宫颈环扎术”，予以慕斯林环扎带U型环扎，顺利，术后3天出院。术后2月出现阴道流液（漏尿），拟高位破膜和阴道炎住院治疗1周出院，孕29^{+2}周，宫颈环扎术后4月，阴道少量流液55天，横位、临产再次入院，中段尿培养：大肠埃希菌生长。推测早产与尿瘘导致阴道炎、绒毛膜羊膜炎和泌尿系统感染有关，剖宫产终止妊娠，胎盘病理提示：急性弥漫性重度胎膜炎、脐带血管炎、绒毛膜板下绒毛间隙炎，绒毛纤维素性沉积增多，绒毛局部可见钙化。术后阴道流液稍明显，高热5天，血培养未见细菌生长。予头孢哌酮钠舒巴坦钠治疗5天，体温正常2天出院，诊断“尿失禁？尿瘘？”予盆底康复治疗及停留导尿管1月保守治疗，产后一个半月行膀胱镜检查确诊为“膀胱阴道瘘”。提示妊娠期膀胱阴道瘘的早期诊断困难，母婴并发症严重，须提高警惕。

（三）围产期膀胱阴道瘘的治疗

尿瘘处理原则：尿瘘是影响生活质量的非致命性疾病。在这类非致命、影响生活质量疾病处理原则上不仅要关注尿瘘瘘孔的治疗问题，还要关注疾病和临床处理引发相关生活质量问题。在尿瘘诊治时除了关注瘘孔本身，还应重视相关泌尿道症状、体表美观等问题，以及妇科、生殖、神经功能的继发影响。国际相关瘘学会对于处理尿瘘的医生要求必须遵循以下6条准则，某种程度上体现了以人为本、患者第一的观念，在临床实践中应遵照执行。

（1）瘘口修补的术者应致力于在现有的资源和环境下，给产科瘘口患者提供最好的处理。

（2）术者必须意识到这类患者心灵易受伤害，要尊重患者，并且在关于重要问题的决策时征求患者的意见。这些患者不应在未经她们同意的情况下遭受试验性治疗，对患者进行的研究应在适当的伦理委员会的监督下进行。

（3）术者必须对自己处理的患者承担个人直接责任，必须给她们提供足够便捷的后续治疗，尤其在术后的短时间内。

（4）术者应该将自己的操作实践局限于凭自己的教育、训练、经验及现有资源水平上有能力处理的患者，而对于复杂的患者应毫不犹豫地转送上级医院。

（5）术者应通过规律地收集和回顾关于治疗效果的客观数据，努力提高自己的临床技能。

（6）术者绝对不能为了自己的利益而利用患者，或者令这类患者遭受他人的侮辱[9-11]。

治疗环扎相关瘘采用非手术和外科手术均有成功的报道。非手术治疗仅限于分娩或手术后1周内发生的膀胱阴道瘘和输尿管小瘘孔，留置导尿管于膀胱内或在膀胱镜下插入输尿管导管，4周至3个月有愈合可能。特别是经皮输尿管微创入路支架置入术治疗输尿管阴道瘘管，包括及时放置双J支架，环扎线去除（特别是胎儿有生存能力后）和广谱抗生素的使用[1,11]。本例产后诊断“尿失禁？尿瘘？”予盆底康复治疗及停留导尿管1月保守治疗，效果不理想，推测与非产后急性损伤、拆除环扎线太迟、慢性瘘道已形成有关。

手术修补为尿瘘主要治疗方法，达到解剖和功能上的恢复及防止术后复发。手术治疗要注意时机选择。除手术中即刻发现的膀胱、阴道损伤推荐给予立即修复，其他医源性损伤产生的瘘一般需等待3～6个月，待手术瘢痕软化、损伤界线固定及没有自愈可能后，再考虑手术。修补尿瘘口的手术路径根据瘘孔的大小、部位和周边纤维化程度而定，但也取决于术者的手术技能和手术设备。膀胱阴道瘘一般在3个月左右进行手术修补且术后留置尿管10～14天，以16～18号粗尿管为宜，保持导尿管引流通畅，利于最佳手术效果[1,11]。术后结局本例产后1个半月行膀胱镜检查确诊，产后3个月入院行规范性的“膀胱阴道瘘修补术”，随访3年，效果良好。

总之，通过这例病例的处置，我们认为TVCC治疗宫颈机能不全的临床疗效是肯定的，也可以肯定地说，环扎术妇女发生瘘管的风险很小，但仍主张行环扎术前与患者及家属进行瘘管形成可能性的风险沟通并知情同意。另外，对于妇产科医生来说，对环扎术后反复阴道排液的妇女，须高度警惕瘘管的形成，并及时进行详细体格检查、膀胱镜和影像学等检查和评估，多学科（泌尿外科、影像科、产科和新生儿科等）联合会诊，妥善处置，改善母儿预后，降低母体泌尿系感染和脓毒症发生风险。

参考文献

［1］中华医学会泌尿外科学分会女性泌尿学组.膀胱及输尿管阴道瘘诊治专家共识［J］. 中华泌尿外科杂志，2018，39（9）：641-643.

［2］夏恩兰. 宫颈环扎术并发症［J］. 国际妇产科杂志，2016，43（6）：618-622.

[3] AYDIN T, YUCEL B, CINAR E, et al. An extraordinary complication of emergency cervical cerclage in a 20 weeks gestation: cervicoisthmic rupture [J]. Int J Gynecol Obstet, 2015, 35(8): 849–850.

[4] SERAVALLI V, POTTI S, BERGHELLA V. Risk of intrapartum cervical lacerations in women with cerclage [J]. J Matern Fetal Neonatal Med, 2013, 26(3): 294–298.

[5] WALL L L, KHAN F, ADAMS S. Vesicovaginal fistula formation after cervical cerclage mimicking premature rupture of membranes [J]. Int J Gynecol Obstet, 2007, 109(2 Pt 2): 493–494.

[6] RUAN J M, ADAMS S R, CARPINITO G, et al. Bladder calculus presenting as recurrent urinary tract infections: a late complication of cervical cerclage placement: a case report [J]. J Reprod Med, 2011, 56(3/4): 172–174.

[7] MADUEKE-LAVEAUX O S, PLATTE R, POPLAWSKY D. Unique complication of a Shirodkar cerclage: remote formation of a vesicocervical fistula in a patient with the history of cervical cerclage placement: a case report and literature review [J]. Female Pelvic Med Reconstr Surg, 2013, 19(5): 306–308.

[8] NG K L, KALE A S, GOSAVI A T. Ureterovaginal fistula after insertion of a McDonald suture: Case report and review of published reports [J]. J Obstet Gynecol Re, 2015, 41(7): 1129–1132.

[9] WALL L L, ARROWSMITH S D, HANCOCK B D. Ethical aspects of urinary diversion for women with irreparable obstetric fistulas in developing countries [J]. Int Urogynecol J Pelvic Floor Dysfunct, 2008, 19: 1027–1030.

[10] WALL L L, WILKINSON J, ARROWSMITH S D, et al. A code of ethics for the fistula surgeon [J]. Int J Gynecol Obstet, 2008, 101: 84–87.

[11] 朱兰. 重视膀胱阴道瘘诊治 [J]. 中国实用妇科与产科杂志, 2014, 30(7): 497–499.

病案讨论

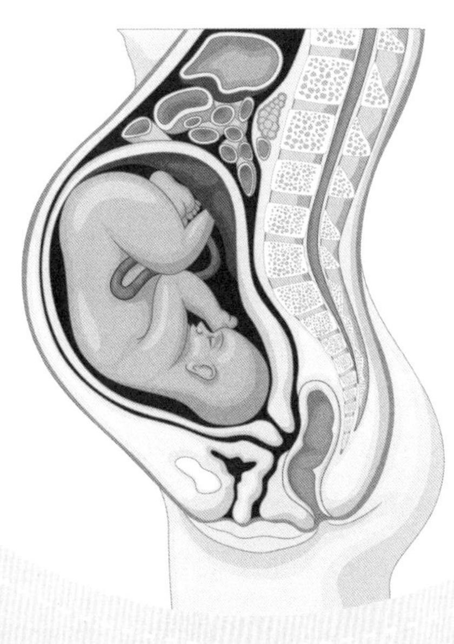

第一节　病案讨论1

【关键词】初产妇；双胎妊娠；宫颈机能不全；MB66编织线环扎；早产。

一、第一次入院

第一次入院病历摘要

患者，35岁，因宫内双胎妊娠，停经22周，B超提示"宫颈管缩短半天"于2018年12月11日入院诊治。患者因"双侧输卵管堵塞"在我院行体外受精-胚胎移植（IVF-ET）助孕，2018年7月26日移植D3胚胎2枚，核实预产期为2019年4月15日，入院当天核实孕周为22周。患者孕期在我院定期产检，NT正常，唐氏筛查为低风险。2018年12月11日行产科Ⅲ级B超提示：两胎儿结构未见明显异常，宫内双胎妊娠（双绒毛膜双羊膜囊），大小如孕周；经阴道超声宫颈长度测量提示：宫颈内口呈U形张开，残余宫颈长度约13mm。患者无腹痛、腹胀，无阴道流血、流液等不适。孕期无阴道流血，无发热，无头晕、视物模糊，无心悸胸闷、呼吸困难等不适，精神食欲佳、睡眠好，大小便正常。孕前体重42kg，现体重50kg，身高158cm，孕前BMI 16.8kg/m^2。孕期体重共增加8kg。患者既往体健，无特殊病史，孕2产0，人工流产1次；父母体健，否认家族性遗传病、精神病及传染病史。

入院查体：生命体征平稳，心肺听诊无异常，腹隆、软，无压痛、反跳痛，双下肢浮肿（-）。产科检查：宫高21cm，腹围78cm，胎儿A胎心率134次/min，胎儿B胎心率145次/min，律齐，宫体无压痛，未扪及子宫收缩。阴道检查：阴道内见中等量白色黏稠分泌物，无异味；宫颈质中，后位，宫颈管消退40%，宫口未开，宫颈管长约2cm。入院时辅助检查，血常规：白细胞计数10.15×10^9/L，红细胞计数2.75×10^{12}/L，血红蛋白86g/L，血小板计数291×10^9/L；白带常规+BV：清洁度Ⅲ度，假丝酵母菌发现菌丝和孢子，过氧化氢（+），白细胞酯酶（±），乙酰氨基葡萄糖苷酶（+）；凝血功能、降钙素原、肝功能、生化、尿液分析未见明显异常。

入院后密切母胎监测，每日监测胎动正常、胎心率正常，每日观察患者生命体征平稳，无腹痛，无阴道流血、流液等不适。予以治疗阴道假丝酵母菌性阴道炎（克霉唑阴道片500mg，阴道使用），预防早产（孕酮阴道缓释凝胶90mg，阴道使用，每晚1次），纠正贫血（多糖铁复合物胶囊300mg，口服，每天1次）等对症支持治疗。2018年12月14日复查B超示：宫颈长8mm，宫颈内口扩张，宽度约27mm，深度约18mm，见羊膜囊凸出宫颈管。阴窥检查：宫颈质软，中位，宫颈管消退60%，宫口未开，宫颈管长约1cm。复查白带常规+BV：清洁度Ⅱ度，假丝酵母菌未发现，过氧化氢（+），白细胞酯酶（-），乙酰氨基葡萄糖苷酶（-）。目前诊断：①妊娠合并宫颈机能不全；②双胎妊娠（双绒毛膜双羊膜囊）；③中度贫血；④体外受精-胚胎移植术后；⑤孕2产0，孕22^{+3}周，双活胎。目前患者无先兆流产体征，但出现宫颈管进行性缩短，特提请讨论患者进一步的诊疗方案。

第一次讨论记录

产科主治医师A：该患者停经22周，B超提示宫颈管进行性缩短，就诊时无腹痛、腹胀，无阴道流血、流液等不适，首先考虑该患者是否可诊断为宫颈机能不全。宫颈机能不全是指在妊娠中期无病理性因素或症状体征而出现的无法维持正常妊娠的宫颈无能状态。宫颈机能不全是临床诊断性疾病，目前尚无明确统一的诊断标准。根据2014年美国妇产科医师学会颁布的指南，可根据妊娠中期自然流产病史、妊娠中期超声测量宫颈管长度以及在非孕期进行相关试验进行诊断。以往认为，非孕期宫颈无阻力通过8号扩宫器，子宫输卵管造影、宫颈球囊牵引放射影像等检查，有助于诊断宫颈机能不全，但现有部分研究否认了其有效性。宫颈机能不全主要病因在于宫颈组织内胶原纤维含量下降，宫颈维持宫内妊娠物的能力降低。其原因包括先天性的宫颈发育不良，后天性的分娩、引产、感染等因素。该患者无妊娠中期自然流产、早产病史，非孕期未进行相关试验，但患者曾行人工流产术，不排除可能存在宫颈损伤情况。该患者主要依靠妊娠中期超声检查结果进行诊断，正常孕妇的宫颈管长度及形态随着孕周的增加可有轻微缩短或无改变，围分娩期则逐渐缩短，而宫颈机能不全的患者，其宫颈管长度在妊娠中期将明显缩短。研究指出，双胎妊娠孕妇宫颈机能不全的发生率是单胎妊娠的6倍，可能与子宫过度扩张、宫腔内压力过大，使子宫下段延展、宫颈管被动扩张有关。有报道指出，双胎妊娠孕妇宫颈管长度≤25mm时，其早产风险明显增加。该患者入院当天超声提示“宫颈长度13mm，宫颈内口呈U形张开”，3天后复查超声提示“宫颈长8mm，宫颈内口扩张，宽度约27mm，深度约18mm，见羊膜囊凸入宫颈管”，超声提示宫颈管长度<15mm，而且呈进行性缩短，且该患者无其他病理因素或症状体征，因此可诊断为妊娠合并宫颈机能不全。

产科副主任医师B：宫颈机能不全是导致妊娠中期流产及早产的重要原因，是引起有生机儿丢失和新生儿发病及死亡的主要因素之一。由于辅助生殖技术的普遍开展，双胎妊娠逐渐增多，而该类患者多有人工流产及引产病史，使得宫颈组织结构受损风险增加，结合双胎妊娠孕妇宫颈组织的特殊生理改变，双胎妊娠合并宫颈机能不全的发病率呈逐年上升的趋势。据报道，双胎妊娠患者出现流产的发生率是单胎妊娠的2～3倍，约50%的患者出现早产，而宫颈机能不全是其最主要的原因。因此，当双胎妊娠诊断为宫颈机能不全时，为避免流产或早产的发生，应积极干预。目前对于双胎妊娠宫颈机能不全患者的治疗并无统一观点。非手术治疗方法，包括卧床休息、减少运动、禁止性生活等，其治疗宫颈机能不全的有效性并未得到证实，相关指南及多数文献并不推荐使用。阴道子宫托常用于治疗宫颈机能不全高风险患者，但是其证据有限，而且缺乏大量高质量的随机对照试验，须进一步研究证实其疗效。目前宫颈托在国内尚未取得药监局认证，因此，国内的双胎妊娠处理指南中并未提及宫颈托在双胎预防早产中的应用。国外学者对于宫颈托能否预防双胎妊娠早产也仍有争议。2017年的一项Meta分析中得出结论：对短宫颈（宫颈长度<25mm）无症状双胎妊娠使用宫颈托无法预防<孕34周的自发性早产，且不能改善新生儿不良结局和母体不良事件。有研究指出，阴道使用孕激素结合子宫颈托可降低孕期B超监测宫颈管长度<25mm的双胎妊娠的早产发生，但缺乏大样本随机对照试验，须进一步研究评估有效性。2019年加拿大妇产科医师学会指南指出，对于双胎妊娠合并宫颈管缩短的孕妇使用宫颈托并不能预防早产的发生。因此，目前尚无公认有效的非手术治疗方法。

产科副主任医师C：目前仍然认为，宫颈环扎术是治疗宫颈机能不全的唯一术式和有效方法。宫颈环扎术的治疗目的是加固宫颈峡部括约肌功能，修复宫颈，建立正常宫颈内口的形态和功能，阻止子宫下段延伸和宫颈口扩张，协助宫颈内口承担妊娠后期胎儿及胎儿附属物的重力，对防治孕中期反复自然流产、延长妊娠时间、提高胎儿成活率起着关键的作用。单胎妊娠妇女进行宫颈环扎术的指征相对明确，而对于双胎妊娠来说则缺乏足够的临床证据。对于宫颈管长度缩短不伴有宫缩的双胎妊娠孕妇应采用经阴道B超连续监测宫颈管长度，若出现宫颈管进行性缩短（<25mm），可采用宫颈环扎术。多因素回归分析结果显示，合并有晚期流产及早产孕妇或者多孕产次孕妇实施预防性宫颈环扎术可能会改善围产结局，但也有临床研究报道不推荐双胎妊娠实施宫颈环扎术。2014年美国妇产科医师学会指南作为B级推荐意见指出，孕妇为双胎妊娠且超声检查提示宫颈长度<25mm时，宫颈环扎可能增加早产的风险，认为超声指征的宫颈环扎术不是预防双胎妊娠早产和减少围产期死亡或新生儿发病率的有效干预措施，因此不推荐使用。但是，2019年加拿大妇产科医师学会指南也指出，有少量数据证实双胎妊娠合并宫颈管长度<15mm时进行宫颈环扎术有助于改善妊娠结局。同时有报道指出，U形宫颈也是早产的高危因素，对

该类患者进行宫颈环扎术可明显延长孕周。对于该患者而言，其入院后连续监测，发现宫颈管进行性缩短，宫颈内口呈U形扩张，宫颈管长约8mm，羊膜囊凸入宫颈管中，而且不存在感染、宫缩、胎膜早破等禁忌证，因此建议行宫颈环扎术。宫颈环扎术包括经腹宫颈环扎术及经阴道宫颈环扎术2种，经腹宫颈环扎术主要是针对由于宫颈机能不全具有环扎术指征而由于解剖局限性无法施术患者的补救治疗，如宫颈切除术后、宫颈过短、宫颈瘢痕坚硬经阴道缝合困难、或曾经阴道环扎失败者，通常在早孕晚期、中孕早期（孕10～14周）或者非孕期施术。该患者无宫颈疾病病史、孕周偏大，不建议使用经腹宫颈环扎术。经阴道宫颈环扎术中，相比Shirodkar环扎术，McDonald环扎术不需要上推膀胱，可缩短手术时间，避免对膀胱或直肠造成直接损伤，简单易行且相对安全，因此是目前经阴道环扎术的首选术式。

产科主任医师D：宫颈环扎手术的成功与否与围手术期的管理是否得当密切相关。①术前充分的阴道准备对于减少并发症，如胎膜破裂、绒毛膜羊膜炎等的发生起着非常重要的作用。该患者入院时诊断患有假丝酵母菌性阴道炎，经治疗后白带检查符合要求，但围手术期仍应注意会阴及阴道清洁。②孕酮预防早产有一定的作用，一般用于单胎、妊娠中期短宫颈的孕妇。对于宫颈环扎术患者围手术期孕酮的应用，目前并无指导性意见。考虑到该患者宫颈管缩短，早产风险大，建议围手术期预防性使用孕酮以降低子宫肌纤维张力。③对于围手术期是否使用抗生素或者宫缩抑制剂，目前存在争议。2014年美国妇产科医师学会指南指出，使用抗生素或者预防性使用宫缩抑制剂，无论时机、指征如何，均不能增加环扎术的疗效。但是也有研究指出，宫颈环扎术后，宫颈局部炎症反应明显，术后稍有宫缩即可导致宫口再次扩张，甚至宫颈裂伤，因此术后需长期使用宫缩抑制剂，必要时可用至34周。一项回顾性队列研究指出，对于无症状性宫颈管缩短、宫口扩张的孕24周之前的孕妇，在进行宫颈环扎术的同时，预防性使用宫缩抑制剂和抗生素治疗，能有效降低34周前自发性早产发生率、围产儿死亡率、新生儿NICU入住率及新生儿不良结局。针对该患者而言，其宫颈口未开，亦无其他感染征象，推荐在术中单次使用抗生素预防感染，如出现宫缩等先兆早产迹象，则应合理使用宫缩抑制剂抑制宫缩。④术后随访至关重要，重点强调对生殖道感染及早产的预测和预防，加强宣教，督促患者进行自我健康管理。⑤对于环扎线的拆除时机，无特殊情况者双胎妊娠应于34周拆除为宜。出现临产征兆或已临产，如见红、宫缩1～2次/10min、胎膜早破等即行宫颈环扎拆线，严防发生宫颈撕裂伤。出现生殖道感染，临床拟诊绒毛膜羊膜炎者，也应立即拆除环扎线。待产过程中若发现环扎部位过紧也应及时拆除环扎线，因为随宫口进行性扩张，再拆除环扎线易造成宫颈裂伤。

产科主任医师E：宫颈机能不全属于功能性疾病，有先天性获得和后天性环境因素两方面病因。临床上多见于无痛人工流产术中过度机械性宫颈扩张，分娩过程中造成的宫颈裂伤未予修复、宫颈病变手术后等导致。国内双胎妊娠临床处理指南推荐合并有晚期流产及早产史孕妇或多产孕妇实施预防性宫颈环扎术，证据等级为Ⅱb，对妊娠结局可能会改善。但是对于双胎妊娠宫颈机能不全诊断标准和宫颈环扎术指征因缺乏大样本随机对照研究，还需要多中心随机对照进一步研究和探讨，积累证据。国外学者报道，对于超声指征的环扎，亚临床宫内感染率可高达1%～2%。是否进行羊膜腔穿刺术需要RCT评价。该患者无宫颈环扎术禁忌证，经充分医患沟通后择期进行宫颈环扎术，双胎妊娠，暂不建议进行羊膜腔穿刺术来排除宫内感染。术后注意监测患者有无感染、有无产兆等，建议辅以使用宫缩抑制剂及抗生素治疗，如出现胎膜早破、临产、感染等征象时，应尽快拆除缝扎线。

第一次讨论后临床处理情况

与患者及其家属充分沟通后，于2018年12月15日，孕22^{+4}周，腰麻下用MB66编织线行McDonald单重宫颈环扎术，术后予以利托君抑制宫缩、拉氧头孢预防感染3天等对症支持治疗。术后第3天复查B超示，剩余宫颈管长约22mm，宫颈内口扩张。患者无腹痛、腹胀，无阴道流血、流液等不适。术后5天出院，继续使用孕酮凝胶及硝苯地平片抑制宫缩治疗。术后定期在我院产检，母胎体重增重良好，每2周复查各项感染指标及白带常规，阴道超声测宫颈长度15 ~ 22mm。

二、第二次入院

第二次入院病历摘要

患者，35岁，因宫内双胎妊娠，孕31周出现不规律下腹胀痛半天，于2019年2月11日拟“双胎妊娠，孕2产0，孕31周，先兆早产”入院诊治。患者因“双侧输卵管堵塞”在我院行体外受精-胚胎移植（IVF-ET）助孕，2018年7月28日移植D3胚胎2枚，核实预产期为2019年4月15日，孕期在我院定期产检，NT正常，唐氏筛查为低风险。孕22^{+4}周因“宫颈机能不全”本院行治疗性宫颈环扎术。术后规范产检，孕25周OGTT未见异常。昨日无明显诱因出现不规律下腹胀痛，无阴道流血、流液等不适，无伴发热，无头晕、视物模糊，无心悸胸闷、呼吸困难等不适，精神食欲佳、睡眠好，大小便正常。孕前体重42kg，现体重60kg，身高158cm，孕前BMI 16.8kg/m^2。孕期体重共增加18kg。患者既往体健，无特殊病史，孕2产0，人工流产1次；父母体健，否认家族性遗传病、精神病及传染病史。

入院查体：生命体征平稳，心肺听诊无异常，腹隆、软，无压痛、反跳痛，双下肢浮肿（+）。产科检查：宫高31cm，腹围91cm，胎儿A胎心率138次/min、胎儿B胎心率142次/min，律齐，宫体无压痛，可扪及不规律宫缩。阴道检查示：阴道内可见少许分泌物，可见绿色宫颈环扎线头，宫口闭，宫颈居中，宫颈质软，宫颈管消退70%，宫口松，宫颈Bishop评分5分。入院时辅助检查，血常规：WBC 13.25×10^9/L，RBC 2.75×10^{12}/L，Hb 85g/L，PLT 291×10^9/L；白带常规+BV：清洁度Ⅲ度，过氧化氢（+），白细胞酯酶（±），白细胞（++++），乙酰氨基葡萄糖苷酶（+）；凝血功能、降钙素原、肝功能、生化、尿液分析未见明显异常。胎儿超声：宫内双胎妊娠（双绒毛膜双羊膜囊），大小如孕周，LST/RScA，体重1 256/1 330g，阴道超声提示宫颈长度10mm，宫颈内口呈U形张开，残余宫颈长度约5mm。因环扎术后的双胎妊娠，有先兆早产迹象，特提请讨论患者进一步的诊疗方案。

第二次讨论记录

产科主治医师A：不同国家，早产的定义不同。在美国妊娠20～36^{+6}周分娩者称为早产，在中国妊娠28～36^{+6}周分娩者称为早产。早产临产发作主要依靠临床诊断：规律宫缩伴随宫颈的变化（宫口扩张，宫颈管进行性消退，或两者均有），或者规律宫缩同时宫口已开大≥2cm。事实上，临床诊断早产临产的孕妇仅有不足10%的会在7天内分娩。值得注意的是，胎膜完整者未足月分娩发作并非导致早产的唯一原因，许多早产是由于未足月胎膜早破或其他医学指征所致。国内先兆早产的诊断标准为：有规律或不规律宫缩，伴有宫颈的进行性缩短，但宫口未开、或宫颈容受度＜80%。先兆早产的症状：腹部发紧、下腹坠胀、腰背酸痛、见红或血性分泌物、规律或不规律宫缩。早产的高危因素包括：①早产史。②晚期流产史。③本次妊娠宫缩频繁者。④年龄＜18岁或＞40岁。⑤患有躯体疾病和妊娠并发症。⑥体重过轻（BMI≤18kg/m^2）。⑦无产前保健，经济状况差。⑧吸毒或酗酒者。⑨孕期长期站立，特别是每周站立超过40h。⑩有生殖道感染或性传播感染高危史，或合并性传播疾病如梅毒等。⑪多胎妊娠。⑫助孕技术后妊娠。⑬生殖系统发育畸形。本例患者先兆早产的诊断基本成立（腹部发紧、下腹坠胀，不规律宫缩，伴有宫颈的进行性缩短）；早产的高危因素是双胎妊娠和宫颈机能不全（行环扎术后）。

产科副主任医师B：目前仍然认为，多胎妊娠早产病理生理学机制包括：宫内感染，宫颈机能不全和子宫拉伸/扩张增加；较大胎盘分泌的介质如促肾上腺皮质激素释放激素（CRH）的增加；以及由成熟的胎肺产生的因子如表面活性蛋白-A，其刺激子宫肌层收缩性并可能导致早产。使用孕激素预防单胎和多胎妊娠中的早产已经广泛研究得到肯定。认为对于无症状短宫颈（孕中期宫颈长度≤25mm）双胎妊娠，特别是环扎术后者，使用阴道孕酮可以减少各孕周自发性早产的发生，改善新生儿结局，且不影

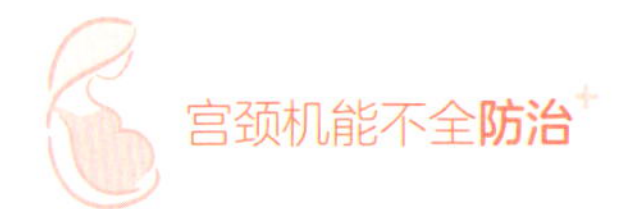

响出生儿童神经系统发育。2016年美国妇产科医师学会早产管理的指南认为，临床上，很难识别未足月分娩发作的孕妇最终是否会早产。大约30%的未足月分娩发作者宫缩会逐渐自然缓解，50%的因为未足月分娩发作而住院的孕妇最终会足月分娩。考虑到保胎治疗的有效性通常不超过48h，因此，只有那些能从延迟48h分娩中获益的孕妇才考虑使用保胎治疗。目前该孕妇先兆早产，宫颈机能不全诊断明确，本次住院治疗，依照国内专家的临床经验结合我们自己团队的经验，主张治疗需长期联合交替使用孕激素、硝苯地平、硫酸镁、利托君及阿托西班等宫缩抑制剂，必要时可用至妊娠34周。推荐使用一个疗程的糖皮质激素促胎肺成熟，并用硫酸镁脑保护。

产科副主任医师C：宫颈环扎术后少数患者短时间内再次出现宫颈缩短、宫口扩张甚至羊膜囊凸入宫颈管内，排除环扎手术及继续妊娠禁忌证后，再次行宫颈环扎称为“救援性宫颈环扎”，是一项补救措施，孕周最大至34周。中山大学孙逸仙纪念医院张建平团队，报道一例双胎首次宫颈环扎术是在25周，术后3周（孕28周）宫口再次开大，同时超声检查提示脐带先露，经全科室讨论及患者家属商议，虽然患者已孕29周，但为减少胎膜早破、脐带脱垂等风险行救援性宫颈环扎术，最终延长孕周至30周，取得较好结局。另外，也有报道宫颈机能不全患者施行救援性宫颈环扎术后，应用硫酸镁、利托君及阿托西班等宫缩抑制剂，至足月分娩，且认为利托君是环扎术后抑制宫缩的最常用药物，通过与G受体结合，降低细胞内钙离子浓度，抑制宫缩。但由于β受体在人体内分布广泛，长期大量使用母胎可产生副反应，如心率加快、糖代谢紊乱、低血钾、肺水肿等。对于利托君剂量调至0.5mg/min（35滴/min），以及使用利托君时孕妇心率>140次/min，宫缩仍未控制者，可考虑联合使用阿托西班。阿托西班是缩宫素受体拮抗剂，对子宫具有特异性。副作用很少，只有轻度的心动过速、胸闷等，一般不须特殊处理，长期使用对孕妇和胎儿均很安全，不过价格较为昂贵，如患者经济状况良好可优先选择。该药是欧洲多个国家治疗早产的一线药物。该患者已孕31周，胎儿体重1 256/1 330g，早产出生成活率已高达

80%，本院主张宫颈环扎术上限孕周是26周，目前没有进行救援性宫颈环扎的指征。而宫缩剂的使用方面，主张个体化，注意双胎妊娠使用利托君抑制宫缩时心衰和肺水肿的预防，经济状况良好可优先选择孕激素和阿托西班维持治疗至34周。孕34周予拆除环扎线。

产科主任医师D：早产是新生儿死亡的首要原因，也是产前住院最常见的原因。我国早产定义为孕满28～37周。近年来，早产发生率呈上升趋势，发达国家为6%～11%，我国为7%～15%；在美国，早产儿占活产儿总数的12%，其中约50%的是由于足月前分娩发动所致。尽管早产的机制尚不明确，但其导致的疾病负担却较为沉重：大约75%的新生儿死亡、36%的婴幼儿死亡和25%～50%的儿童远期神经功能障碍是由早产所致。感染因素与延长孕周长短直接相关。有相关文献报道，缝合线暴露于阴道，存在感染风险。本例是早产的高危人群，双胎，行宫颈环扎术后，入院复查白带常规，结果显示白细胞（++++），建议给予拉氧头孢抗感染处理和阴道抹洗局部处理。如出现胎膜早破、临产、感染等征象时，应尽快拆除缝扎线。另外，注意静脉血栓栓塞症的评估和预防，产科静脉血栓栓塞症（VTE）发生率为0.05%～0.20%，为同年龄非妊娠妇女的4～5倍，好发时期：产褥期＞孕晚期＞孕早、中期。妊娠期和产褥期各占50%。产后6周风险增加60～80倍，而产后1周内则增加100倍。按英国皇家妇产科协会（RCOG）对孕产妇VTE预防的综合指导（产前VTE的预防管理）指南建议：产前总分≥4，孕前或早孕期开始预防性抗凝治疗至产后6周；总分为3，孕期28周开始预防性抗凝治疗至产后6周；产后总分≥2，产后12h预防性抗凝治疗至产后10天。该孕妇目前VTE评分为3分：年龄＞35岁-1分，IVF/ART-1分，多胎妊娠-1分，体重60kg，可以予低分子肝素（0.6mL，皮下注射，每天1次）预防VTE。卧床也可以进行适度的肢体运动，必要时也给予双下肢的气压治疗。

第二次讨论后临床处理情况及妊娠结局

予硫酸镁脑保护、地塞米松促胎肺成熟治疗后，续以孕酮凝胶和阿托西班抑制宫缩维持治疗，克赛0.6mL皮下注射，每天1次。孕33^{+5}周因不规律下腹胀痛加剧、少许阴道血性分泌物伴阴道流液，考虑为未足月胎膜早破、早产临产，予急诊行剖宫产术终止妊娠，术后手术室拆除宫颈环扎线，新生儿Apgar评分1min：10/10分，5min：10/10分，10min：10/10分，体重1 830/1 730g，出生后转新生儿科治疗3周后出院，患者手术前12h停用低分子肝素，术后12h至7天预防剂量使用，母儿愈后良好。

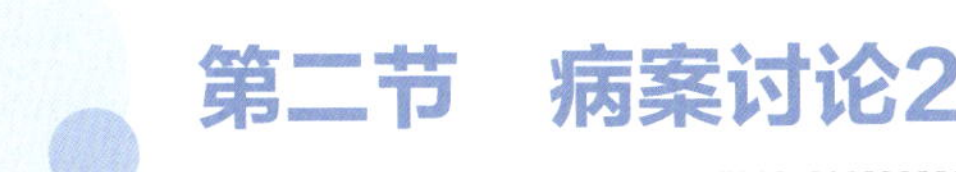

第二节 病案讨论2

【关键词】单胎初产；超声筛查；宫颈机能不全；MB66编织线；救援性宫颈环扎术。

一、第一次入院

第一次入院病历摘要

患者，25岁，因“宫内单胎妊娠，停经16^{+2}周，超声检查发现宫颈缩短1^{+}周”于2019年8月8日入院诊治。本次受孕为自然受孕，末次月经2019年4月16日，推算预产期2020年1月21日。入院当天核实孕周为16^{+2}周。患者孕期在我院定期产检，NT正常，唐氏筛查为低风险。7月30日我院行宫颈超声检查提示长度25mm（图4-1），8月6日复查宫颈长度17mm（图4-2）。患者无腹痛、腹胀，无阴道流血、流液等不适。孕期无阴道流血，无发热等不适，精神食欲佳、睡眠好，大小便正常。孕前体重45kg，现体重48kg，身高153cm，孕前BMI 19.2kg/m²。孕期体重共增加3kg。患者既往体健，无特殊病史，孕2产0，2018年孕7^{+}周不全流产，清宫1次；父母体健，否认家族性遗传病、精神病及传染病史。

入院查体：生命体征平稳，心肺听诊无异常，腹隆、软，无压痛、反跳痛，双下肢浮肿（-）。专科检查：宫高19cm，腹围71cm，胎心率132次/min，胎心规则，律齐。宫体无压痛，未扪及宫缩。阴道检查：阴道内分泌物不多，无异味；宫颈长约1.0cm，中度颗粒样增生，质脆，触诊易出血，未见明显息肉样赘生物。入院时辅助检查，血常规：WBC 11.15×10^9/L，RBC 2.75×10^{12}/L，Hb 96g/L，PLT 295×10^9/L；白带常规+BV：清洁度Ⅱ

度，过氧化氢（+），白细胞酯酶（±），乙酰氨基葡萄糖苷酶（+）；凝血功能、降钙素原、肝功能、生化、尿液分析未见明显异常。

入院诊断：①妊娠合并宫颈机能不全。②孕2产0，孕16^{+2}周单活胎。③轻度贫血。④体外受精-胚胎移植术后。目前患者无先兆流产体征，但出现宫颈管进行性缩短，特提请讨论患者进一步的诊疗方案。

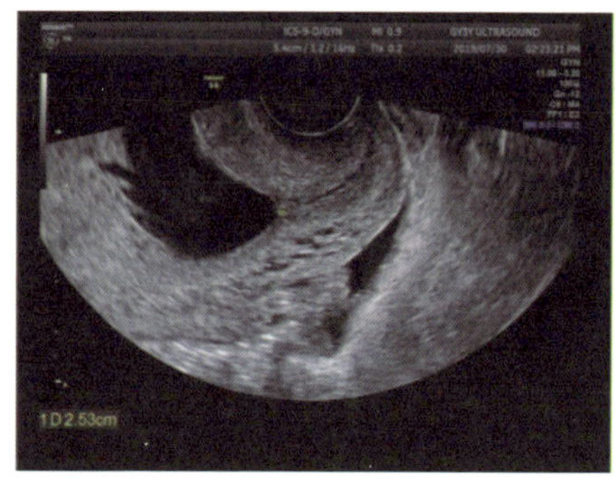

图4-1　宫颈长度（7月30日）

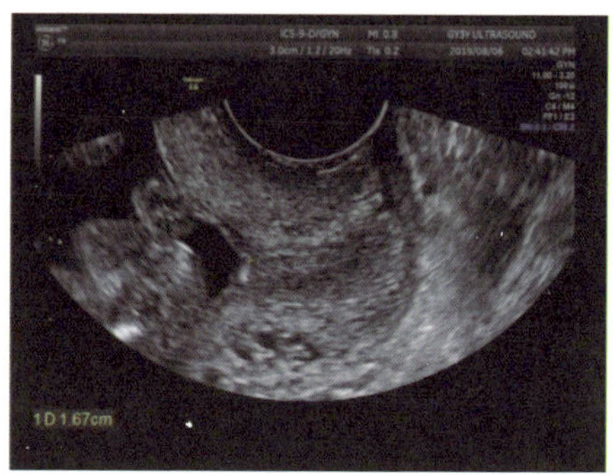

图4-2　宫颈长度（8月6日）

第一次全科讨论记录

产科住院医师A：该患者孕2产0，无中期妊娠流产病史，停经16周，B超提示宫颈管进行性缩短，就诊时无腹痛、腹胀，无阴道流血、流液等不适，首先应该考虑该患者宫颈机能不全诊断是否成立。根据2019年加拿大妇产科医师学会《宫颈机能不全与宫颈环扎术临床实践指南》，认为宫颈机能不全目前尚无统一确切定义，但通常以妊娠37周前缺乏早产征象的情况下发生宫颈管扩张和宫颈缩短为特点。典型表现为妊娠中晚期无痛性、进行性宫颈管扩张，伴或不伴胎膜早破、羊膜囊外凸出宫颈口，最终导致中期妊娠流产及早产，因宫颈解剖结构或功能异常导致。发生率为0.1%～1.0%，是复发性中晚期妊娠流产及早产的重要原因。目前应用的临床诊断方法众多，包括子宫输卵管造影测定宫颈管宽度、9号宫颈扩张棒无阻力通过宫颈管、经宫颈峡部牵拉球囊或Foley导尿管的施力评估等。经阴道超声是诊断与早产风险相关的宫颈缩短、评估宫颈机能的有效手段。但以上均不能作为客观诊断该病的“金标准”。目前主要综合病史、典型临床表现及超声检查结果，做出临床诊断。临床诊断包括：①病史提示宫颈机能不全。多次中期妊娠流产或早产史往往是提示罹患宫颈机能不全最常见的因素，但指南认为，在某些情况下早产与宫颈机能并无直接关联，其对于宫颈机能不全的诊断并非必须。②典型临床表现。妊娠中晚期无明显宫缩、进行性的宫颈缩短和颈管扩张，伴或不伴胎膜早破，基于宫颈缩短和宫颈管扩张这两种主要临床表现的诊断模型对筛选高危人群有一定价值，但其对宫颈机能不全的准确诊断仍有待进一步评估。③超声诊断。超声测量宫颈长度是评估妊娠期宫颈机能的可靠方法，孕24周前宫颈长度长度＜25mm时，提示有发生宫颈机能不全的风险。其原因包括先天性的宫颈发育不良，后天性的分娩、引产、感染等因素。该患者无妊娠中期自然流产、早产病史，非孕期未进行相关试验，但患者曾行人工流产术，不排除可能存在机械性宫颈损伤情况。且该患者相隔一周复查宫颈长度由25mm缩短至17mm，依靠妊娠中期超声检查结果就可以明确为妊娠合并宫颈机能不全诊断。

产科副主任医师B：早产是多种因素所导致的“早产综合征”，预测早产主要是依据发生早产的病史（早产病史、妊娠并发症）、宫颈管长短及体液（血液、羊水、阴道分泌物）生化指标。目前认为，早产病史和宫颈管长短是目前临床上最常用的指标。早产史是孕妇再发早产的独立高危因素，而孕18～24周宫颈长度＜25mm明显增加早产风险。但依据不同情况对早产的预测值不一：①有早产史者，预测自发性早产阳性率为70%。②无早产史者，阳性预测值为40%，阴性预测值达97%。③无早产史，但此次妊娠有先兆早产症状且合并宫颈缩短（＜15mm）者，预测1周内发生早产的敏感性为23%～67%、特异性达89%～92%。国外专家对有早产高危因素者进行孕中期宫颈管筛查已经形成共识，所有孕妇是否需要在孕中期进行经阴道超声宫颈筛查意见不一致；但最新研究发现，对所有孕妇进行宫颈筛查并进行干预，可以降低1%的须入院进行干预的早产，而且因超声的低成本和无创，国内越来越多的产科专家呼吁应该对所有孕妇进行孕中期经阴道超声宫颈筛查防治早产。另外，从20世纪90年代开始，在欧美国家，妊娠中期无痛性宫颈长度<25mm，提示宫颈机能不全可能，以超声宫颈缩短（<25mm）为指征的宫颈环扎术普遍开展，大大降低早产的发生率。该孕妇对早产和流产的预测非常重视，仅有1次早孕流产病史，自行要求16周阴道测宫颈长度为25mm，非常谨慎地，相隔一周而非指南推荐的2周复查宫颈长度，及时发现宫颈长度由25mm缩短至17mm，临床以超声诊断宫颈机能不全可以确诊，建议该患者首选的治疗应该为择期行治疗性环扎术。

产科副主任医师C：目前仍然认为，宫颈环扎术是治疗宫颈机能不全的唯一术式和有效方法。单胎妊娠妇女进行宫颈环扎术的指征相对明确，适应证为孕中期反复胎儿丢失病史（排除临产征兆或胎盘早剥），无痛性宫颈扩张的患者；既往存在环扎病史，此后孕中期出现无痛性宫颈扩张的患者。病史指征：一次或多次孕中期的晚期流产史，流产过程中出现无痛性宫颈扩张，没有产兆及胎盘早剥。前次宫颈环扎术是因为孕中期出现无痛性宫颈扩张。体格检查指征：孕中期的无痛性宫颈扩张。合并前次早产史的超声指征：目前单胎妊娠，前次妊娠小于34周自发性早产，本次妊娠小于24周时超声测量宫颈长度<25mm。2014年美国妇产科医师学会指南作为B级推荐意见指出，尽管目前单胎妊娠的妇女、小于孕34周的自发早产史、孕24周前的宫颈短（<25mm）达不到宫颈机能不全的诊断标准，但现有证据表明在此背景下的宫颈环扎术是有效的。环扎术有助于显著降低早产结局，同时改善新生儿期发病率和死亡率，对于病史联合超声检查异常的妇女是值得考虑的。但对于无自发性早产病史和孕16～24周探查宫颈长度短于25mm的患者实施环扎术不能显著降低早产发生。对于该患者而言，其入院后连续监测，发现宫颈管进行性缩短，宫颈长度由25mm缩短至17mm，而且不存在感染、宫缩、胎膜早破等禁忌证，因此仍建议行宫颈环扎术。宫颈环扎术包括经腹宫颈环扎术和经阴道宫颈环扎术两种，经腹宫颈环扎术主要是针对因宫颈机能不全具有环扎术指征而由于解剖的局限性无法施术患者的补救治疗，如宫颈切除术后、宫颈过短、宫颈瘢痕坚硬经阴道缝合困难或曾经阴道环扎失败者，通常在早孕晚期、中孕早期（孕10～14

周）或者非孕期施术。该患者无宫颈疾病病史、孕周偏大，不建议使用经腹宫颈环扎术。经阴道宫颈环扎术中，相对于Shirodkar环扎术，McDonald环扎术不需要上推膀胱，可缩短手术时间，避免对膀胱或直肠造成直接损伤，简单易行而且相对安全，是目前经阴道环扎术的首选术式。

产科主任医师D：理论上基于超声的宫颈环扎术可以降低孕24周前无生机儿的分娩率、围产期死亡率和孕37周前分娩率。但2014年美国妇产科医师学会指南作为B级推荐意见指出，偶然发现孕中期宫颈短在无单胎早产史的患者是不能诊断宫颈机能不全的，在此背景下的环扎术是无指征的。阴道用孕激素被推荐用于孕周≤24周、无早产史、偶然发现宫颈长度≤20mm无症状患者，以减少单胎妊娠早产风险。注意宫颈环扎手术的成功与否和围手术期的管理是否得当密切相关，对于宫颈环扎术患者围手术期孕酮的应用，目前并无指导性意见。对于围手术期是否使用抗生素或者宫缩抑制剂，目前存在争议。2014年美国妇产科医师学会指南指出，使用抗生素或者预防性使用宫缩抑制剂，无论时机、指征如何，均不能增加环扎术的疗效；宫颈环扎术后继续宫颈长度的超声监测不是必须的。综上所述，该例在美国指南背景下的环扎术是无指征的，但考虑到该患者宫颈管缩短速度较快，早产风险大，再结合中国的国情，仍然建议经充分医患沟通后限期进行宫颈环扎术，以免错失环扎手术机会，围手术期预防性使用孕酮以降低子宫肌纤维张力，预防性单次使用抗生素预防感染，术后定期2～4周超声随访宫颈长度，注意防治生殖道感染。

产科主管护师E：本例患者的护理配合主要是早期的心理干预。及时发现患者治疗前和治疗过程中出现的心理顾虑，使其重新建立信心，消除紧张心理。我们会向孕妇介绍妊娠分娩的知识，让其多阅读“柔济糖妈妈”公众号里环扎孕妈成功分娩后的分享文章，学会自我放松和调控情绪；增强自信心和心理承受能力，减轻焦虑情绪，使其感受到关心，并对患者表达的情感做出理解和友好的反应；也让其与本病区已成功完成宫颈环扎术的孕妈交朋友，术前向患者讲述手术的必要性、手术方法及并发症的防治，使她们树立信心，以最佳的心态配合手术。

第一次讨论后临床处理情况

与患者及其家属充分沟通后，遂于2019年8月12日（孕16^{+6}周）在腰硬联合麻醉下缝线用MB66编织线行McDonald术式单重宫颈环扎术。窥器暴露宫颈：见宫颈长约1.0cm，中度颗粒增生，柱状上皮外移，质脆，触诊易出血，宫口未见息肉样赘生物。在宫颈阴道交界处的穹隆顶予用MB66编织线，距宫颈外口2CM的宫颈阴道部，针自宫颈1点入针、11点出针，再10点入针、9点出针，后8点入针、7点出针，后5点入针、4点出针，最后3点入针、2点出针。在宫颈的1点处缝线打结，使宫颈内口缩小仅容一指尖。术后予以孕酮凝胶抑制宫缩、拉氧头孢预防感染等对症支持治疗，术后第2天复查宫颈B超（图4–3）：宫颈环扎术后，闭合宫颈管长为16mm，中下段内见强回声，强回声距离宫颈内口约5mm，距离外口约11mm。复查血常规、降钙素原未见明显异常。术后第3天予出院。嘱患者以卧床休息为主。定期防早产专科护理门诊和围产保健门诊随访。

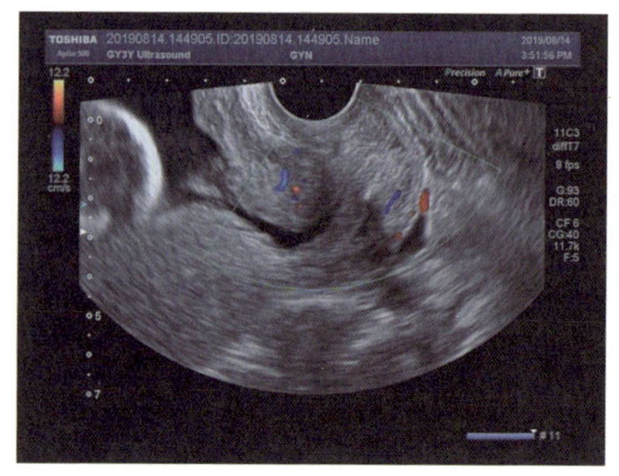

图4–3　宫颈长度与环扎线

二、第二次入院

第二次入院病历摘要

患者，25岁，因“宫内单胎妊娠，停经22^{+2}周，超声检查发现宫颈缩短1^{+}h”于2019年9月24日再次入院。患者孕16^{+6}周行超声指征的治疗性宫颈环扎术，术后孕酮凝胶90mg阴道用药至今，定期复查宫颈长度，9月24日（孕22^{+2}周）复查B超（图4–4至图4–7）提示剩余宫颈管13mm，宫颈内口扩张，扩张宫颈管呈U形，见羊膜囊凸入宫颈管，拟“先兆流产、宫颈机能不全（环扎术后）”收入院。患者无腹痛、腹胀，无阴道流血、流液等不适。

精神食欲佳、睡眠好，大小便正常。孕前体重45kg，现体重49kg，身高153cm，孕前BMI 19.2kg/m^2。孕期体重共增加4kg。既往史和家族史同前。

入院查体：生命体征平稳，心肺听诊无异常，腹隆、软，无压痛、反跳痛，双下肢浮肿（-）。专科检查：宫高21cm，腹围72cm，胎心率135次/min，胎心规则，律齐。宫体无压痛，未扪及宫缩。阴窥见：阴道内分泌物不多，无异味；宫颈长约1.5cm，宫颈稍肥大，宫颈口Ⅱ度状上皮外移，无接触性出血。可见第一次宫颈环扎线头位于宫颈1点，距离宫颈外口1cm处。入院后复查：WBC 6.80×10^9/L，NEU% 74.00%，Hb 86g/L↓，PLT 242×10^9/L；白带常规+BV：清洁度Ⅱ度，过氧化氢（+），白细胞酯酶（±），乙酰氨基葡萄糖苷酶（+）；凝血功能、降钙素原、肝功能、生化、尿液分析未见明显异常。

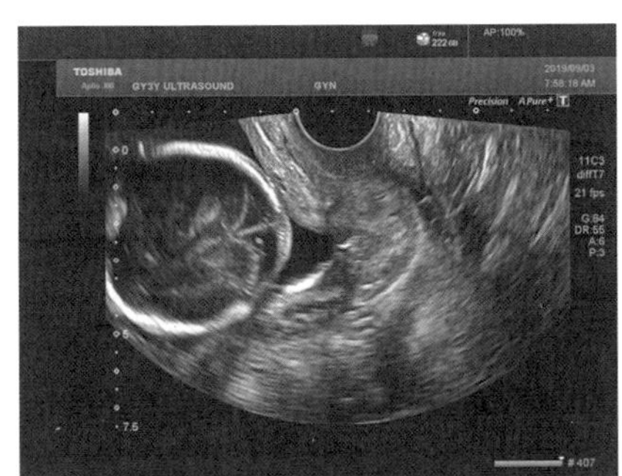
图4-4　宫颈长度与环扎线（9月3日）

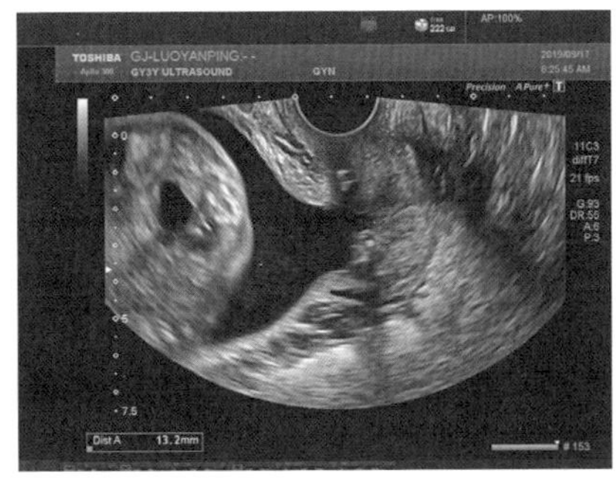
图4-5　宫颈长度与环扎线（9月17日）

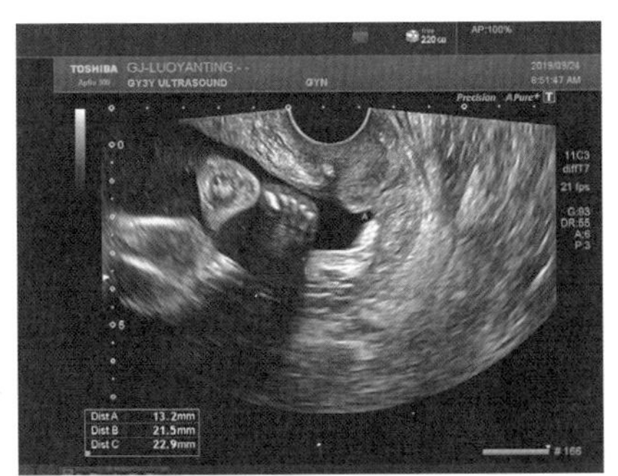
图4-6　宫颈长度与环扎线（9月17日）

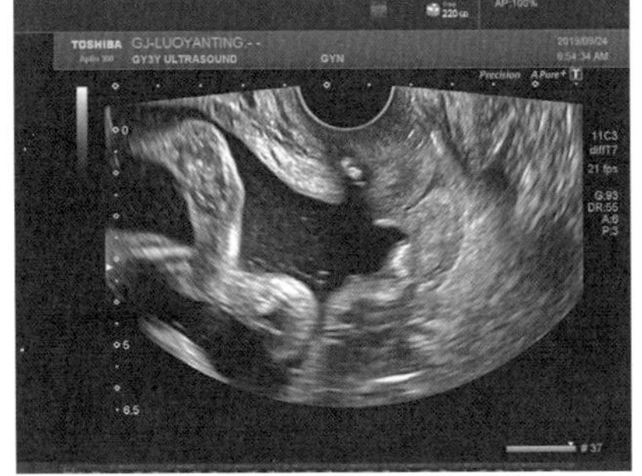
图4-7　宫颈长度与环扎线（9月24日）

入院诊断：①妊娠合并宫颈机能不全，宫颈环扎术后。②孕2产0，孕22^{+2}周单活胎。③中度贫血。目前患者无先兆流产体征，但已行宫颈环扎术后却出现宫颈管进行性缩短，特提请讨论患者进一步的诊疗方案。

第二次全科讨论记录

产科主治医师A：该患者孕2产0，无中孕流产病史，停经16周曾因B超提示宫颈管进行性缩短，考虑该患者诊断宫颈机能不全而行超声指征的治疗性宫颈环扎术。手术过程规范，术后规范产检和随访，再次发现宫颈机能不全的表现，是再次环扎还是保守性药物治疗？环扎时是否需要拆除原环扎线？若选择再次环扎，此次是单重还是双重环扎？环扎术后宫缩抑制剂如何管理可以获得最大效益等均是我们需要考虑的，因我个人的经验不足，作为主管医师提出讨论。我查阅相关文献，认为宫颈长度的缩短已被证明只是早产的一项标志，而不是宫颈机能不全的特异性标志，但尽管如此，当B超检查发现宫颈缩短时，环扎术仍然在特定的情况下有效；且8%的晚期流产及早产原因是宫颈机能不全，宫颈有括约功能和屏障功能，括约功能是指宫颈口的肌肉和纤维结缔组织对子宫颈口的收紧作用；屏障功能是指含有能抵抗感染的蛋白等组成的黏液栓可以阻止微生物进入子宫，目前的首选方法是修复和完善宫颈机能的宫颈环扎术，该患者第一次的环扎是及时和有效的。另外，因宫颈间质主要由结缔组织和少量平滑肌组织构成。结缔组织中由胶原纤维、少量富含伸展性的弹力纤维和网状纤维构成。胶原纤维占70%，分为可溶性与不溶性胶原纤维，后者决定宫颈的韧性及张力，该患者的宫颈为何环扎后宫颈还会继续缩短和扩张，可能与其先天性宫颈胶原纤维含量不足相关，而目前无法检测。推测再次环扎修复并改善宫颈功能，应该是较好的选择。

产科副主任医师B：根据2014年美国妇产科医师学会指南：无单胎妊娠早产病史，偶尔一次测得宫颈长度较短，不能诊断为宫颈机能不全，这种情况不推荐行宫颈环扎。单胎妊娠的孕妇无症状、无早产病史，仅24周前发现宫颈长度≤20mm时，经阴道取宫颈管分泌物孕酮水平的测定可作为预测其早产的推荐方法。本例采取了经阴道宫颈环扎术+阴道孕酮凝胶双管治疗，目前再次出现“宫颈机能不全”，查阅文献和我个人的经验，宫颈环扎术后少数患者短时间内会再次出现宫颈缩短、宫口扩张甚至羊膜囊凸入宫颈管内，排除环扎手术及继续妊娠禁忌证后，可以再次行宫颈环扎，称为“救援性宫颈环扎术”，是一项补救措施。国外曾有学者对26例施行了宫颈环扎术的患者进行监测，其中12例再次出现宫颈缩短，行救援性宫颈环扎术，11例分娩活婴，患者孕周平均可延长7周。这例患者主张尽快择期行补救性的“救援性宫颈环扎术”。

产科副主任医师C：目前仍然认为，宫颈环扎术是治疗宫颈机能不全的唯一术式和有效方法。国外学者认为对无早产史的妊娠女性，孕期超声随访宫颈长度＜25mm，宫颈环扎组与未环扎组分娩孕周并无差异。在宫颈长度＜10mm的患者中，早产率明显降低，说明超声随访对于及早发现宫颈进行性缩短并及时干预对预防早产是极其重要的，但是宫颈长度与妊娠结局相关的切割点可能尚不能确定。传统的经阴道宫颈环扎术包括改良的McDonald和Shirodkar术式。McDonald术式只需要在宫颈阴道交界处做简单的荷包式缝合即可；而Shirodkar术式需要切开宫颈膀胱黏膜推开其间隙，试图让环扎线更接近于宫颈内口位置。但多数文献的结论未显示任何一种缝扎方法的效果优于另一种术式。Wong等在一项回顾性研究中发现，Shirodkar环扎与McDonald环扎方法相比，孕28周前流产率及孕34周前早产率差异无统计学意义，但Shirodkar环扎组中＞34周，＜37周的早产率降低，新生儿呼吸窘迫综合征发生率降低。Cook等在一项回顾性队列研究中得出结论：环扎线下宫颈长度≥14.5mm较＜14.5mm者术后发生早产的风险降低。因此，从这一观点分析，应该尽可能环扎在较高的位置更利于妊娠的维持，且有环扎指征的孕妇，尽早选择环扎（12～16周预防性环扎），效果最佳。我们本例患者，选择孕16周经阴道McDonald环扎，术后第2天复查宫颈B超闭合宫颈管长为16mm（文献环扎线下宫颈长度≥14.5mm效果优），达到了满意的手术效果要求。但目前宫口再次扩张，宫颈进一步缩短，需要排除潜在性的感染因素后，再次行救援性宫颈环扎术。环扎时是否需要拆除原环扎线的问题，我主张拆除，并重新行双重环扎。

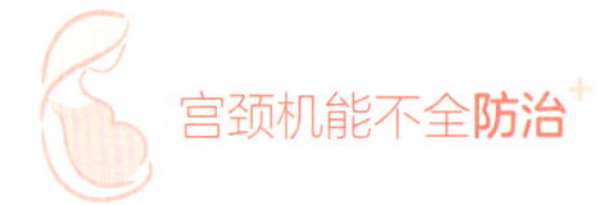

产科主任医师D：同意以上各位医生的分析。关于二次宫颈环扎术的实施，多数母胎医学专家认为，24周以前预防性环扎术后要卧床休息及盆腔休息（禁性交、禁阴道栓及阴道灌洗），每周或隔周阴道B型超声检查，发现宫颈进一步缩短及扩张，可行二次环扎术，但要充分估计手术可能带来的胎膜早破、宫内感染及早产的潜在危险。因感染因素与环扎术后延长孕周长短直接相关，有相关文献报道，缝合线暴露于阴道，存在感染风险，术后应密切监测患者的宫缩、宫颈外观等情况。须检测体温，定期复查血常规、C-反应蛋白及白带常规，必要时使用抗生素防治感染。本例患者术后定期监测感染指标，查血常规、C-反应蛋白无异常，术后首次白带常规无异常，2周和4周后复查白带常规，结果均显示白细胞（+++），清洁度Ⅲ度，入院后阴道抹洗，给予拉氧头孢抗感染、利托君抑制子宫收缩等治疗，复测的白带常规，显示白细胞（+），清洁度2度。潜在感染控制和宫缩抑制后，复查的阴道超声仍然显示宫口继续扩张和宫颈继续缩短的趋势，确实有再次实施救援性宫颈环扎的指征，建议加强围手术期的管理，术后抗生素和宫缩抑制剂的使用足疗程并到达停药指征后再停药。环扎时是否需要拆除原环扎线的问题，我主张术中决定，可以选择重新行双重环扎，也可以尝试在原环扎线上或下方0.2～0.3cm处用MB66编织线再次环扎。术后医护建立专人追踪随访，据报道急诊拆线不会增加宫颈裂伤和子宫破裂的危险，也不会增加宫颈难产的发生；择期拆线者避免产前拆除缝线后诱发一些院外急产等并发症的发生。本例患者建议的拆线的时机为择期拆线36周，急诊拆线则为临产后（规律宫缩，即60min内4～5次宫缩，或破膜）、出血、感染等拆除缝线，坚决杜绝如子宫破裂、孕产妇败血症等极为罕见的严重并发症发生。

产科主管护师E：对于该患者，我们的护理重点为：①心理护理仍然要重视，让其对二次宫颈环扎手术的成功充满信心，以成功的病例案例与其分享，激励她，尽量避免不良情绪；保持良好睡眠。②饮食指导，饮食中碳水化合物、蛋白质、脂肪要合理搭配，保持体重的适宜增长；多吃富含膳食纤维的食物，如根茎类、叶菜类蔬菜和大块的水果等，同时膳食中可选择一些通便的食物，如蜂蜜、核桃及火龙果等，保持大便通畅。③术后指导，指导患者卧床休息，抬高臀部15～20cm以减轻宫颈压力。辅导患者管好“大便、小便”这二便，避免便秘并培训床上大小便的技巧以备不时之需。注意感染的预防：予患者外阴擦洗，每天2次，嘱其大小便后清洁外阴，防止逆行感染。并根据患者病情，有宫缩者应遵医嘱静脉最常使用利托君，用法：将利托君100mg溶于500mL葡萄糖液体中，开始时0.05mg/min的速度静脉滴注，以后每隔10～15min增加0.05mg，直至0.35mg/min，或至宫缩停止。其后继续维持12h，逐渐减量后改口服。如心率≥140次/min应停药。总液体限制在2 400mL/24h。注意副作用，如心率加快、糖代谢紊乱、低血钾、肺水肿等的观察。用药开始时，最好持续心电监护或者每隔15～30min测量患者的心率、血压1次，用手触摸孕妇腹部了解宫缩强度及频率，待宫缩缓解后改为每小时检查心率、血压1次，达到最好药效并防止副作用发生。逐步让患者学会早产的自我监测，包括阴道分泌物增多、下腹坠胀不适、子宫敏感和真假宫缩的辨识。

第二次讨论后临床处理情况及妊娠结局

经充分医患沟通后，给予拉氧头孢抗感染、硝苯地平缓释片和孕酮阴道缓释凝胶抑制子宫收缩等治疗3天，于9月26日在硬外麻下行二次宫颈环扎术。术中予使用利托君静脉滴注抑制子宫收缩。窥器暴露宫颈：见宫颈长约1.5cm，宫颈稍肥大，宫颈口Ⅱ度状上皮外移，无接触性出血。可见第一次宫颈环扎线头位于宫颈1点处，距离宫颈外口1cm处。使用4把无损伤皮钳钳夹宫颈唇周围外口浆膜面，向外轻拉宫颈，在距离第一道宫颈环扎线外0.3cm处予用MB66编织线于距宫颈外口0.5cm的宫颈阴道，自宫颈11点入针、10点出针，再自8点入针、7点出针，再自5点入针、4点出针，再自2点入针、1点出针。剪掉针头，予宫颈前唇顶端两端缝线打结，缝线打结使宫颈内口缩小仅容一指尖。再次消毒宫颈及阴道，查宫颈长约1.5cm，宫颈口仅容一指尖，见宫颈口无出血，术程顺利，术中出血5mL，术后安返病房。术后第一天（9月27日）复查宫颈超声（图4–8）：剩余宫颈管长为20mm，见双层环扎线，强回声距离外口分别约21mm，18mm，宫颈内口扩张，扩张宫颈管呈V形。术后予静脉滴注利托君2天抑制宫缩，静脉滴注拉氧头孢3天预防感染，随后出院。两次环扎术后随诊，阴窥检查环扎术线及对应宫颈超声图见图4–9。出院后继续予口服利托君（10mg，每6h 1次）、孕酮凝胶塞肛（90mg，每天1次）治疗至孕30周，然后改硝苯地平片（10mg，每8h1次）孕酮凝胶塞肛（90mg，每天1次）至34周。定期复查白带（表4–1）和B超宫颈长度（表4–2）。12月26日患者因“停经36周，腰酸伴不规律下腹痛1天”考虑“先兆早产”收入院行宫颈环扎线拆除术。拆除环扎线后内检：宫颈居中，宫颈质软，宫颈管消退

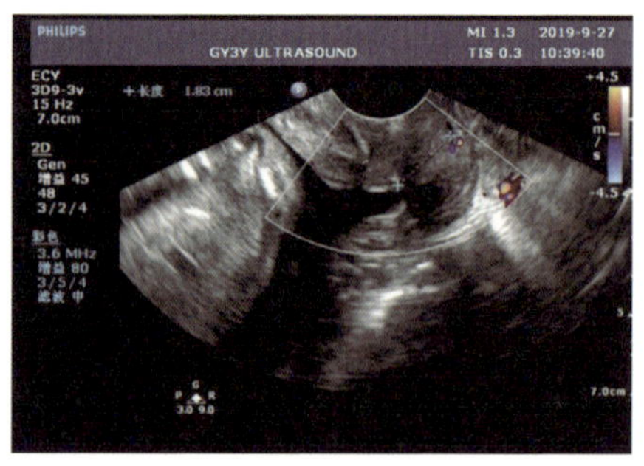

图4–8 宫颈长度与环扎线（9月27日）

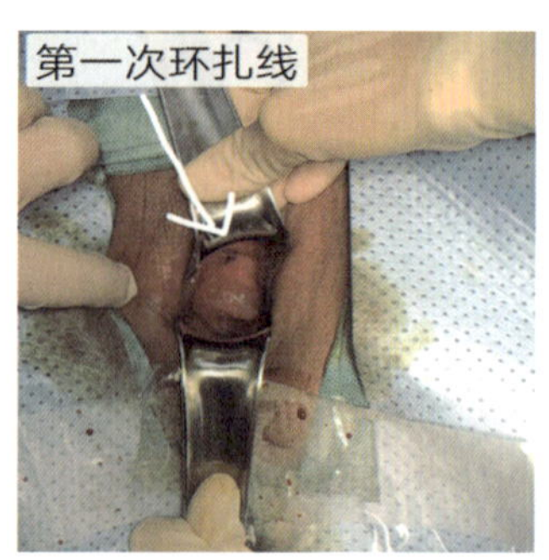

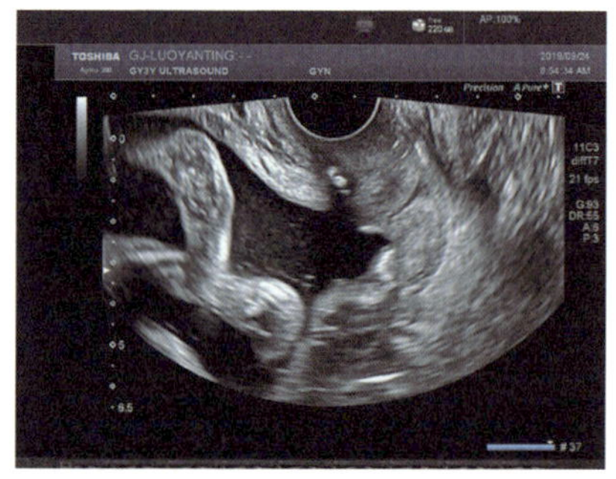

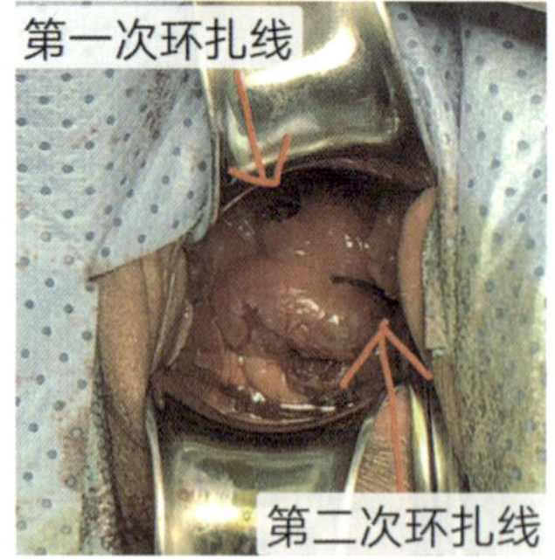

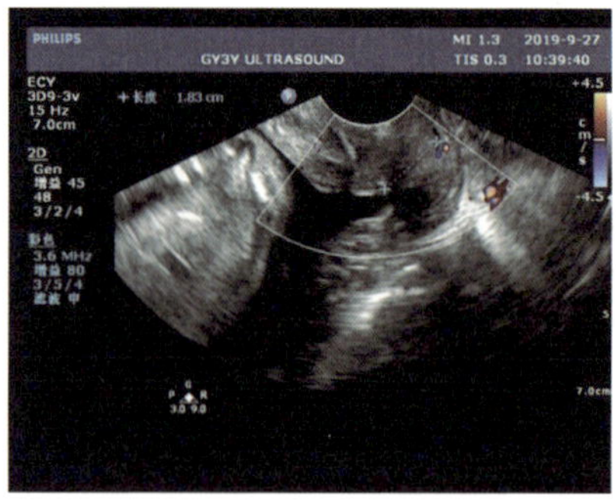

图4–9 第一、第二次环扎窥诊（环扎线及对应的宫颈超声图）

100%，宫口开1cm，S-0，宫颈Bishop评分9分。于2020年1月2日20:00临产，23:02顺产一活男婴，Apgar评分1min：10/10分，5min：10/10分，10min：10/10分，体重3 080g，检查宫颈3点处裂伤约3cm，会阴1度裂伤，按常规缝合，产时出血200mL。第一产程用时2h45min，第二产程用时17min，第三产程用时7min，总产程用时3h9min。产后恢复可，顺产后2天出院。

表4-1　定期复查白带情况

日期	清洁度	白细胞	假丝酵母菌
2019年9月24日	Ⅱ度	+	未发现
2019年10月8日	Ⅲ度	++	未发现
2019年10月15日	Ⅲ度	++	未发现
2019年10月29日	Ⅲ度	+++	未发现
2019年11月12日	Ⅲ度	++	未发现
2019年11月26日	Ⅲ度	++	未发现
2019年12月3日	Ⅲ度	++	未发现
2019年12月3日	Ⅲ度	++	未发现
2019年12月17日	Ⅱ度	+	未发现
2019年12月27日	Ⅱ度	++	未发现

表4-2　定期复查B超宫颈长度

日期	宫颈长度	胎儿情况
2019年9月24日	孕22⁺周，13mm，U形，宽24mm，深23mm	见羊膜囊凸入宫颈管
2019年9月27日	孕22⁺周，20mm，V形	见羊膜囊凸入宫颈管
2019年10月8日	孕24⁺周，12mm，U形，宽23mm，深23mm	见羊膜囊凸入宫颈管

（续表）

日期	宫颈长度	胎儿情况
2019年10月15日	孕25^{+}周，12mm，U形，宽26mm，深24mm	见羊膜囊凸入宫颈管
2019年10月22日	孕26^{+}周，11mm，U形，宽31mm，深27mm	见羊膜囊凸入宫颈管
2019年10月29日	孕27^{+}周，11mm，U形，宽33mm，深29mm	见羊膜囊凸入宫颈管
2019年11月5日	孕28^{+}周，11mm，U形，宽38mm，深23mm	见羊膜囊凸入宫颈管
2019年11月12日	孕29^{+}周，11mm，U形，宽34mm，深35mm	见羊膜囊凸入宫颈管
2019年11月19日	孕30^{+}周，12.6mm，U形，宽24mm，深14mm	见羊膜囊凸入宫颈管
2019年11月26日	孕31^{+}周，14mm，U形，宽28mm，深17mm	见羊膜囊凸入宫颈管
2019年12月3日	孕32^{+}周，12mm，U形，宽35mm，深14mm	见羊膜囊凸入宫颈管
2019年12月10日	孕33^{+}周，9mm，U形，宽30mm，深14mm	见羊膜囊凸入宫颈管

第三节　病案讨论3

【关键词】超高龄；经产妇；宫颈机能不全；环扎线移位；W6977编织线；救援性宫颈环扎术。

一、第一次入院

剖宫产术后，46岁，单胎妊娠，停经22^{+3}周，B超提示宫颈管缩短1小时。

第一次入院病历摘要

患者，女，46岁，孕4产1。因“停经22^{+3}周，常规超声检查发现宫颈进行性缩短1^{+}h”于2019年6月11日入院诊治。患者平素月经规律，本次为自然受孕，末次月经2019年1月6日，核实预产期2019年10月13日。入院当天核实孕周为22^{+3}周。患者停经39天因“先兆流产”在某区医院安胎治疗，孕12周开始本院定期产检，NT1.3mm，孕18周羊水穿刺染色体检查未见异常。6月5日宫颈超声检查示（图4–10）：剩余宫颈管长为13mm，内口扩张，扩张宫颈管呈V形，宽度约23mm，深度约21mm，羊膜囊突可见突入宫颈管。6月11日复查宫颈超声示（图4–11）：宫颈内口扩张，剩余宫颈管长为13mm，内口扩张，扩张宫颈管呈U形，扩张宽度约26mm，扩张深度约23mm，见羊膜囊凸出宫颈管。患者无腹痛，无阴道流血流液。门诊拟“宫颈机能不全”收入院。患者孕期无畏寒发热，无头晕，无视物模糊，无心悸胸闷，无呼吸困难等不适。精神食欲佳，睡眠好，大小便正常。孕前体重67.5kg，现体重73kg，孕前BMI 26.4kg/m^2。孕期体重共增加5.5kg。患者既往体健，无特殊病史，孕4产1，2003年3月18日孕足月因“巨大胎儿，产程异常”在广州市某区妇幼保健院行剖宫产术1男婴，出生时体重4.0kg，健在；术中无输

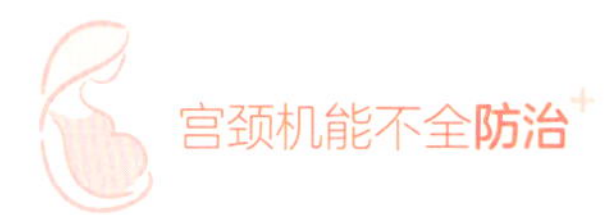

血，术后无发热，2006年6月孕8周行人工流产1次；2017年4月孕8周稽留流产1次。父母体健，否认家族性遗传病、精神病及传染病史。

入院查体：生命体征平稳，心肺听诊无异常，腹隆、软，无压痛、反跳痛，双下肢浮肿（–）。专科情况：宫高15cm，腹围97cm，胎心率130次/min，胎心规则，律齐。宫体无压痛，未扪及宫缩。阴道检查：外阴发育正常，阴道通畅，可见少许白色分泌物，宫颈常大，于宫颈口可见一肉样组织物，大小约1.0cm × 0.5cm × 0.5cm，触之无出血，宫颈口未见明显水囊凸出，pH试纸未变色。

辅助检查：血型B型，RH阳性。5月9日我院产科超声提示：子宫内妊娠，如孕18^{+1}周，单活胎，妊娠合并多发性肌瘤，双顶径41.2mm，股骨长24.2mm，羊水最大径线4.1cm，母体子宫前壁可见2个低回声病变，大小分别为57mm × 35mm、26mm × 19mm。

入院后密切母胎监测，患者生命体征平稳，胎动、胎心率正常，无腹痛，无阴道流血、流液等不适。给予孕酮阴道缓释凝胶（90mg，每晚1次）塞肛等抑制宫缩治疗。完善术前检查：C–反应蛋白（CRP）2.37mg/L，WBC 9.05 × 10^9/L，RBC 3.75 × 10^{12}/L，Hb 114g/L，PLT 265 × 10^9/L，降钙素原0.060ng/mL。肝肾功能检查未见异常，心电图、白带常规正常。目前诊断：①宫颈机能不全。②瘢痕子宫。③孕4产1，孕22^{+3}周单活胎。④妊娠合并子宫肌瘤。⑤妊娠合并宫颈息肉？患者现无先兆流产临床表现，但出

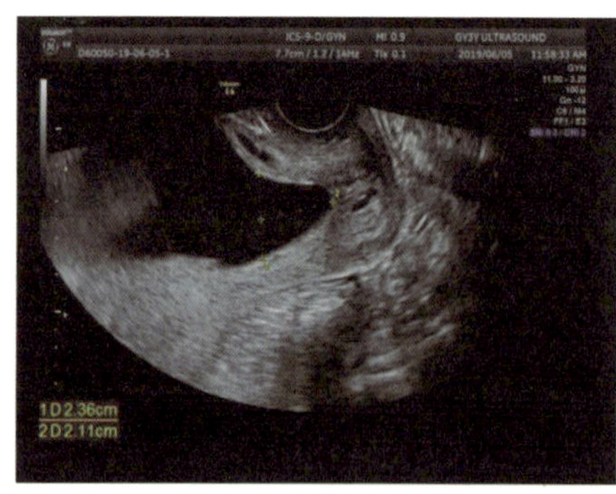

图4–10　宫颈超声（6月5日）

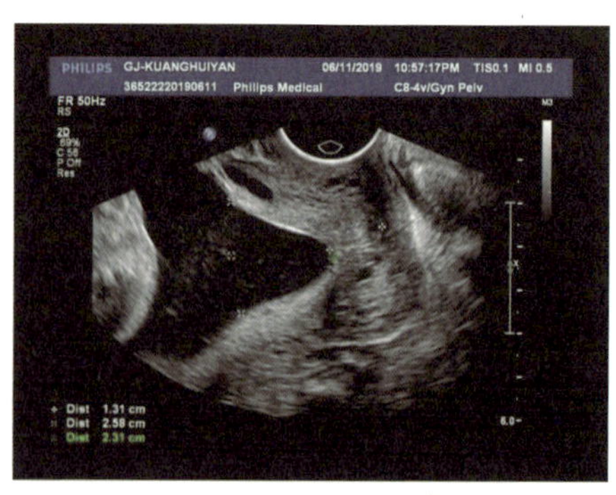

图4–11　宫颈超声（6月11日）

现宫颈管进行性缩短，特提请讨论患者进一步的诊疗方案。

第一次全科讨论记录

产科主治医师A：该患者孕4产1，2003年孕足月因“巨大胎”剖宫产1次，2006年孕8周行人工流产1次；2017年孕8周稽留流产1次。本次停经22^{+3}周，近1周内常规超声检查发现宫颈进行性缩短明显，就诊时无腹痛、腹胀，无阴道流血、流液等不适，首先判断诊断为宫颈机能不全是否成立。宫颈机能不全是引起反复中晚孕期流产或早产的重要原因之一，其发病率为0.1%～2%，在妊娠16～28周习惯性流产中占15%左右。目前尚无明确统一的诊断金标准。根据2014年美国妇产科医师学会颁布的指南，目前宫颈机能不全的诊断主要基于孕早期之后宫颈无痛性扩张的病史，继之在孕中期（特别是在妊娠24周前）发生的羊膜囊膨出妊娠丢失，排除宫缩和分娩发动，以及排除其他的病理妊娠（如出血、感染、羊膜破裂）。其原因包括先天性的宫颈发育不良，后天性包括机械性损伤、创伤及生化因素的影响；其中主要是手术及产伤等造成的颈管的损伤，尤其是妊娠中期引产引起宫颈组织的损伤最为常见，值得注意的是宫口开大5cm以上剖宫产时子宫下段切口低，也有可能造成以后宫颈机能不全。该患者无妊娠中期自然流产、早产病史，非孕期未进行相关试验，但患者曾流产2次，不排除可能存在宫颈损伤情况，一次巨大儿临产后剖宫产史，也不排除剖宫产时子宫下段切口低，有可能造成了日后的宫颈机能不全。该患者主要依靠妊娠中期超声检查结果进行诊断，6月5日宫颈超声检查示：剩余宫颈管长为13mm，内口扩张，扩张宫颈管呈V形，宽度约23mm，深度约21mm，可见羊膜囊凸入宫颈管。6天后复查宫颈超声示：宫颈内口扩张，剩余宫颈管长为13mm，内口扩张，扩张宫颈管呈U形，扩张宽度约26mm，扩张深度约23mm，见羊膜囊凸出宫颈管，超声提示宫颈管长度＜15mm，而且呈进行性缩短伴羊膜囊凸出，且该患者无其他病理因素或症状体征，因此可诊断为妊娠合并宫颈机能不全。

产科副主任医师B：本例超声诊断宫颈机能不全应该成立，目前受到公认并被普遍应用的超声测量宫颈长度用于监测和预防早产，但宫颈长度不是诊断宫颈机能不全的特异指标，但动态随访宫颈长度对于预防早产确实非常有益。宫颈的超声检查需经过培训的超声医生进行，标准化测量宫颈长度的方法如下：①排空膀胱后经阴道超声检查。②探头置于阴道前穹隆，避免过度用力。③标准矢状面，将图像放大到全屏的75%以上，测量宫颈内口至外口的直线距离，连续测量3次后取其最短值。近年利用超声容积探头进行宫颈弹性成像反映宫颈质地以及受压后回声的变化可望能进一步评估宫颈机能，也有学者提出MRI用于宫颈机能不全的影像学评估，较阴道超声更为可靠。本院主要开展阴道彩超测宫颈长度预测早产，并对引起早产的主要原因之一宫颈机能不全的超声诊断和选择良好的环扎时机进行评估，有专业小组质控，读此患者超声图，非常标准，还有动图和压力图，可清晰看见宫颈的改变。另外，目前宫颈机能不全有手术治疗、期待保守疗法等多种方法，而宫颈环扎术是首选的方式，但环扎术后仍有可能出现自发性胎膜早破、诱发宫缩导致难免流产、流产发生；且在保胎过程中仍有可能出现上行性感染、绒毛膜羊膜炎、宫内感染等，出现胎儿感染、胎死宫内、流产、早产、死产等，母体出现感染性休克等风险，严重者危及生命，影响母胎预后。将手术的风险要知情告知，根据患者意愿选择保守治疗或手术治疗。

产科副主任医师C：目前仍然认为，宫颈环扎术是治疗宫颈机能不全的唯一术式和有效方法。宫颈环扎术的治疗目的是加固宫颈峡部括约肌功能而修复宫颈，建立正常宫颈内口的形态和功能，阻止子宫下段延伸和宫颈口扩张，协助宫颈内口承担妊娠后期胎儿及胎儿附属物的重力，对防治孕中期反复自然流产、延长妊娠时间、提高胎儿成活率起着关键的作用。值得注意的是，绒毛膜羊膜炎、胎膜早破、胎儿畸形、胎死宫内、活动性子宫出血都是宫颈环扎术的绝对禁忌证；前置胎盘，胎儿生长受限是环扎术的相对禁忌。且宫颈环扎术并发症往往随孕周的增加及宫颈的扩张而增多，近期并发症（48h内）主要是胎膜早破、出血多、流产；远期并发症

（48h后）主要是宫颈管裂伤（3%～4%）、绒毛膜羊膜炎（4%）、宫颈管狭窄（1%）等，产褥期感染（6%）也较未行环扎术的高1倍。因此要严格掌握环扎术指征。另外，仔细的选择患者加之丰富的手术经验，对决定手术成功与否较手术方式的选择更重要。本例患者46岁，自然受孕，孕12周开始本院定期产检，NT正常，孕18周羊水穿刺染色体检查未见异常，22周行超声排畸检查筛查胎儿未见异常，白带常规正常，体温和血象正常，无手术的禁忌证。可以选择择期经阴道宫颈环扎术。经阴道宫颈环扎术经典的两种术式，McDonald环扎术与Shirodkar环扎术比较，不需要上推膀胱，可缩短手术时间，避免对膀胱或直肠造成直接损伤，简单易行而且相对安全，是目前经阴道环扎术的首选术式，但国外有学者在一项回顾性队列研究中得出结论：环扎线下宫颈长度≥14.5mm者较＜14.5mm者术后发生早产的风险降低。所以，从这一观点分析，我们应该尽可能选择Shirodkar环扎术在较高的位置更利于妊娠的维持，当然目前这两种术式的优劣国内外未有定论，看术中宫颈的长度和术者的技巧，都可选择。

产科主任医师D：宫颈机能不全是造成晚期流产、早产的主要疾患之一，预防宫颈机能不全造成的流产及早产，减少未成熟儿的出生已成为围生期管理方面诊断与治疗的重要环节。宫颈环扎手术的成功与否与围手术期的管理是否得当密切相关。①术前充分的阴道准备,对于减少并发症，主要是胎膜破裂、绒毛膜羊膜炎等的发生起着非常重要的重用。该患者入院时白带检查符合要求，但围手术期仍应注意会阴及阴道的清洁和防护。②孕酮预防早产有一定的作用，一般用于单胎、妊娠中期短宫颈的孕妇。对于宫颈环扎术患者围手术期孕酮的应用，目前并无指导性意见。考虑到该患者宫颈管缩短，早产风险大，高龄46岁，可能存在黄体功能不全，建议围手术期预防性使用孕酮以降低子宫肌纤维张力，并持续用至孕34周。③对于围手术期是否使用抗生素或者宫缩抑制剂，目前存在争议。2014年美国妇产科医师学会指南指出，使用抗生素或者预防性使用宫缩抑制剂，无论时机、指征如何，均不能增加环扎术的疗效。但是也有研究指出，宫颈环扎术后，宫颈局部炎症反应明显，术后稍有宫缩即可导致宫口再次扩张，甚至宫颈裂伤，因此术后需长期使用宫缩抑制剂，必要时可用至孕34周。针对该患者的个体化治疗而言，其宫颈口未开，亦无其它感染征象，推荐在围手术期24h内使用抗生素，术中及术后1～2天短期给予宫缩抑制剂抑制宫缩。④术后随访至关重要，重点强调对生殖道感染以及早产的预测和预防，加强宣教，督促患者进行自我健康管理和宫缩的自我监测。⑤对于环扎线的拆除时机，无特殊情况者单胎妊娠应于孕36周拆除为宜。出现临产征兆或已临产，如见红、宫缩1～2次/10min、胎膜早破等即行宫颈环扎拆线，严防发生宫颈撕裂伤。出现生殖道感染，临床拟诊绒毛膜羊膜炎者，也应立即拆除环扎线。

第一次讨论后临床处理情况

与患者及其家属充分沟通后，于6月13日在腰硬联合麻下用MB66编织线行McDonald单线宫颈环扎术（图4–12）。术后予头孢呋辛预防感染、利托君抑制子宫收缩治疗1天。术后5天复查宫颈超声检查示（图4–13）：宫颈环扎术后。剩余宫颈管长为15mm，内口张开，呈V形，宽度约20mm，深度约15mm，下段内见强回声，强回声距离宫颈内口约11mm，距离外口约4mm，羊膜囊未见凸入宫颈管。患者无腹痛、腹胀，无阴道流血、流液等不适。术后5天出院，继续使用孕酮缓释凝胶（90mg，每晚1次）塞肛抑制宫缩治疗。

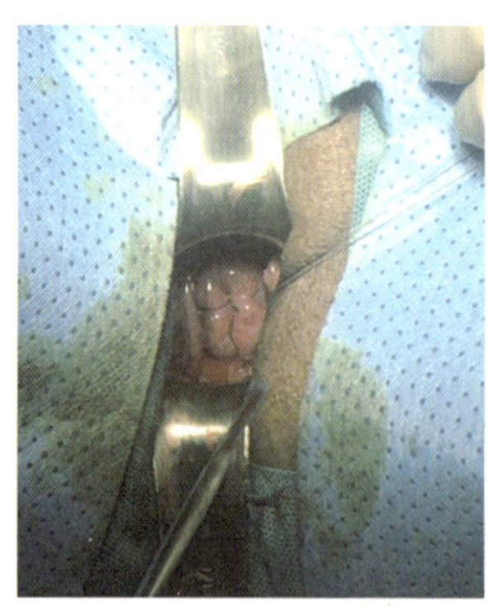
图4–12　环扎术后

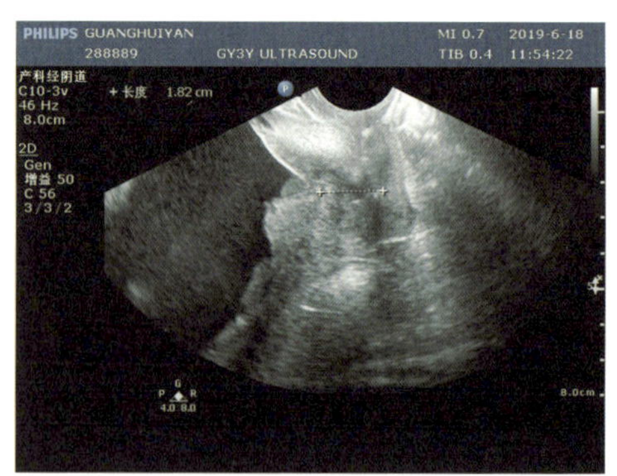

图4–13　宫颈超声（第一次环扎5天后）

二、第二次入院

环扎术后12天，发现环扎线异位1h。

第二次入院病历摘要

患者，女，46岁，因“停经24^{+3}周，宫颈环扎术后12天，发现宫颈环扎线滑脱1^{+}h”于2019年6月25日入院。末次月经2019年1月6日，推算预产期2019年10月13日。孕期行NT检查、羊水穿刺染色体检查和胎儿超声排畸检查均未见异常。12天前因“超声指征宫颈机能不全”在本院行治疗性宫颈环扎术，术后5天出院。定期来我院防早产门诊随诊，阴窥发现宫颈后唇环扎线滑脱于宫颈口（图4-15），患者无下腹坠感，无阴道出血及流液，急诊拟“妊娠合并宫颈机能不全（宫颈环扎术后环扎线滑脱）”收入院。患者孕期精神食欲佳，睡眠好，大小便正常。孕前体重67.5kg，现体重74kg，BMI 26.4kg/m^2。孕期体重共增加6.5kg。患者既往体健，月经史婚育史和家族史同第一次病历摘要。

入院查体：生命体征平稳，心肺听诊无异常，腹隆、软，无压痛、反跳痛，双下肢浮肿（–）。宫高15cm，腹围97cm，胎心率130次/min，胎心规则，律齐。宫体无压痛，未扪及宫缩。阴道检查：见宫颈后唇环扎线滑脱于宫颈口6–9点，前唇环扎线正常，宫颈长度约2.0cm。入院辅助检查，今日门诊复查宫颈B超示（图4-16）：剩余宫颈管长为16mm，宫颈内口扩张、宫颈管呈V形，宽度约21mm，深度约19mm，环扎线强回声位于宫颈外口周围，可见羊膜囊凸入宫颈管。入院后给予抗生素预防感染、利托君静脉滴注抑制子宫收缩。入院后化验结果，血常规组合+快速CRP：快速CRP 3.26mg/L，WBC 10.37×10^9/L，NEU% 76.80%，Hb 112.00g/L；凝血常规、肝肾功能、白带常规未见异常。目前诊断：①宫颈机能不全（宫颈环扎术后环扎线滑脱）。②瘢痕子宫。③孕4产1，孕24^{+3}周单活胎。④妊娠合并子宫肌瘤。目前患者行宫颈环扎术后12天，发现环扎线滑脱，现无腹痛，无阴道出血流液、特提请讨论患者进一步的诊疗方案。

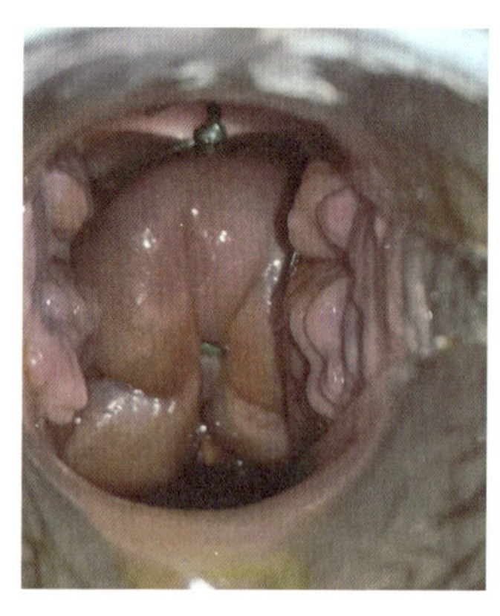

图4-15　宫颈后唇环扎线滑脱

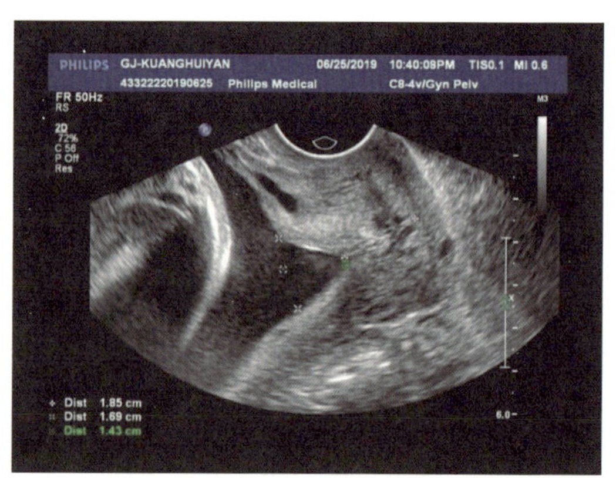

图4-16　超声提示环扎线滑脱

第二次全科讨论记录

产科主治医师A：该患者停经24^{+3}周，宫颈环扎术后12天，发现宫颈环扎线滑脱入院，目前无腹痛、腹胀，无阴道出血、流液等不适。患者宫颈机能不全诊断明确，6月13日以MB66编织线行McDonald单线宫颈环扎术，术后5天阴窥和超声检查无异常，术后12天发生环扎线滑脱，原因可能有三方面：①手术时，环扎线穿过的宫颈组织太浅，支持力不够。②环扎线太粗，宫颈后唇薄，线可能造成宫颈后唇局部肌肉切割。③术后患者运动过于剧烈，盆腔压力过大，导致宫颈压力大，患者本来宫颈后唇短就不受力，极容易发生线穿过部位撕脱，环扎线移位。追问患者，环扎术后生活和运动都不太注意，特别是有便秘，家里是蹲厕而非坐厕，每次大便20～30min，宫颈环扎线的滑脱极可能与此相关。提醒护理，特别注意环扎术后患者的生活护理，购买座厕凳，治疗和预防便秘，是目前护理方面需要马上落实的。

产科副主任医师B：宫颈机能不全是导致晚期流产和早产的主要原因，宫颈机能不全是无宫缩状态下子宫颈由于解剖因素或功能缺陷而不能维持妊娠至足月，其典型临床表现为中、晚孕期宫颈无痛性扩张，伴羊膜囊膨入阴道，随后不成熟胎儿娩出。目前宫颈机能不全有手术治疗、期待保守疗法等多种方法。考虑患者之前已行宫颈环扎术，现环扎线滑脱，无法起到加固宫颈峡部括约肌的作用，修复宫颈，建立正常宫颈内口的形态和功能，阻止子宫下段延伸和宫颈口扩张，协助宫颈内口承担妊娠后期胎儿及胎儿附属物的重力的作用；且目前孕周较小，胎儿存活率低，拆线保守治疗，或者行宫颈二次环扎术，都是可以考虑的，环扎术后仍有可能出现自发性胎膜早破、诱发宫缩导致难免流产、流产发生；且在保胎过程中仍有可能出现上行性感染、绒毛膜羊膜炎、宫内感染等，出现胎儿感染、胎死宫内、流产、早产、死产等，母体出现感染性休克等风险，严重者危及生命，影响母胎预后。知情告知患者及其家属。

产科副主任医师C：目前仍然认为，宫颈环扎术是治疗宫颈机能不全的唯一术式和有效方法。该患者环扎线的滑脱，与患者宫颈自身条件有关，包括宫颈阴道段长度、宫颈壁厚度以及宫颈组织的韧度。宫颈阴道段越长、宫颈壁越厚、宫颈组织韧度越高则越不容易滑脱，反之越容易滑脱，尤其是宫颈组织的韧度至关重要。宫颈条件不好是环扎线滑脱的主要原因。该患者虽然环扎线已滑脱，但无明显宫颈撕裂伤，仍有行阴道宫颈环扎术手术条件和手术指征。患者宫颈环扎术后12天，发现宫颈环扎线滑脱入院，虽然患者自觉无腹痛、腹胀和阴道流血、流液等不适，不排除患者确实存在宫缩造成的宫颈改变而医护临床观察欠仔细未能发现。另外，术前若有宫缩会增加术中羊膜囊膨出的压力，手术难度增大，手术效果会不佳甚至失败。而且，宫颈的扩张很可能不是由于宫颈机能不全，而是由于宫缩的原因造成，此时进行宫颈环扎术，不仅不能阻断流产的进程，反而可能刺激宫缩进一步加强，造成流产不可避免甚至宫颈撕裂。所以术前应认真仔细观察有无宫缩，分析引起宫缩的原因，排除阴道及宫腔感染，如已经排除感染因素而仍有宫缩者，应尽量使用宫缩抑制剂治疗，待宫缩减弱消失后再行手术治疗。建议入院后用抗生素抗感染并静脉使用利托君或阿托西班抑制宫缩24h，确定无宫缩再进行经阴道宫颈环扎术。

产科主任医师D：本病例的临床过程，充分说明宫颈环扎手术的成功与否与围手术期的管理是否得当密切相关。经阴道环扎部位的宫颈阴道

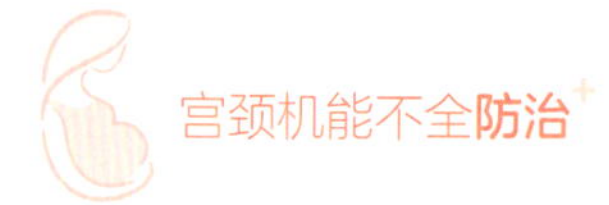

段下方是开放的，只可能以“缝合+捆绑”的方式环扎在宫颈阴道段的顶端。宫颈组织虽然为结缔组织，但在妊娠期明显变软，缝合线缝合在柔软的宫颈组织上，能起到明显的切割作用。随着孕周的增大，宫腔内压力越来越大，环扎线总体有往下“滑”的趋势，总体来说，经阴道环扎，环扎线滑脱是一种必然的趋势，几乎100%的环扎患者都有可能出现环扎线滑脱现象，只是滑脱的孕周和滑脱的程度不同而已，滑脱的孕周越低、滑脱的程度越厉害则流产的可能性越大。同意各位医生的意见，该患者出现环扎线滑脱，有再次环扎的适应证，并无禁忌证，本次围手术期的准备一定更为充分：①术前准备。告知患者和家属病情及手术风险，征得其同意。术前行阴道宫颈分泌物、血常规及C-反应蛋白检查排除宫内感染，再次B超检查排除胎儿畸形。术前卧床休息，抬高臀部。术前静脉滴注盐酸利托君或阿托西班使子宫处于松弛状态。②手术方法。在腰硬联合麻醉下取膀胱截石位，头低臀高，安尔碘溶液充分消毒外阴、阴道，暴露宫颈，特别对原环扎线针眼部位消毒彻底，若有羊膜囊脱出则先用手指裹0.9%氯化钠液纱垫轻轻上推羊膜囊至宫颈内口水平进行羊膜囊复位，采用W6977编织线双重环扎，拆除原环扎线MB66编织线。尽量避免在原环扎部位缝扎。③手术团队。因该手术存在一定难度和风险，压力大，建议副主任医师以上主刀，2名有经验助手上台，保障良好术野暴露和手术配合。④术后处理：术后持续卧床休息，并抬高臀部，留置尿管24h，行会阴护理保持外阴清洁，静脉滴注盐酸利托君或阿托西班预防宫缩，围手术期使用抗生素48h预防感染。观察体温、腹痛及阴道流血、流液情况，注意观察阴道分泌物情况。必要时重复行宫颈分泌物培养，每2～3天复查血常规及CRP帮助了解有无感染征象，如出现感染征象，及时抗感染治疗。术后如无感染及宫缩可予出院，定期至防早产门诊复查并每日线上定期咨询和指导。宫颈缝线于胎膜早破、有明确感染迹象、难免流产、早产临产或孕周达到36周时拆除。

产科护士长E：对于该患者，分析环扎线的滑脱与护理的关系，我认为与以下因素相关。①心态。正常妊娠中晚期都会有不同程度的生理性宫缩，正常状态下因为宫缩的频率低、强度弱、持续时间短等因素不至于导致宫口开大等，但对于如此高龄（46岁）的宫颈机能不全患者来说，只要有一点“风吹草动”样的宫缩，心里就非常紧张，心情一紧张，生理性宫缩就容易转变为病理性宫缩，环扎线就有可能容易滑脱。②术后体位。一般来说，站立位时，环扎线所受的压力较大，容易出现环扎线滑脱现象，而平卧位尤其是抬高臀部时环扎线所受压力就减轻，该患者术后没有严格体位管理。③下床活动。活动量越大，环扎线所受压力就越大，环扎线滑脱的可能性越大；该患者术后第二天开始，生活和活动跟平时无区别。④便秘、咳嗽、打喷嚏、大笑等导致腹腔压力过大，尤其是便秘能明显增加腹腔压力导致环扎线滑脱。该患者出院居家，蹲厕而非坐厕，每次大便20～30min，宫颈环扎线的滑脱极可能与此相关。我们的护理重点：①心理护理仍然要重视，让其对二次环扎手术的成功充满信心，与其分享成功的病例案例，激励她，尽量避免不良情绪；保持良好睡眠。②饮食指导。饮食中碳水化合物、蛋白质、脂肪要合理搭配，保持体重的适宜增长；多吃富含膳食纤维的食物，如根茎类、叶菜类蔬菜和大块的水果等，同时膳食中可选择一些通便的食物，如蜂蜜、核桃及火龙果等，保持大便通畅。③术后指导。指导患者卧床休息，抬高臀部15～20cm以减轻宫颈压力。辅导她管好“大便、小便”这二便，避免便秘，并培训床上大小便的技巧，以备不时之需。注意感染的预防：予患者外阴擦洗，每天2次，嘱其大小便后清洁外阴，防止逆行感染。并根据患者病情，有宫缩者应遵医嘱规范使用宫缩抑制剂，定期巡视并监护患者的心率、血压，用手触摸孕妇腹部了解宫缩强度及频率，争取达到最好药效并防止副作用发生。一对一辅导，逐步让患者学会早产的自我监测，包括阴道分泌物增多、下腹坠胀不适、子宫敏感和真假宫缩的辨识，力求医护患配合良好达到最好的治疗效果。

第二次讨论后临床处理情况及妊娠结局

复查宫颈分泌物培养阴性，无感染迹象，再次胎儿超声排畸检查未见异常，与患者及其家属充分沟通后，于6月27日（孕24^{+5}周）由主任医师主刀，在腰硬联合麻醉下用W6977编织线行McDonald术式双重宫颈环扎术。术中窥器暴露宫颈：见宫颈前唇长约1.2cm，宫颈后唇长约0.3cm，宫颈外口未见羊膜囊凸出，宫颈口见上次环扎线，前唇上方可见环扎线结，阴道无流血。拆除上次环扎线，用两把无损伤皮钳钳夹宫颈前后唇，向外轻拉宫颈，宫颈阴道交界处予用W6977编织线于距宫颈外口1.2cm的宫颈阴道部，自宫颈1点处入针、11点处出针，再自10点入针、8点出针，后7点入针、5点出针，最后4点入针、2点出针。予宫颈前唇顶端两端缝线打结，缝线打结使宫颈内口缩小仅容一指尖。再次用W6977编织线于距宫颈外口1.0cm的宫颈阴道部，自宫颈12点处入针、10点处出针，再自9点入针、7点出针，后6点入针、4点出针，最后3点入针、1点出针，宫颈前唇顶端两端缝线打结，缝线打结使宫颈内口缩小仅容一小指尖，再次消毒宫颈及阴道，查宫颈长约1.5cm，宫颈口仅容一小指尖，见宫颈口无出血，术程顺利，术中出血2mL，术后安返病房。术后复查感染指标正常，予头孢呋辛预防感染3天，利托君滴注抑制宫缩5天并孕酮凝胶塞肛（90mg，每晚1次）抑制子宫收缩等对症支持治疗。术后6天（孕25^{+4}周）复查宫颈超声提示（图4-16）：宫颈管长为25mm，宫颈管呈开口向上弧形，中下段内见强回声，强回声距离宫颈上端闭合处约13mm，距离外口约12mm，内口张开，呈U形，宽度约11mm，深度约12mm，羊膜囊未见凸入宫颈管。孕25^{+3}周行OGTT结果（空腹、餐后1h和2h血糖分别是5.06mmol/L、11.22mmol/L、10.71mmol/L），诊断为妊娠期糖尿病，予指导饮食加运动控制血糖良好，于26^{+5}周出院。出院后继续给予孕酮凝胶塞肛（90mg，每晚1次）抑制子宫收缩，定期在我院产检，每2周定期复查宫颈B超（表4-3）及白带常规（表4-4）。在孕28^{+2}周因血糖控制不良住院拟胰岛素调控血糖，血糖控制满意出院，复查阴道宫颈超声（图4-17），显示剩余宫颈管长18mm，宫颈内口扩张，羊膜囊凸入宫颈管。孕36周门诊拆线，拆线前阴窥检查（图4-18），拆线顺利，2019年10月8日因（孕39^{+2}周，下腹胀伴阴道少量血性分泌物1天，先兆临产）16:30入院。术前准备过程，患者产程进展快，18:50患者出现阴道流液，量清，规律下腹痛，40s/3～4min。阴窥检查：宫口开8cm，可扪及胎头。向患者交代病情后，患者要求阴道试产，告知剖宫产术后阴道试产相关风险，予转产房。20:45宫口开全，22:45宫口开全近2h，S-0，胎心出现早期减速，最慢达90次/min，考虑患者高龄，胎儿宫内窘迫，中转剖宫产终止妊娠，娩出一活女婴，新生儿出生Apgar评分1min：10/10分，5min：10/10分，10min：10/10分，体重3 590g，术中失血400mL，术后恢复好，3天后出院，母婴愈后良好。

表4-3　定期复查宫颈B超

日期	宫颈长度	胎儿情况
2019年6月25日	16mm，V形，宽21mm，深19mm	见羊膜囊凸入宫颈管
2019年7月3日	25mm，U形，宽11mm，深12mm	未见羊膜囊凸入宫颈管
2019年7月23日	18mm，V形，宽20mm，深12mm	见羊膜囊凸入宫颈管
2019年8月13日	17mm，U形，宽39mm，深22mm	见羊膜囊凸入宫颈管
2019年9月3日	17mm，宫颈管扩张、展平	

表4-4　定期复查白带常规

日期	清洁度	白细胞	假丝酵母菌
2019年6月25日	Ⅲ度	+++	未发现
2019年7月1日	Ⅲ度	++	未发现
2019年7月8日	Ⅱ度	+	未发现
2019年7月23日	Ⅲ度	++	未发现
2019年7月29日	Ⅱ度	+	未发现
2019年8月13日	Ⅲ度	++	未发现
2019年9月3日	Ⅲ度	++	未发现
2019年9月17日	Ⅱ度	+	未发现

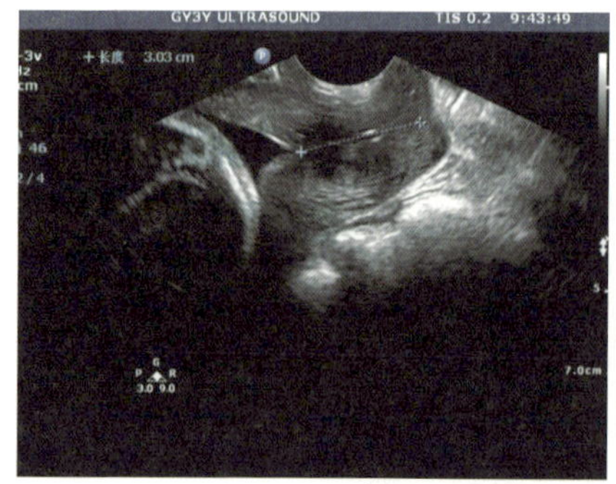

图4-16　二次环扎后超声图（7月3日）

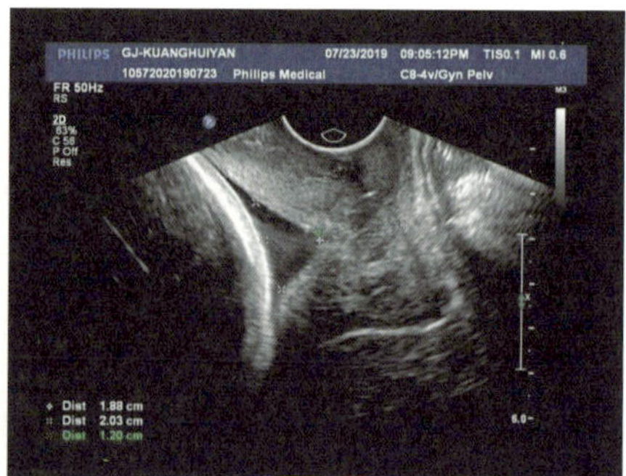

图4-17　二次环扎后超声图（7月23日）

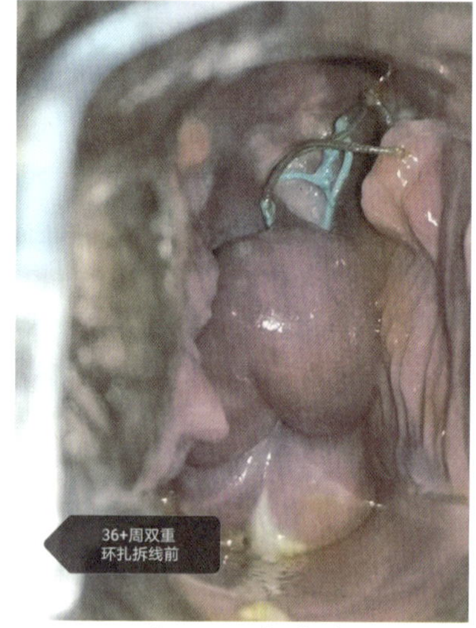

图4-18　拆线前

第四节 病案讨论4

【关键词】高龄经产妇；经阴道环扎术；妊娠合并2型糖尿病；脓毒症。

一、第一次入院

第一次入院病历摘要

患者，女，38岁，孕6产1。因“停经14^{+1}周，要求行宫颈环扎术”于2016年8月16日入院诊治。患者平素月经规律，本次为自然受孕，末次月经2016年5月9日，核实预产期2017年2月16日。入院当天核实孕周为14^{+1}周。孕12周开始本院产检，NT 0.8mm，无创染色体筛查（NIPT）提示：13、18、21三体低风险。8月15日宫颈超声检查示：宫颈管长为28mm，Y形。因2015年广州市某三甲医院宫腔镜检查，宫颈机能评估，提示9.5号扩宫器顺利通过，诊断宫颈机能不全，门诊拟“宫颈机能不全，预防性环扎”收入院。患者孕期无畏寒发热，无头晕，无视物模糊，无心悸胸闷等不适。精神食欲佳，睡眠好，大小便正常。孕前体重56kg，现体重54.5kg，孕前BMI 23.9kg/m^2。孕期体重减重1.5kg。患者2007年发现糖耐量受损，饮食运动治疗，血糖控制良好；2012年诊断妊娠期糖尿病A2级，孕期胰岛素治疗，胎儿畸形引产后3个月复查为2型糖尿病，继续饮食运动治疗至今。26岁结婚，孕6产1，2005年3月因试产失败在湖南当地医院行剖宫产分娩1女婴，出生体重3 400g，健在；术中无输血，术后无发热，2007年6月孕25周晚期自然流产1次，2012年4月孕25周“水肿胎儿”引产1次，2013年孕9周胚胎停育行药物流产1次，2014年“宫外孕”保守治疗1次。2015年行宫腔镜检查术。父亲体健，母亲62岁发现糖尿病。

入院查体：生命体征平稳，心肺听诊无异常，腹隆、软，无压痛、反跳痛，双下肢浮肿（-）。专科情况：宫高14cm，腹围83cm，胎心率123次/min，胎心规则，律齐。未扪及宫缩。阴道检查：外阴发育正常，阴道通畅，可见少许白色分泌物，宫颈柱状上皮外移占2/3宫颈，于宫颈口可见一息肉样赘生物，大小约1.0cm × 0.5cm × 2.cm，触之易出血，宫颈长2cm，宫颈外口松弛。

辅助检查：血型B型，RH阳性。8月18日我院产科超声提示：子宫内妊娠，如孕14^{+3}周，单活胎，双顶径28.2mm，羊水最大径线32mm，胎盘后壁，距离宫颈口22mm。

入院后密切母胎监测，患者生命体征平稳，胎心率正常，无腹痛，无阴道流血、流液等不适。给予以阴道抹洗后孕酮阴道缓释凝胶（90mg，每晚1次）塞肛等抑制宫缩治疗。完善术前检查：CRP 2.57mg/L，WBC 9.25×10^9/L，RBC 3.85×10^{12}/L，Hb 104g/L，PLT 268×10^9/L，降钙素原0.060ng/mL。肝肾功能检查未见异常，心电图、白带常规正常。指尖微量血糖：空腹4.7 ~ 5.3mmol/L，三餐后4.4 ~ 7.9mmol/L。糖化血红蛋白5.9%。目前诊断：①宫颈机能不全。②糖尿病合并妊娠。③宫颈息肉。④瘢痕子宫。⑤孕6产1，孕14^{+3}周单活胎。患者现多次不良孕产史、高龄，妊娠合并糖尿病，特提请讨论患者进一步的诊疗方案。

第一次全科讨论记录

产科主治医师A：该患者孕6产1，2007年6月孕25周晚期自然流产1次；2012年4月孕25周“水肿胎儿”引产1次；2013年孕9周胚胎停育行药物流产1次；2014年“宫外孕”保守治疗1次。本次停经14^{+3}周，因2015年广州市某三甲医院宫腔镜检查，宫颈机能评估，提示9.5号扩宫器顺利通过，诊断宫颈机能不全，门诊拟“宫颈机能不全，预防性环扎”收入院。首先我们需要评估诊断为宫颈机能不全是否成立。2014年美国妇产科医师学会指南指出：宫颈机能不全一直被描述为孕中期出现缺乏症状和体征的临床宫缩或分娩，以致无法维持妊娠的宫颈无能状态。基于现有证据，孕中期超声发现缩短的宫颈长度将伴随着早产风险的增加，但对于宫颈机能不全的诊断是不充分的。各种非孕妇女的诊断性试验建议用于确定宫颈机能不全，包括：子宫输卵管造影术、宫颈球囊牵引摄像、应用Hegar或Pratt宫颈扩张器评估宫颈扩张情况、球囊回弹试验和宫颈扩张分级计算宫颈阻力指数，但没有任何一个试验是被严格的科学研究验证过，目前都不能用作诊断宫颈机能不全。目前国内专家们普遍认可的诊断标准为：①病史及临床表现。具有明确的宫颈损伤史或者妊娠中期（16～24周）反复自然流产史，流产时往往无先兆症状，无宫缩而颈管消退，甚至羊膜凸出发生流产。②查体。非孕期宫颈陈旧性裂伤达穹隆或宫颈阴道段短于0.5cm；也可能外观正常。③辅助检查。a.非孕时在黄体期用8号宫颈扩张器试探宫颈内口无阻力；正常标准为5号扩宫器不能自由通过宫颈内口。b.子宫输卵管碘油造影检查：宫颈内口水平的颈管狭部漏斗区呈管状扩大（宽度>6mm）；定标后正常宽度4mm以下。c.孕期B超提示宫颈管缩短（<25mm）或者宫内口宽>15mm。目前该患者的诊断，①孕前宫颈机能评估，提示9.5号扩宫棒顺利通过。②孕25周晚期自然流产1次。目前诊断达标，有预防环扎指征。

产科副主任医师B：宫颈机能不全的病因和发病机制尚不清楚，其可能的原因包括先天性的宫颈发育不良，后天性包括机械性损伤、创伤及生化因素的影响；其中主要是手术及产伤等造成的宫颈管的损伤，尤其是妊娠中期引产引起宫颈组织的损伤最为常见，值得注意的是宫口开大5cm以上剖宫产时子宫下段切口低，也有可能造成以后宫颈机能不全。本例病史指征诊断宫颈机能不全应该成立。而评估该例患者罹患宫颈机能不全的可能高危因素与下列因素相关：①患者2次人工流产术，不排除可能存在人为机械宫颈损伤情况。②1次中孕难免流产，1次中孕胎儿畸形引产，不排除可能存在分娩造成的宫颈裂伤情况。③1次孕足月因试产失败在湖南当地医院行剖宫产分娩，也不排除剖宫产时子宫下段切口低，有可能造成日后的宫颈机能不全。而且2015年在广州市某三甲医院宫腔镜检查，宫颈机能评估，

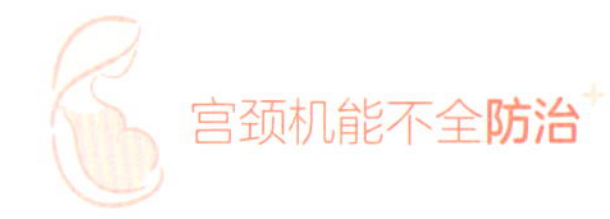

提示9.5号扩宫器顺利通过，孕前也证实了宫颈机能不全诊断明确。按2014年美国妇产科医师学会推荐的宫颈环扎术适应证，对于有1次或1次以上不明原因妊娠中晚期流产或早产史的患者（排除宫缩发动、胎盘早剥等其他因素），选择预防性宫颈环扎：即择期环扎，又称为基于病史适应证的环扎。最佳时机下次妊娠13～14周行宫颈环扎术。目前患者是最佳时机。

产科副主任医师C：目前仍然认为，宫颈环扎术是治疗宫颈机能不全的唯一术式和有效方法。目的是加固宫颈峡部括约肌功能而修复宫颈，建立正常宫颈内口的形态和功能。2014年美国妇产科医师学会推荐的宫颈环扎术适应证有3类，均在妊娠后进行，具体如下：①预防性宫颈环扎。即择期环扎，又称为基于病史适应证的环扎。对于有1次或1次以上不明原因妊娠中晚期流产或早产史的患者（排除宫缩发动、胎盘早剥等其他因素），在下次妊娠13～14周行宫颈环扎术。②紧急宫颈环扎或补救环扎。不论患者是否前次有中晚期流产史或早产史，在体格检查时发现宫颈进行性扩张，无宫缩，无禁忌证即可行宫颈环扎术。③超声随访宫颈长度适时环扎。对于前次有小于孕34周早产病史的患者，此次妊娠自16周起超声随访宫颈长度，如孕24周前发生宫颈长度＜25 mm，推荐行宫颈环扎术。而宫颈环扎术的禁忌证为：流产或早产临产、胎膜早破、绒毛膜羊膜炎、阴道流血、胎儿窘迫、胎儿严重畸形或其他严重的妊娠并发症。本例患者符合选择预防性宫颈环扎指征，禁忌证的排除方面需要考虑：①糖尿病与出生缺陷。患者虽然有糖尿病，但糖化血红蛋白5.9%，血糖控制良好，对胎儿发育影响不大。②高龄唐氏等染色体相关。患者38岁，但已行NT和NIPT检查，均未发现异常。③水肿胎儿分娩史。水肿胎儿原因不明，曾分娩健康女婴，夫妻地贫和梅毒等感染检查均未见异常，本次NT检查未见异常。基本排除禁忌证，可以安排择期行经阴道宫颈环扎术。

产科主任医师D：宫颈机能不全是造成晚期流产、早产的主要疾患之一，宫颈环扎术是目前国内外首推的治疗方案，宫颈环扎手术的成功与否与围手术期的管理是否得当密切相关。①术前充分的阴道准备对于减少并发症，主要是胎膜破裂、绒毛膜羊膜炎等的发生起着非常重要的作用。该患者入院时白带检查符合要求，但其有宫颈息肉和糖尿病，围手术期仍须特别注意会阴及阴道的清洁和防护。血糖控制良好是手术安全的重要保障，目前该患者糖化血红蛋白5.9%，指尖微量血糖：空腹4.7～5.3mmol/L，三餐后4.4～7.9mmol/L，达标。术前需完成阴道抹洗3天的准备。②孕酮预防早产有一定的作用，对于宫颈环扎术患者围手术期孕酮的应用，目前并无指导性意见。考虑到该患者为38岁高龄产妇，可能存在黄体功能不全，建议围手术期预防性使用孕酮以降低子宫肌纤维张力，术中及术后1～2天短期给予孕酮40mg肌内注射，每天1次，出院后持续局部用至孕34周。③因患者妊娠合并宫颈息肉伴出血，建议的术式为：息肉摘除术+McDonald术式环扎术；④对于围手术期是否使用抗生素或者宫缩抑制剂，目前存在争议。针对该患者的个体化治疗而言，进行预防性环扎，推荐在围手术期48h内使用抗生素，不建议使用宫缩抑制剂。⑤术后随访至关重要，重点强调对生殖道感染以及早产的预测和预防，加强宣教，督促患者进行自我健康管理和宫缩的自我监测。还有“五驾马车”妊娠合并糖尿病的自我管理，以及适时行超声排畸检查。⑥对于环扎线的拆除时机，无特殊情况者单胎妊娠应于36周拆除为宜。出现临产征兆或已临产，如见红、宫缩1～2次/10min、胎膜早破等即行宫颈环扎拆线，严防发生宫颈撕裂伤。出现生殖道感染，临床拟诊绒毛膜羊膜炎者，也应立即拆除环扎线。

第一次讨论后临床处理情况

与患者及其家属充分沟通后，于8月19日在腰硬联合麻醉下用慕斯林环扎带行McDonald单重宫颈环扎术+宫颈息肉摘除术，U形在5点处进针、1点处出针，8点处进针、11点处出针，12点处打结，同时摘除1.0cm×0.5cm×2cm息肉，顺利，无出血。术后予拉氧头孢预防感染、孕酮40mg肌内注射治疗2天。术后第2天阴窥检查，宫颈长约2cm，无出血和渗液。术后4天复查宫颈超声检查示：宫颈环扎术后。宫颈管长为30mm，呈T形。患者住院期间无腹痛、腹胀，无阴道流血、流液等不适。术后用速效胰岛素诺和锐调控血糖，剂量三餐前2U-4U-2U，血糖控制良好，术后5天出院，继续使用孕酮阴道缓释凝胶（90mg，每晚1次）塞肛抑制宫缩治疗。术后回当地医院产检和随访。

二、第二次入院

孕20+周高热半天，下腹痛2小时

病历摘要

患者，女，38岁，孕6产1。因“停经20+4周，高热半天，下腹痛2小时”于2016年9月30日04:00急诊入院诊治。末次月经2016年5月9日，核实预产期2017年2月16日。孕12周开始本院产检，孕期行NT检查、无创染色体筛查（NIPT）均未见异常。孕14周因“病史指征宫颈机能不全”在本院行预防性环扎术，住院期间以速效胰岛素诺和锐调控血糖，剂量三餐前2U-4U-2U，血糖控制良好，术后5天出院。出院后诺和锐调控血糖，目前剂量调整为三餐前7U-8U-6U，血糖控制良好，9月29日下午14:00无诱因出现畏寒、发热，体温39℃，咽部有痰，无咽痛、咳嗽和流涕，同时伴尿频尿急，无尿痛和腰疼，阴道分泌物增多，无异味和瘙痒，本院内科急诊就诊，拟“发热查因、糖尿病”，予阿奇霉素0.5g静脉滴注抗感染，9月30日凌晨2:00出现下腹阵痛，伴阴道血性分泌物，急诊拟“宫颈机能不全，发热查因”收入院。患者孕期精神食欲佳，睡眠好，大小便正常，发热以来，无伴头晕眼花和胸闷气促等不适。孕前体重56kg，现体重56.5kg，孕前BMI 23.9kg/m^2。孕期体重增重0.5kg。患者既往史，月经史婚育史和家族史同第一次病历摘要。

入院查体体温39.2℃，心率110次/min，呼吸25次/min，血压121/92mmHg，发育正常，营养中等，自动体位，检查合作。双肺听诊无异常，心率110次/min，律齐，各瓣膜听诊区未闻病理性杂音。腹隆、软，无压痛、反跳痛，双下肢浮肿（-）。宫高22cm，腹围86cm，胎心率130次/min，胎心规则，律齐。宫体有深压痛，可扪及宫缩。阴道检查：

阴道少许淡红色分泌物，无异味，宫颈长度约2.0cm，环扎线结位于12点处，宫口稍松。05:00行急诊检查：WBC 13.42×10^9/L，NEU%97.10%，RBC 4.05×10^{12}/L，Hb 124g/L，PLT 176×10^9/L；CRP 94.77mg/L，降钙素原0.861ng/m（PCT），纤维蛋白原5.36g/L，D-二聚体3631ng/mL。肝肾功能检查未见异常，尿液分析：潜血（++），白细胞10个/Hp，酮体（+），余未见异常。白带常规：线索细胞（-），白细胞（++），G+小杆菌（++），G+大杆菌未见、GC未见、假丝酵母菌未见。指尖微量血糖：空腹4.7～5.3mmol/L，三餐后4.4～7.9mmol/L。糖化血红蛋白4.9%。目前诊断①发热查因：泌尿系感染？呼吸道感染？生殖道感染？②晚期先兆流产。③宫颈机能不全（环扎术后）。④糖尿病合并妊娠。⑤瘢痕子宫。⑥孕6产1，孕20^{+4}周单活胎。入院后予抗生素抗感染治疗，但持续高热38.9～39.8℃，患者腹痛仍进一步加剧，追问患者，3天内阴道有排液，自购阴道冲洗液每日冲洗史，特提请讨论患者进一步的诊疗方案。

第二次全院多学科讨论记录

产科主治医师E：孕妇因为妊娠生理细胞介导的免疫力的改变，一般情况下，因免疫炎症反应而加剧的疾病的严重程度在怀孕期间反而缓解，如风湿性关节炎、类风湿关节炎、牛皮癣。相比之下，需要炎症反应的初始控制和清除病原体感染性疾病的严重程度，在怀孕期间病情会加剧。而孕产妇感染的诱因包括，①产科方面：绒毛活检、羊膜腔穿刺、宫颈环扎及其他侵入性操作，胎膜破裂时间过长、产程过长伴阴道检查次数超过5次、阴道创伤、剖宫产、分娩或流产后妊娠物滞留。②患者方面：肥胖、糖耐量异常、糖尿病、免疫异常、贫血、阴道排液、盆腔感染史和B族链球菌感染史。

微生物可通过以下方式到达羊膜腔和胎儿：①下生殖道感染（最常见）。②血行感染（牙周感染、肺炎、上呼吸道感染和急性胃肠炎等）。③邻近器官感染（急性阑尾炎、急性胰腺炎和泌尿系感染等）。④侵入性医疗操作（羊水/脐带血穿刺、宫颈环扎术和反复阴道检查等）。

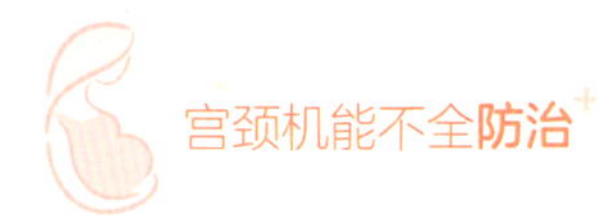

该患者罹患感染的诱因包括：①1个月前行宫颈环扎术+宫颈息肉摘除术。②患者高龄产妇，有2型糖尿病。③阴道有排液未恰当的处置，自购阴道冲洗液冲洗，所以入院检查白带检查未见明显异常，但极有可能是下生殖道的感染经阴道冲洗逆行进入羊膜腔，导致了严重的宫腔感染。目前诊断①发热查因：急性绒毛膜羊膜炎？泌尿系感染？呼吸道感染？②晚期难免流产；③宫颈机能不全（环扎术后）；④糖尿病合并妊娠；⑤瘢痕子宫；⑥孕6产1，孕20^{+4}周单活胎。目前感染严重，不建议继续安胎。提醒一下，以慕斯林环扎带环扎的患者，阴道刺激大，阴道排液较正常人多，护理上需重视，让患者注意保持外阴清洁干爽，严禁阴道灌洗和冲洗，严防下生殖道的定植菌逆行入宫腔造成严重宫腔感染。

感染科主任医师F：国外学者Acosta等报道，产科重症感染的原发病依次为生殖器官感染（31.0%）、泌尿系统感染（19.7%）、伤口感染（9.0%）、呼吸系统感染（5.5%）、其他感染（8.8%）和来源不明感染（26.0%）。Acosta等报道了与产科重症感染相关的常见细菌包括：大肠艾希菌（21.1%）、A族链球菌（8.8%）、B族链球菌（8.2%）、其他链球菌（5.7%）、葡萄球菌（6.3%）、混合感染（5.2%）、其他（6.9%）、病原体未知（1.6%）和没有实验室确诊的微生物（36.2%）。宫内感染是感染引发流产和早产的主要原因。

1992年，ACCP/SCCM 发表共识，为 SIRS、脓毒症、重症脓毒症和感染性休克制定标准定义以鉴别：①感染是指细菌等病原体侵入无菌宿主组织引起的全身性炎症反应。②菌血症是血液中存在活菌，可能是短暂的，没有临床意义的，存在本身并不足以诊断败血症。③SIRS是广泛的炎症反应导致各种各样严重的临床损伤。临床上公认存在以下两个或两个以上证据：体温＞38℃或＜36℃，心率＞90次/min，呼吸＞20次/min或$PaCO_2$＜32mmHg，白细胞计数＞$12\times^{9}$/L或＜4×10^{9}/L，或分叶核＜10%。④脓毒症是感染的全身性反应。⑤伴相关的器官衰竭的重症脓毒症。⑥感染性休克是难治性血压过低的脓毒症。

最近有国外学者提出脓毒症相关性器官功能衰竭评价[Sequential（sepsis-related）Organ Failure Assessment，SOFA]诊断脓毒症和快速脓毒症相关器官衰竭评分[（Quick SOFA）包括呼吸≥22次/min，神志改变和收缩压≤100mmHg]诊断脓毒症。按如上的诊断标准，患者入院后生命体征发生了改变，体温39.2～38.5℃，心率110～106次/min，呼吸25～30次/min，血压121/92～108/88mmHg。应该可以诊断为脓毒症：急性绒毛膜羊膜炎？泌尿系感染？呼吸道感染？感染病原菌大肠艾希菌和厌氧菌可能性大，建议对症治疗和对因广谱抗生素治疗，拆除环扎线，不安胎，以防止病情的迅速恶化，感染性休克及多器官功能受损的发生。

麻醉科主任医师G：脓毒症在非洲、亚洲、拉丁美洲和美国导致孕产妇死亡分别为9.7%、11.6%和7.7%。Martin教授等报道了在1979年到2000年间，孕期脓毒症病例数量从0.6%下降到0.3%。在美国，产科患者中菌血症患病率约为0.75%，其中脓毒症比率为8%～10%。现有数据表明孕产妇感染性休克的死亡率为0～3%。该患者病情进展迅速，胎儿分娩期是大量细菌入血的时期，需要重视严重脓毒症有相关的器官衰竭临床表现如下。①心血管系统。疾病早期，患者可能因此出现低血压、精神混乱、心动过速、皮肤发红等症状。然而，随着感染性休克进展，患者皮肤湿冷、心动过缓、发绀。之后出现灌注不足的现象，如皮肤四肢湿冷、少尿、周围性紫绀。氧输送减少，组织无氧代谢，乳酸堆积，子宫灌注减少，胎儿缺氧、酸中毒，终末器官衰竭。②呼吸系统。肺微血管血压和渗透性增加，脓毒症中炎症介质释放可能促进肺血管外积水。由于妊娠期间血浆胶体渗透压降低会导致病情加重，并可能促进肺水肿的发展，降低肺的顺应性。最终，静脉血流增加，血氧不足导致呼吸衰竭和急性呼吸窘迫综合征。一旦孕妇发生呼吸窘迫综合征，死亡率为30%～60%。③肾脏：超过20%的患者可能因严重脓毒症导致急性肾衰竭，死亡率较高。患有脓毒症的孕妇，由于灌注不足—局部缺血—再灌注性损伤导致急性肾小管坏死，肾脏交感神经增强和血管紧张素增加导致血管收缩，细胞因子介导肾细胞损伤。④血液系统。严重脓毒症常常出现血小板减少症和消耗性凝血病。然而孕期凝血系统发生多种改变可以导致血液高凝状态。凝血因子水平增加，包括因子Ⅰ、Ⅱ、Ⅶ、Ⅷ、Ⅸ和Ⅻ；血纤维蛋白溶酶原活化抑制剂Ⅰ和Ⅱ增加5倍，抗凝血酶Ⅲ和蛋白C水平并没有显著影响。对于患有严重脓毒症的孕妇，妊娠期的这些改变可能使血管内纤维蛋白形成，这可能与弥散性血管内凝血和多器官衰竭综合征的发病机理有关。⑤胃肠道。胃肠黏膜常通过自我调节免受损害。然而，在脓毒症中胃肠黏膜通透性增加、灌注不足导致黏膜损伤、发生黏膜萎缩和细菌移位、细菌内毒素导致细胞因子释放，常会导致自发性腹膜炎出现。另外，脓毒症中，库普佛细胞产生不受控制的炎症细胞因子导致胆汁淤积、高胆红素血症和黄疸。密切监测患者各系统器官功能的变化，做好分娩期感染性休克抢救的麻醉相关准备。

产科主任医师H：妊娠期和产褥期感染可以是导致孕产妇死亡的直接产科原因（如生殖器官感染），或非直接产科原因（如结核、肺炎球菌脑膜炎、真菌肺炎、严重急呼吸系统综合征、H1N1流感和人免疫缺陷病毒感染），或伴随感染（如社区获得性肺炎）。一些孕产妇死亡也可由多病因所致。因为对全社会产科人群的重视，全面孕妇学校的健康教育开展及规范产检，大多数产科菌血症患者并不会发展成为脓毒症。实际上，国际报告率最高的文献里孕期脓毒症休克占12%。据统计，英国入住ICU的孕产妇中，14.4%为重度脓毒症，10.6%为脓毒症休克；美国入住ICU的孕产妇中，前4位疾病依次是脓毒症、产后出血、高血压和心肺疾病；我国中西部地区和河南省孕产妇死亡原因感染占第4位，产褥期感染占第5位。该例患者，38岁，2型糖尿病，虽然胰岛素控制血糖良好，孕20周，才增重0.5kg，孕期体重增长不理想，营养不良，行慕斯林环扎带宫颈环扎术后1月，规范产检，曾2次复查白带未见异常，近1周阴道排液，自行阴道冲洗，下生殖道的细菌经阴道冲洗逆行进入羊膜腔，导致了严重的宫腔感染，因早期局部症状不明显，高热就诊急诊内科，经验考虑社区肺炎使用阿奇霉素抗感染，效果不佳，短时间病情恶化迅速，发热12h出现难免流产，转产科收治入院，入院后病情仍然未能控制，感染指标进一步恶化，出现早期凝血功能异常、循环系统异常、生殖系统异常。建议目前按脓毒症处理原则处理该患者。脓毒症处理的6个核心问题包括：①高流量供氧。面罩给氧。②血培养和病灶部位标本培养。已做，注意结果的回报和及时按药敏更改抗生素。③静脉应用抗生素。改亚胺培南抗感染，重锤出击。④测定血乳酸浓度。及时纠正酸中毒，避免进入死亡三角。⑤液体复苏。合理使用血制品和血管活性药物。⑥记录出入量。避免毛细血管渗漏综合征和再灌注损伤。另外，外科干预是成功处理多种妊娠期和产褥期感染的关键，包括局部引流、清创和切除感染病灶，排胎过程尽量不用宫缩素，尽量清除宫腔内妊娠组织物，但须避免搔刮宫腔，如果宫腔感染严重，必要时行子宫切除并腹腔放引流管。

重症医学科主任医师I：脓毒症优先治疗顺序是先处理孕产妇的容量复苏支持治疗，尤其是早期复苏过程。及时发现脓毒症是最重要的，因为最初6h内的充分体液复苏可以有效提高存活率。早期目标导向治疗包括体液复苏（晶体或胶体），实现中心静脉压8～12mmHg。如果单独体液复苏不能充分恢复灌注压，则需加入血管活性物质（实现平均动脉压65～70mmHg）。在最初6h的复苏时间里，如果中心静脉血氧饱和度不能达到＞70%（不论最大充盈压），则需要输入浓缩红细胞，使血细胞积压≥30%，或给予肌力药物使之达到标准。尽管缺乏随机对照试验，但区别来源、控制感染（包括排出脓肿、坏死组织清创、切除感染灶）和早期抗生素的使用在脓毒症的治疗中都很重要。普遍共识是首先使用广谱抗生素经验治疗。脓毒症可引起多器官功能受损，我们须密切观察患者的病情变化，看情况需要，提供呼吸支持、连续性静脉滤过消除炎性介质和肾功能替代治疗、糖尿病胰岛素调控血糖和营养支持治疗等ICU的各种高级生命监测和支持技术。

第二次讨论后临床处理情况及妊娠结局

与患者及其家属充分沟通后，考虑难免流产，于9月30日8:00送产房拆除环扎线，顺利，拆线后宫口松，容1指，分泌物有异味，恶臭，8:50排出一死胎，女，身长22cm，体重400g，外观无异常，胎盘胎膜自然娩出完整，恶臭，出血100mL，予宫缩素促宫缩治疗，9:30查看患者，体温39.5℃，心率126次/min，呼吸40次/min，血压88/44mmHg，$SPO_2$98%，考虑感染性休克予面罩吸氧、肾上腺素升压、亚胺培南抗感染、输注新鲜冰冻血浆扩容等治疗，并于10:10转入中心ICU，转入ICU后，加用血液净化治疗，12:30—16:00查看患者，体温38.5℃，心率110～130次/min，呼吸35～40次/min，血压（70～80）/（45～50）mmHg（持续去甲肾上腺素泵入），$SPO_2$95%～98%，CVP 11～24cmH_2O，GCS评分12min。复查：WBC 42.92×10^9/L，NEU%93.10%，PLT 56×10^9/L；CRP 94.77mg/L，PCT 67.63ng/mL，活化部分凝血活酶时间（APTT）199.5s，凝血酶原时间（PT）19.1s，抗凝血酶Ⅲ（ATⅢ）55%，纤维蛋白原1.23g/L，D-二聚体2 631ng/mL，NT-proBNP 2 014pg/L。肝肾功能检查未见异常，血钾2.2mmol/L，肌酸激酶同工酶（CK-MB）33.2U/L，肌酸激酶（CK）1.5.8U/L，床旁胸片提示双肺感染，右下肺为著。病情恶化迅猛，考虑感染性休克、脓毒症、DIC、宫腔感染、难免流产排胎后，考虑感染病灶来源于子宫可能性大（糖尿病、宫颈环扎术后、阴道冲洗病史；高热，排胎儿及附属物恶臭），不去除感染源，无法纠正感染性休克，于16:48—18:39转手术室静吸复合麻醉下行“全子宫切除术”，术中见子宫下段宫腔大量脓液伴恶臭，少许胎膜残留，手术出血50mL。术后在ICU继续呼吸机辅助通气、肾上腺素升压、亚胺培南抗感染、输注新鲜冰冻血浆1 200mL、冷沉淀20U、红细胞2U、血小板1个治疗量纠正DIC，连续性静脉滤过去除炎性因子并肾功能保护、静脉营养、预防静脉栓塞等高级生命支持治疗，血培养提示革兰氏阴性杆菌。术后3天循环稳定，5天脱离呼吸机，7天传入普通病房，9天退热，术后12天出院。

第五节　病案讨论5

【关键词】双胎妊娠；宫颈机能不全；紧急环扎；救援性环扎；流产后大出血。

一、第一次入院

双胎妊娠，停经20^{+6}周，B超提示宫颈管缩短半天。

第一次入院病历摘要

患者，36岁，因“宫内双胎妊娠，停经20^{+6}周，B超提示宫颈管缩短半天”于2013年4月15日入院。患者因“双侧输卵管堵塞”在我院行体外受精-胚胎移植（IVF-ET）助孕，2012年12月7日移植D3胚胎3枚，核实预产期为2013年8月27日，入院当天核实孕周为20^{+6}周。患者孕期在我院定期产检，孕7周超声提示双胎妊娠，孕12周超声NT1.7/2.1mm，唐氏筛查为低风险。孕15周阴道超声测宫颈长度为30mm，今日（孕20^{+6}周）本院常规产检，经阴道超声测量宫颈长度为25mm，阴窥检查发现宫口开大1.5cm，羊膜囊凸出宫颈口。遂急诊收治入院。患者无腹痛、腹胀，无阴道流血、流液等不适。孕期无阴道流血，无发热，无头晕、视物模糊，无心悸胸闷、呼吸困难等不适，精神食欲佳、睡眠好，大小便正常。孕前体重68kg，现体重75kg，身高163cm，孕前BMI 25.6kg/m^2。孕期体重共增加7kg。

患者既往体健，孕3产0，2005年人工流产1次，2011年5月双胎妊娠，孕20^{+6}周，胎膜早破，难免流产，胎盘残留清宫，发生产后出血后行“双侧子宫动脉造影+靶动脉栓塞术”；2012年3月行宫腔镜检查，探测宫颈发现7号扩宫器可通过，8号扩宫器有阻力。父母体健，否认家族性遗传病、精神病及传染病史。

入院查体：生命体征平稳，心肺听诊无异常，腹隆、软，无压痛、反跳痛，双下肢浮肿（-）。产科检查：宫高29cm，腹围91cm，胎儿A胎心率140次/min，胎儿B胎心率145次/min，律齐，宫体无压痛，未扪及子宫收缩。阴道检查：阴道内见大量白色胶冻样粘稠分泌物，无异味；宫颈质中，中位，宫颈管长约2cm，宫口开大1.5cm，羊膜囊凸出宫颈口，胎膜未破，先露不清。入院时辅助检查，血常规：WBC 7.12×10^9/L，RBC 4.11×10^{12}/L，Hb 132g/L，PLT 229×10^9/L；白带常规+BV：清洁度Ⅱ度，假丝酵母菌未发现，过氧化氢（-），白细胞酯酶（+），乙酰氨基葡萄糖苷酶（-）；凝血功能、降钙素原、肝功能、生化、尿液分析未见明显异常。

入院后密切母胎监测，监测胎动正常、胎心率正常。患者生命体征平稳，无腹痛，无阴道流血、流液等不适。予以预防早产（孕酮阴道缓释凝胶 90mg，阴道使用，每晚1次；硫酸镁15g，静脉滴注，每天1次）、预防感染（头孢呋辛2.0g，静脉滴注，每天2次）等对症支持治疗。目前诊断：①妊娠合并宫颈机能不全。②双胎妊娠（双绒毛膜双羊膜囊）。③体外受精-胚胎移植术后。④孕3产0，孕20^{+6}周双活胎。⑤不良孕产史。目前患者无先兆流产体征，但出现宫颈管进行性缩短，宫口开大1.5cm，羊膜囊凸出宫颈口，特提请讨论患者进一步的诊疗方案。

第一次入院全科讨论记录

产科住院医师A：该患者停经20^{+6}周，B超提示宫颈管进行性缩短，就诊时无腹痛、腹胀，无阴道流血、流液等不适，但阴窥检查发现宫口开大1.5cm，羊膜囊凸出宫颈口。首先考虑该患者是诊断为宫颈机能不全还是难免流产。宫颈机能不全，又称宫颈内口闭锁不全、宫颈口松弛症，是指孕中期出现缺乏症状和体征的临床宫缩或分娩，以致无法维持妊娠的宫颈无能状态。病因是宫颈由于先天性或后天性的解剖或功能缺陷。发生率0.1%～2%，在妊娠16～28周习惯性流产中占15%左右。目前国内的临床诊断宫颈机能不全的标准为，①病史及临床表现：具有明确的宫颈损伤史或者妊娠中期（20～22周）反复自然流产史，流产时往往无先兆症状，无宫缩却颈管消退，甚至羊膜囊凸出发生流产，不合并其它明确的可导致宫缩和早产的因素（如出血、感染和胎膜早破）。②查体：非孕期宫颈陈旧性裂伤达穹隆或宫颈阴道段短于0.5cm，但也可能外观正常。③辅助检查：a.非孕时在黄体期用8号宫颈扩张器试探宫颈内口无阻力；b.子宫输卵管碘油造影检查宫颈内口水平的宫颈管狭部漏斗区呈管状扩大宽度＞6mm；c.孕期会阴或阴道B超提示宫颈管缩短（＜25mm）或者宫颈内口宽＞15mm。而孕期体格检查的宫颈机能不全诊断标准为：①排除临床定义的分娩发动或明显的子宫内感染外，妊娠中期宫颈扩张，羊膜囊在宫颈外口可见或超出宫颈外口。②在妊娠中期通过触诊发现明显（一系列）无症状宫颈扩张。

分析：①该患者有宫颈机能不全高危病史。妊娠中期（孕20^{+6}周，双胎妊娠）自然流产史，流产后10月黄体期行宫腔镜检查，探测宫颈7号扩宫条可通过，8号扩宫器有阻力，非孕期未能确诊宫颈机能不全；也曾行人工流产术，不排除可能存在宫颈损伤情况。②超声提示宫颈缩短。正常孕妇的宫颈管长度及形态随着孕周的增加可有轻微缩短或无改变，围分娩期则逐渐缩短，而宫颈机能不全的患者，其宫颈管长度在妊娠中期将明显缩短。研究指出，双胎妊娠孕妇宫颈机能不全的发生率是单胎妊娠的6倍，可能与子宫过度扩张、宫腔内压力过大，使子宫下段延展、宫颈管被动扩张有关。国内外学者均有报道指出，双胎妊娠孕妇宫颈管长度≤25mm时，其早产风险明显增加。该患者孕15周时宫颈长度为30mm，入院当天（孕20^{+6}周）超声提示“宫颈长度25mm，宫颈内口呈U形张开”，呈进行性缩短，超声诊断宫颈机能不全成立。③体格检查。该患者无其它病理因素或症状体征，阴窥检查宫口开大1.5cm，羊膜囊凸出宫颈口。基于以上3点，该患者可明确诊断为妊娠合并宫颈机能不全。

产科副主任医师B：研究发现，行辅助生殖技术的人群，宫颈机能不全发生的概率增加，属于高危人群；另外由于辅助生殖技术的普遍开展，双胎妊娠逐渐增多，而该类患者多有人工流产及引产病史，使得宫颈组织

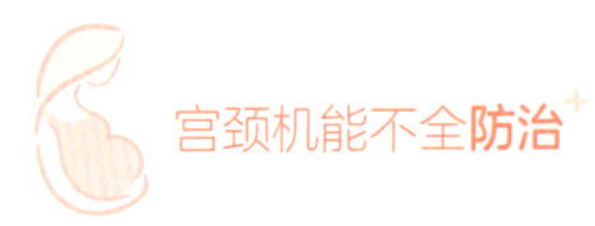

结构受损风险增加，结合双胎妊娠孕妇宫颈组织的特殊生理改变，双胎妊娠合并宫颈机能不全的发病率也呈逐年上升的趋势。据报道，双胎妊娠患者出现流产的发生率是单胎妊娠的2～3倍，约50%的患者出现早产，而宫颈机能不全是其最主要的原因。该病例上次中孕流产就不能排除宫颈机能不全，虽然非孕期探测宫颈7号扩宫器可通过，8号扩宫器有阻力。追问上次孕20^{+6}周，胎膜早破，难免流产入院时的情况，极有可能当时与现在情况一样，然后发生了胎膜早破，宫颈口回缩。本次患者如果在孕12～16周行预防性环扎，是否效果更好，值得争议；患者本次妊娠从孕15周开始定期产检，超声预测宫颈机能不全，从孕16周开始使用孕酮预防早产至今，经常规超声筛查发现宫颈机能不全入院。另外，目前对于双胎妊娠宫颈机能不全患者的治疗并无统一观点，非手术治疗方法，包括卧床休息、减少运动、禁止性生活等，其治疗宫颈机能不全的有效性并未得到证实，但为国内的双胎妊娠临床预防早产的常规处理。国外有子宫托在预防双胎早产中的应用，但国内尚未开展，且国外学者对于宫颈托能否预防双胎妊娠早产也仍有争议。目前尚无公认有效的非手术治疗方法。宫缩抑制剂能否长期用于宫颈机能不全的患者，目前也有争议，特别是长期使用利托君的双胎合并先兆早产的孕妇，国内外有致围产期心衰、孕产妇和围产儿死亡的报道。该患者有环扎的手术指征，手术前后非药物辅助治疗也是必需的。

产科副主任医师C：宫颈机能不全作为早产综合征的一个重要组成部分，是导致晚期流产、早产的主要原因之一。宫颈机能不全的治疗包括卧床休息、药物治疗、宫颈环扎术或其他机械支持治疗等。但首选仍为宫颈环扎术，术式沿用至今已有50多年历史。环扎的作用是纠正宫颈结构的薄弱或缺陷，同时防止胎膜接触阴道菌群，并可通过宫颈提供新的黏液斑块对抗微生物；还可阻止宫颈的缩短和扩张，从而降低早产风险。宫颈环扎术可分为：预防性宫颈环扎术、治疗性宫颈环扎术和紧急宫颈环扎术。紧急宫颈环扎或补救环扎定义为：在无临产征兆下发现宫颈进行性扩张，且无手术禁忌者（排除宫缩、宫内感染或两者兼有的情况）所行的宫颈环扎术。多数专家认为，紧急宫颈环扎是治疗妊娠期宫口扩张、羊膜囊凸入阴道内的有效方法，是为阻断产程进展而进行的手术，是延长孕龄的有效的抗早产手术，可显著提高新生儿生存率和明显延长孕周。对于紧急宫颈环扎的手术适应证和禁忌证国内外尚未统一，多数学者认为，对有些羊膜囊暴露于阴道内时间过长的患者，羊膜囊表面有粘苔附着，甚至绒毛膜已经破裂，若行紧急环扎，术后易发生胎膜破裂，并发亚临床或显性宫内感染，并进一步引发母体脓毒症，是紧急环扎的禁忌证。另外，若患者子宫敏感或已经有规律宫缩，宫颈进行性缩短或者羊膜囊凸出至阴道内的患者也不宜立即行紧急环扎，因手术的麻醉和创伤刺激，会导致宫缩更加剧烈，且难以用宫缩抑制剂有效控制，极易因观察和拆除环扎线不及时，发生宫颈裂伤甚至宫颈离断的严重并发症，故也是紧急环扎的相对禁忌证。国内张建平教授团队主张只有宫颈机能不全导致的宫口扩张做宫颈环扎术才有效。如果是早产临产，由宫缩或感染导致的早产等，都不适宜做手术。目前该患者诊断明确，白带无异常，血白细胞正常，无感染和临产以及胎盘早剥等表现，宫口开大1.5cm，羊膜囊凸出，拟尽早行经阴道紧急宫颈环扎术。

产科主任医师D：宫颈环扎手术的成功与否与围手术期的管理是否得当密切相关。①紧急环扎的指征和时机：加拿大有专家提出，手术指征为包括体征或超声提示宫颈管扩张＞1cm，且无明显宫缩，伴或不伴羊膜囊凸出宫颈外口、除外绒毛膜羊膜炎的临床征象者。关于环扎孕周，虽然一些临床医生主张这种治疗方式可到28周，但多数不提倡24周后环扎，因为担心手术导致早产影响胎儿生存能力。结合世界各地不同的新生儿科救治水平，以及手术风险的考量，部分国外学者建议在孕26周之前进行环扎。一般限定在患者入院后的24h内进行，也可在2～3天内进行，这主要根据患者的宫颈开大情况、宫缩程度，以及是否存在急性阴道炎症等情况综合评估。本例患者孕20^{+6}周，宫口开大1.5cm，羊膜囊凸出，无感染迹象，是紧急环扎术的良好时机。②术前充分的阴道准备：对于减少并发症，如胎

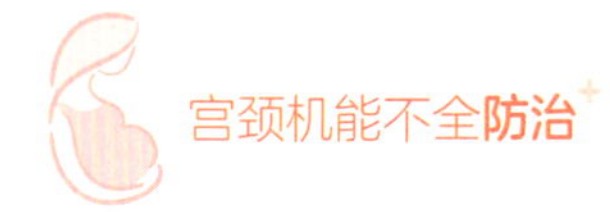

膜破裂、绒毛膜羊膜炎等的发生起着非常重要的作用。该患者入院时复查血常规、白带检查符合要求，但围手术期仍应注意会阴及阴道清洁。建议生理盐水清洁阴道和宫颈。③孕酮预防早产：对于宫颈环扎术患者围手术期孕酮的应用，目前国内外并无指导性意见。考虑到该患者宫颈管缩短，早产风险大，建议围手术期预防性使用孕酮以降低子宫肌纤维张力。④围手术期使用抗生素：感染因素与手术能否成功和延长孕周长短直接相关。如何判断是否存在羊膜内炎性介质/亚临床型绒毛膜羊膜炎，当前没有标准的实践建议。阴道有定植菌，宫口开大时无症状羊膜炎风险高，紧急术后恢复了部分宫颈的解剖，但不一定能恢复其屏障功能，特别注意缝合线暴露于阴道，也存在感染风险，术后患者宫内感染的发生率比择期手术要高得多，术后密切观察体温和脉搏、定期复查血常规、CRP、阴道分泌物细菌培养、降钙素原及白带常规等。建议围手术期拉氧头孢抗感染3～5天。⑤围手术期使用宫缩抑制剂：对于宫口已开的患者，进行宫颈环扎手术操作较困难，对子宫刺激较大，且宫颈局部炎症反应明显，术后稍有宫缩即可导致宫口再次扩张，甚至宫颈裂伤，因此术后需长期使用宫缩抑制剂，必要时可用至妊娠34周。我国也有报道宫颈机能不全患者施行救援性宫颈环扎术后，应用硫酸镁、利托君及阿托西班等宫缩抑制剂至足月分娩。⑥术后随访：重点强调对生殖道感染以及早产的预测和预防，加强宣教，督促患者进行自我健康管理。⑦环扎线的拆除时机：无特殊情况者双胎妊娠应于36周拆除为宜。出现临产征兆或已临产，如见红、宫缩1～2次/10min、胎膜早破等即行宫颈环扎拆线，严防发生宫颈撕裂伤。出现生殖道感染，临床拟诊绒毛膜羊膜炎者，也应立即拆除环扎线。待产过程中若发现环扎部位过紧也应及时拆除环扎线，因为随宫口进行性扩张，再拆除环扎线易造成宫颈裂伤。

产科主任医师E：宫颈机能不全属于功能性疾病，有先天性获得和后天性环境因素两方面病因。临床上多见于无痛人工流产术中过度机械性宫颈扩张，分娩过程中造成的宫颈裂伤未予修复、宫颈病变手术后等情况。

国内双胎妊娠临床处理指南推荐合并有晚期流产及早产史孕妇或多产孕妇实施预防性宫颈环扎术，证据等级为Ⅱb，对妊娠结局可能有改善。但是对于双胎妊娠宫颈机能不全的诊断标准和宫颈环扎术指征因缺乏大样本随机对照研究，还需要多中心随机对照进一步研究和探讨，积累证据。有学者研究认为，亚临床宫内感染内感染在急性宫颈机能不全的患者中出现的概率为13%～50%。因此，是否行羊膜腔穿刺术排除宫内感染仍需循证医学去评价。该患者无宫颈环扎术禁忌证，可充分医患沟通后24～48h内进行宫颈环扎术，双胎妊娠，宫口已开大1.5cm，暂不建议进行羊膜腔穿刺术来排除宫内感染。特别强调一下，实施成功的羊膜囊还纳术，是紧急环扎手术治疗得以完成、并达到延长妊娠目的的核心和关键。

羊膜囊还纳的方法包括：让患者头低脚高位、使用Foley球囊或海绵棒轻轻向上移位羊膜囊等，还纳羊膜囊后，暴露该位置的宫颈边缘，用卵圆钳或无损伤皮钳夹住此处宫颈略加牵拉后进行缝合，缝针尽量靠近宫颈内口，针距1～1.5cm，因宫颈软而薄，应避免进针过深，不要穿透黏膜层，以免损伤羊膜囊造成胎膜早破；依次暴露下一部分宫颈并缝合，环宫颈缝绕3～4针，轻轻牵拉缝线，将羊膜囊送入宫颈内口，逐渐收紧缝线和打结，完成手术。术后注意监测患者有无感染，有无产兆等，建议辅以使用宫缩抑制剂及抗生素治疗，如出现胎膜早破、临产、感染等征象时，应尽快拆除缝扎线。

第一次讨论后临床处理情况

与患者及其家属充分沟通后，于2013年4月16日，孕20^{+6}周，静脉复合全麻下，让患者头低脚高位成功回纳羊膜囊，缝线用双7号丝线行McDonald单重宫颈环扎术，距宫颈外口2cm的宫颈阴道穹隆部，荷包式缝合4针，在宫颈的12点处缝线打结，使宫颈内口缩小仅容一指尖。手术顺利，出血1mL，术后见宫颈阴道段长约20mm。术后予以硫酸镁抑制宫缩、拉氧头孢预防感染3天等对症支持治疗。术后第3天，复查B超示，剩余宫颈管长约

23mm，宫颈内口扩张。患者无腹痛、腹胀，无阴道流血、流液等不适。术后第5天出院，继续使用孕酮凝胶及硝苯地平抑制宫缩治疗。建议术后定期在我院产检，每2周复查各项感染指标及白带常规，阴道超声测宫颈长度。

二、第二次入院

双胎妊娠，环扎术后15天，阴道出血3天。

第二次入院病历摘要

患者，36岁，因“宫内双胎妊娠，停经23^{+1}周，环扎术后15天，少许阴道流血3天”于2013年5月1日入院。患者为IVF-ET助孕，核实预产期为2013年8月27日，入院当天核实孕周为23^{+1}周。孕期在我院定期产检，NT正常、唐氏筛查为低风险。2013年4月16日，孕20^{+6}周本院行紧急环扎术，顺利，术后2天，4月18日，本院门诊超声排畸检查提示：双绒双羊，BPD 55/55mm，FL 36/33mm，LOT/RScA，体重406/360g。3天前无诱因出现少许阴道流血，咖啡色，伴少许下腹坠胀不适，可忍受，自行予孕酮凝胶1枚入阴道、硝苯地平片（10mg，每8h 1次，口服）抑制宫缩治疗，无明显好转，遂今日急诊入院。患者现无腹痛、无发热、无阴道流血、流液等不适，自觉胎动正常。孕期无头晕、视物模糊，无心悸胸闷、呼吸困难等不适，精神食欲佳、睡眠好，大小便正常。孕前体重68kg，现体重76kg，身高163cm，孕前BMI 25.6kg/m^2。孕期体重共增加8kg。患者既往体健，既往史、个人史和月经婚育史见第一次病历摘要。

入院查体：生命体征平稳，心肺听诊无异常，腹隆、软，无压痛、反跳痛，双下肢浮肿（-）。产科检查：宫高30cm，腹围93cm，胎儿A胎心率140次/min，胎儿B胎心率150次/min、律齐，宫体无压痛，未扪及子宫收缩。阴道检查：阴道内见大量白色黏稠分泌物，无异味；宫颈质中，中位，宫颈管长约1cm，宫口开大2cm，羊膜囊凸出宫颈口2cm×2cm，胎膜未破，头先露，S-3。入院时辅助检查，血常规：WBC 8.36×10^9/L，RBC 4.04×10^{12}/L，Hb 122g/L，PLT 269×10^9/L；白带常规+BV：清洁度Ⅲ

度，假丝酵母菌未发现，G+小杆菌（++），G+大杆菌（-），线索细胞未发现，白细胞（++），过氧化氢（+），白细胞酯酶（++），乙酰氨基葡萄糖苷酶（-）；凝血功能、降钙素原、肝功能、生化、尿液分析未见明显异常。

入院后密切母胎监测，监测胎动正常、胎心率正常。患者生命体征平稳，无腹痛，无阴道流血、流液等不适。予以预防早产（孕酮凝胶90mg，阴道使用，每晚1次；硫酸镁15g，静脉滴注，每天1次）、预防感染（头孢呋辛2.0g，静脉滴注，每天2次）等对症支持治疗1天后阴窥检查发现宫颈管展平，宫口开大3cm，羊膜囊凸出宫颈口，考虑难免流产转入产房拆线，顺利，无出血。因患者强烈要求继续安胎，继续予硫酸镁静脉滴注抑制宫缩，地塞米松促胎肺成熟治疗，目前入院后第3天，患者生命体征平稳，无腹痛，无阴道流血、流液等不适，阴道检查宫颈管展平，宫口开大3cm，羊膜囊凸出宫颈口。目前诊断：①妊娠合并宫颈机能不全环扎拆线后。②双胎妊娠（双绒毛膜双羊膜囊）。③体外受精-胚胎移植术后。④孕3产0，孕23^{+3}周双活胎。⑤不良孕产史。因环扎并拆线术后的双胎妊娠，孕23^{+3}周，宫口开大3cm，无临产迹象，特提请讨论患者进一步的诊疗方案。

第二次全科讨论记录

产科住院医师A：对于早产定义的上限，全球统一为妊娠不满37周分娩；而对于早产定义的下限，各国根据其新生儿治疗水平及国情而存在差异，我国为妊娠满28周或新生儿出生体质量≥1 000g，美国为妊娠满20周，欧洲为妊娠满22周，体现不同国家的经济水平和医疗水平。有数据显示新生儿死亡中早产儿约占70%，婴儿期死亡中早产儿约占36%，儿童期神经损伤中早产儿占25%～50%。一般认为，孕周＜28周的极早期早产比较严峻，必须高度关注。早产儿是否能够存活，以及存活后是否会发生后遗症，主要取决于出生时的孕周和出生时的体重。不过，即使是孕周和出生体重相同，在不同的国家和地区，早产儿的存活率和后遗症的发生率还是有很大的差异。在妊娠22周时，不管出生体重多大，欧洲婴儿的预计存活率为2%～3%。在妊娠24周以后，在孕周相同的情况下，出生体重不一样婴儿的存活率会有很大的差异。孕24周后，出生体重250～499g，婴儿存活率为7%～13%，出生体重1 000～1 249g，婴儿存活率为16%～28%。对于孕周太小的早产儿，国外所有指南的看法比较一致：孕周≤22周时，新生儿无存活希望，不处理。妊娠22～22^{+6}周被认为是人类存活的边界，不推荐积极处理，除非是安慰性护理。对于妊娠25～25^{+6}周，所有指南的看法也比较一致：分娩前使用糖皮质激素促进胎肺成熟，必要时行剖宫产分娩胎儿，对所有新生儿进行积极抢救，除非是有致命的畸形。从这些指南来看，23～24周是所谓的灰色区域，处理建议是根据个体情况和父母的意愿决定是否进行积极抢救。在一些国家，灰色区域会延伸至25～25^{+6}周。按中国的诊断标准，目前该患者为环扎并拆线术后的双胎妊娠，孕23^{+3}周，宫口开大3cm，无临产迹象，已促胎肺成熟治疗，预测胎儿体重＜500g，应该诊断为：①妊娠合并宫颈机能不全环扎拆线后。②双胎妊娠（双绒毛膜双羊膜囊）。③难免流产。④孕3产0，孕23^{+3}周双活胎。⑤不良孕产史。建议顺其自然，新生儿存活率低，不进行积极抢救。下次妊娠，主张单胎妊娠，孕12～14周，预防环扎，争取良好妊娠结局。

产科副主任医师F：国内专家报道宫颈环扎术后宫口再次扩张的补救措施：行紧急环扎术后，少数患者短时间内再次出现宫颈缩短、宫口扩张甚至羊膜囊突入宫颈管内的情况，排除环扎手术及继续妊娠禁忌证后，再次行宫颈环扎称为“救援性宫颈环扎”，是一项补救措施。手术时孕周越大，手术效果越差，妊娠结局越差，国外有少数小样本的文献资料对其进行了研究，救援性宫颈环扎术的最佳手术时机为孕24～26周，不应迟于孕26～28周。国内中山大学孙逸仙纪念医院张建平教授团队，曾接1例双胎妊娠孕妇，自妊娠23周起共行5次宫颈环扎术，最终至妊娠29周分娩一活女婴，一活男婴，体重分别为1 200g和1 150g，产妇术后7天拆除腹部切口缝线痊愈出院，认为在充分评估手术可能带来的胎膜早破、宫内感染及手术操作诱发子宫收缩等潜在风险后，首次环扎术后患者宫颈进一步缩短甚至扩张时，施行救援性宫颈环扎术能够获益。本例患者，高龄，孕3产0，2005年人工流产1次，2011年5月双胎妊娠，孕20^{+6}周，胎膜早破，难免流产，2次都是双胎，试管婴儿，强烈要求安胎，目前有适应证、无禁忌证，建议行“救援性宫颈环扎”。当然，知情告知非常重要。

产科副主任医师G：包括美国在内的发达国家的早产孕周定义为24～37周，而中国则采用世界卫生组织WHO的定义，早产孕周为28～37周。《中国城市早产儿流行病学初步调查报告》通过调查显示：早产因素中排列顺序依次为母亲流产史、多胎、胎膜早破和妊高症，比率分别为36.8%，20.8%，19.8%和12.6%。为治疗流产避免早产而行紧急环扎术后的围手术期管理，非常关键。国内有报道宫颈机能不全患者施行救援性宫颈环扎术后，应用硫酸镁、利托君及阿托西班等宫缩抑制剂至足月分娩，且认为利托君是环扎术后抑制宫缩的最常用药物，其通过与G受体结合，降低细胞内钙离子浓度，抑制宫缩。但由于β受体在人体内分布广泛，长期大量使用，母胎可产生副反应，如心率加快、糖代谢紊乱、低血钾、肺水肿等。对于利托君剂量调至0.5mg/min（35滴/min），以及使用利托君时孕妇心率>140次/min，宫缩仍未控制者，可考虑联合使用阿托西班。阿托西班是缩宫素受体拮抗剂，对子宫具有特异性。副作用很少，只有轻度的心动过速、胸闷等，一般不须特殊处理，长期使用对孕妇和胎儿均很安全，不过价格较为昂贵，如患者经济状况良好可优先选择。该药是欧洲多个国家治疗早产的“一线药物”。目前该患者宫缩抑制剂的使用方面，因双胎妊娠，使用利托君抑制宫缩时患者心率快，自觉气促不适，难以接受，而阿托西班我院暂时无药，但2周前用硫酸镁效果尚可，可考虑联合孕酮维持治疗。注意广谱抗生素使用5～7天。

产科主任医师E：目前该患者的孕周为23^{+3}周，还属于流产范围。流产的分类和定义分别为：①先兆流产表现为妊娠28周前出现少量阴道出血，伴轻微下腹痛，无宫颈口扩张，妊娠组织物未排出，妊娠尚有希望继续者，其关键是胎儿存活。②难免流产指流产不可避免，表现为阴道流血增多，阵发性腹痛加重或出现阴道流水，妇科检查宫颈口已扩张，有时尚可见到胚胎或胎囊堵塞子宫颈口，子宫大小与停经月份相符或略小。③不全流产指妊娠产物已部分排出体外，尚有部分残留使流血持续不止，甚至因流血过多而发生休克。妇科检查发现宫颈口已扩张，不断有血液从宫颈口内流出，有时可见胎盘组织堵塞于宫口或部分妊娠产物已排出于阴道内，而部分仍留在宫腔内。一般子宫小于停经月份。④完全流产指妊娠产物已全部排出，阴道流血逐渐停止，腹痛亦消失。妇科检查发现宫颈口关闭，子宫接近正常大小。本例按诊断应为“难免流产”，因宫口开大3cm，羊膜囊凸出宫颈口，但目前无腹痛和阴道流血，确切诊断虽然为难免流产，但为宫颈机能不全所致，应该为尚有治疗方法的可以阻止的“难免流产”，但效果和风险并存。国外有学者提出，紧急宫颈环扎术延长孕周时间达6～9周，而卧床休息为主的保守治疗延长孕周不足4周，即使当宫颈管扩张达4cm时也应考虑实施紧急宫颈环扎术，无论多胎还是单胎妊娠，对患者均有潜在获益价值。因患者曾孕20^{+6}周，双胎难免流产，预测本次延长孕周困难，预后难以预测，应充分知情告知。术后注意监测患者有无感染和产兆等，建议辅以使用宫缩抑制剂及抗生素治疗，如出现胎膜早破、临产、感染等征象时，应尽快拆除缝扎线，否则宫颈裂伤严重，产时出血风险极高。另外，特别注意分娩过程产后出血的预防和处理，患者上次流产胎盘残留清宫，产后出血行“双侧子宫动脉造影+靶动脉栓塞术”，本次妊娠胎盘植入及产后出血风险高。

第二次讨论后临床处置及妊娠结局

与患者及其家属充分沟通后，于2013年5月3日，孕23^{+3}周，腰硬联合麻醉下，让患者头低脚高位成功回纳羊膜囊，缝线用双10号丝线行McDonald单重宫颈环扎术，距宫颈外口1.5cm的宫颈阴道段，针自宫颈1点入针、11点出针，再10点入针、8点出针，然后再用另一个双10号针线自7点入针、5点出针，后4点入针、2点出针，在宫颈的上下方侧面处缝线打结，再上下相对打结，形成宫颈管长2cm，宫颈内口紧，出血5mL。术后予以硫酸镁抑制宫缩、拉氧头孢预防感染对症支持治疗。术后第50h，2013年5月5日15:30，孕23^{+5}周，突发阴道流血10mL，诉宫颈口处有痛感，触诊未触及明显宫缩，加大硫酸镁滴速，15:40再次出血10mL，阴窥宫口开大6cm，宫颈口触及胎儿肢体，环扎线脱落，16:04，宫口开大8cm，16:43自然娩出活男婴，660g，Apgar评分1min：6/10分，5min：8/10分，10min：8/10分，阴道大量出血，约400mL，立即人工破膜，16:48臀牵引娩出活男婴，620g，Apgar评分1min：2/10分，5min：1/10分，10min：0/10分，阴道大量出血，约400mL，缩宫素20U静脉滴注，卡前列腺素氨丁三醇250μg肌内注射，徒手剥离胎盘，检查胎盘发现50mm×40mm×10mm缺损，清宫，清出胎盘样组织物20g，宫颈钳夹止血，检查宫颈完整，考虑宫缩乏力，立即按摩子宫、碘仿纱宫腔填塞和阴道填塞，出血汹涌，产后半小时出血累计2 000mL，立即呼救麻醉师、产科主任、医务科、输血科入产房协助抢救，输注红细胞6U、新鲜冰冻血浆600mL，冷沉淀6U，拟“产后出血、失血性休克、胎盘植入”17:15—19:50在产房静脉全麻下，行“剖宫取胎盘+双侧子宫动脉结扎+子宫下段裂伤缝合术”，术中见腹腔少许清亮液体，子宫完整，收缩欠佳，子宫前壁下段横向切开子宫，见部分胎盘组织植入后壁，活动性出血，止血带捆扎子宫下段，清除植入后壁的胎盘组织，结扎双侧子宫动脉，8字缝合子宫后壁和前壁，松开止血带后，仅少许渗血，碘仿纱9条宫腔填塞，碘仿纱3条和拭子一个阴道填塞。常规缝合子宫前壁切口，腹腔放引流管，术中总出血量4 500mL。术中输注红细胞8.5U、新鲜冰冻血浆300mL，冷沉淀10U。术后转入介入室行双侧髂内动脉和子宫动脉造影+子宫动脉栓塞术，然后转入中心ICU高级生命支持，术后第24h拔除宫腔和阴道填纱，第48h拔除腹腔引流管，第3天子宫超声：子宫前位，三径线178mm×71mm×134mm，宫腔清晰，内膜厚4.4mm，子宫前壁右下段探及肠线回声，宫颈回声均匀。术后第3天转入普通病房，术后第8天出院。出院前WBC 6.83×10^9/L，Hb 99g/L，PLT 395×10^9/L。新生儿出生后2天死亡。胎盘病理：胎盘植入，全胎盘呈急性弥漫性化脓性炎改变，绒毛纤维素性沉淀增多，脐带血管周围炎，胎膜表面可见炎性渗出物。

三、后记

患者2015年10月14日，在我院再次行IVF-ET术，植入胚胎1枚，孕12周NT1.7mm，无创唐氏低风险，孕14^{+5}周腰硬联合麻醉下用慕斯林环扎带行U形单重宫颈环扎术。孕36周入院待产，2016年6月12日，孕36^{+6}周胎膜早破剖宫产，分娩活女婴，体重2 970g，Apgar评分1min：6/10分，5min：9/10分，10min：10/10分，胎盘后壁植入，止血带捆扎子宫动静脉水平，清除植入后壁的胎盘组织，缝扎后壁创面，结扎双侧子宫动脉上行支，手术顺利，出血800mL，术后第3天出院。

第五章

经阴道宫颈环扎术手术步骤和注意事项

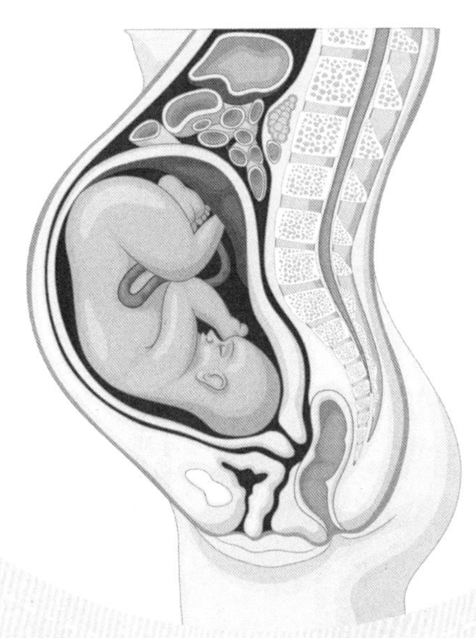

第一节　经阴道宫颈环扎术手术步骤

一、病史指征（预防性）或超声指征（治疗性）的经阴道宫颈环扎术

预防性（治疗性）宫颈环扎术视频

（一）手术步骤

（1）麻醉。腰硬联合麻醉。

（2）选择体位。取膀胱截石位。

（3）常规消毒外阴3次，铺无菌巾单，点数，取出双针连线慕斯林环扎带RS-22。

（4）导尿。消毒尿道口后，导尿，尿量100mL，色清。

（5）阴道拉钩暴露宫颈。直视下阴道拉钩暴露宫颈，消毒阴道和宫颈，观察并记录：阴道后壁松弛，宫颈光滑，后唇较前唇稍短，见宫颈长约2.0cm，2把皮钳钳夹宫颈12点和6点，向外轻拉宫颈，消毒。

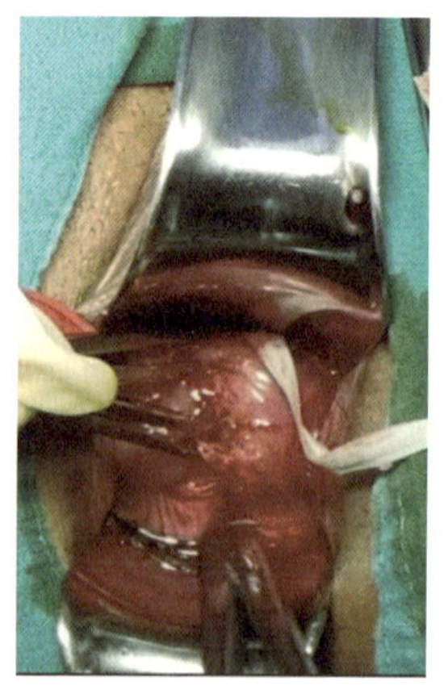

图5-1　示范5-1点进出针完成后

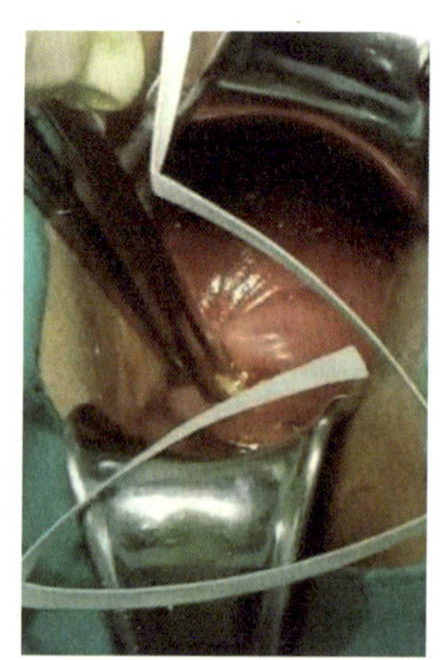

图5-2　示范7-11点进出针

（6）改良Shirodkar术式——U形缝合：以RS-22宫颈环扎线于距宫颈外口2cm宫颈阴道穹隆顶行宫颈环扎，用其中一端针自宫颈5点入针、1点出针，再用另一端针自7点入针、11点出针，剪掉两端针头，在宫颈阴道穹隆顶12点处打结，使宫颈内口缩小仅容一指尖，共8个结，留线尾1cm。消毒，再次消毒宫颈阴道，检查宫颈，无出血，长度2.5cm，缝线未穿透宫颈黏膜层，缝线距宫颈外口距离2.5cm（图5-1、图5-2）。

McDonald术式——荷包式缝合：以MB66编织线，自宫颈11点入针、10点出针，8点入针、7点出针，5点入针、4点出针，2点入针、1点出针，于宫颈阴道穹隆顶12点打结，检查宫颈，缝线未穿透宫颈黏膜层，于宫颈阴道穹隆顶12点打结，使宫颈内口缩小仅容一指尖，共8个结，留线尾0.5cm（见图5-3至图5-5）。

若行双重缝扎，则在第一次缝扎线外，距第一次缝扎线2～3mm，与第一次缝扎线进出针错位，分别在12点入针、11点出针，10点入针、8点出针，7点入针、5点出针，4点入针、2点出针，在1点缝线打结，使宫颈口缩小仅容1指尖（图5-6、图5-7）。

（7）再次消毒宫颈阴道，检查宫颈：无出血，长度2.5cm，缝线未穿透宫颈黏膜层，缝线距宫颈外口距离2.5cm。

（8）术毕，清点器械，纱布和针头无误，听胎心140次/min，观察无明显宫缩，安返病房。

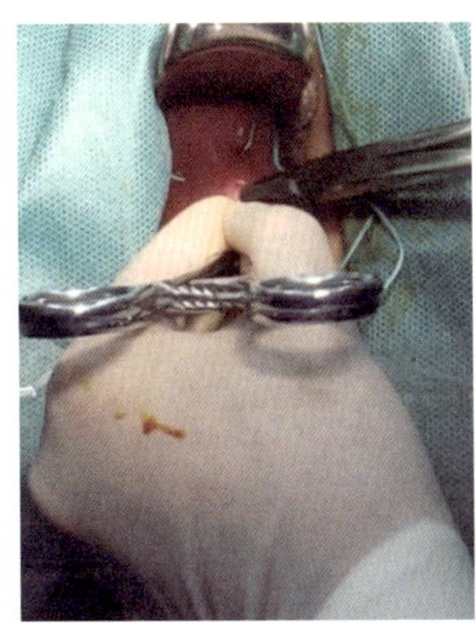

图5-3　12-11点进出针

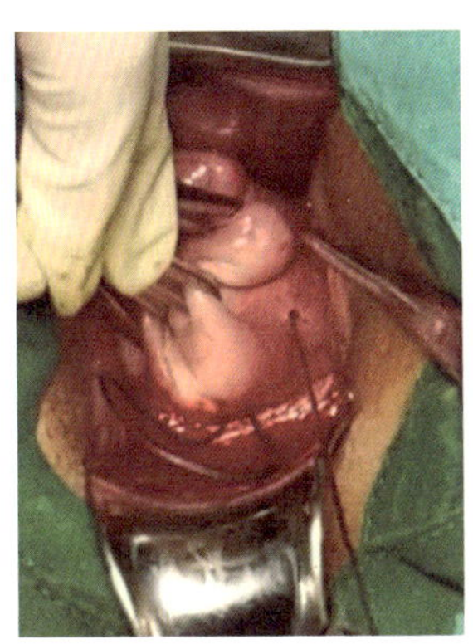

图5-4　10-8和7-5点进出针

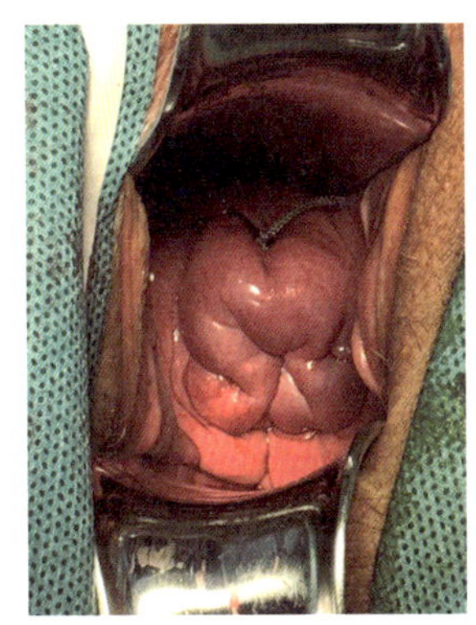

图5-5　单重缝合完成，12点打结

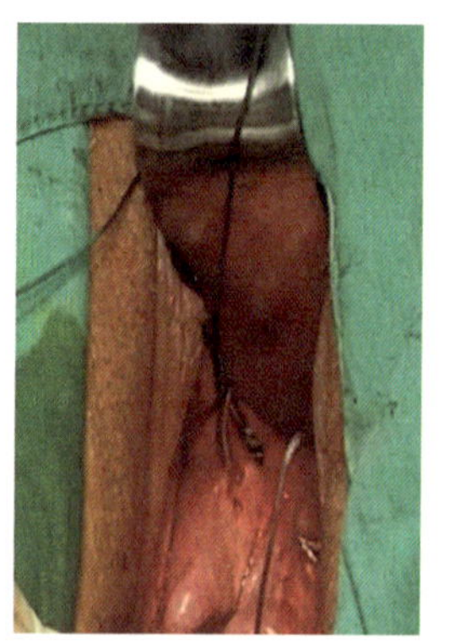

图5-6　双重缝合，距离第一重缝线外0.2～0.5cm，2-1点进出针

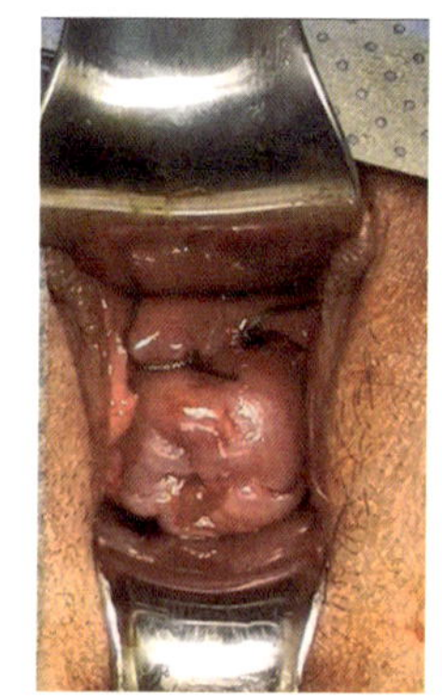

图5-7　双重缝合完成，12点、1点处打结

（二）注意事项

（1）定位。宫颈阴道穹隆顶端。

（2）缝线选择。MB66编织线或慕斯林带RS-22。

（3）进针部位。

U形缝合：一端针自宫颈5点入针、1点出针，再用另一端针自7点入针、11点出针。

荷包式缝合：宫颈11点处入针、10点出针，8点入针、7点出针，5点入针、4点出针，2点入针、1点出针。

（4）打结及检查。缝线在宫颈肌层穿行，避免穿透宫颈黏膜层，打结松紧度以宫颈口容纳4号扩宫器为宜，打结6~8个，防止线结滑脱。

二、体格检查指征（紧急宫颈环扎术）的经阴道宫颈环扎术

（一）手术步骤

紧急宫颈环扎术视频

（1）麻醉。腰硬联合麻醉。

（2）选择体位。取膀胱截石位（充分外展双下肢）+头低臀高位。

（3）常规消毒外阴3次，铺无菌巾单，点数。

器械台器械包括：阴道拉钩2个，卵圆钳、无损伤皮钳4把，中号血

管钳2把、持针器、线剪、大号无齿镊和有齿镊各1把。取出预备环扎的W6977编织线和MB66编织线。

（4）导尿。消毒尿道口，导尿，尿量100mL，色清。

（5）阴道拉钩暴露宫颈。直视下（阴道拉钩暴露宫颈），生理盐水消毒阴道和宫颈，观察并记录：羊膜囊凸出宫口，宫口开大5cm，白色分泌物较多。

（6）羊膜囊复位。用3把无损伤皮钳钳夹宫颈12点、3点和9点边缘，向外轻拉宫颈，用生理盐水浸润1号纱一块，卵圆钳钳夹湿纱块裹住凸出的羊膜囊，并缓慢将羊膜囊还纳于宫颈内口；然后再用1把无损伤皮钳钳夹宫颈6点边缘，羊膜囊成功复位。再次用碘伏消毒宫颈及阴道2次（见图5-8、图5-9）。

第一重环扎：在宫颈阴道穹隆顶处以W6977编织线环扎，分别在11点入针、10点出针，8点入针、7点出针，5点入针、4点出针，2点入针、1点处出针，缝线不穿透宫颈黏膜层，剪掉针头，让助手打结，在宫颈阴道穹隆顶12点处缝线打结，术者密切配合边打结边缓慢拔出纱块，打结共8个，松紧以容纳一指尖为宜。再次观察并消毒宫颈，见开大的宫口已呈闭合状态。

第二重环扎：用MB66编织线在距第一道环扎线外约0.2cm再次缝扎宫颈，12点入针、11点出针，9点入针、8点出针，6点入针、5点出针，2点入针、1点出针，缝线不穿透宫颈黏膜层，在1点处缝线打结，使宫颈内口缩小仅容一指尖，打结8个，留线尾2cm。

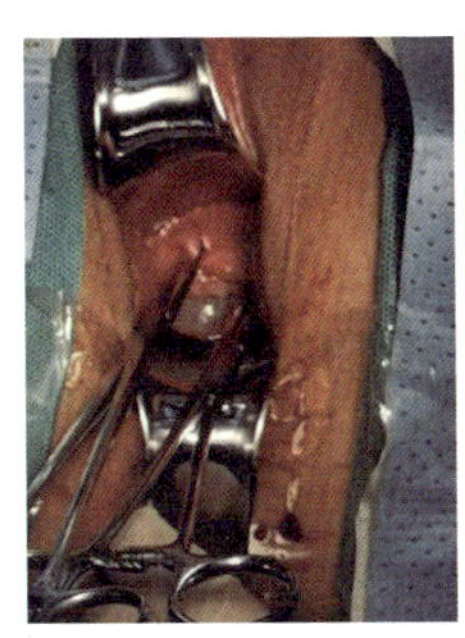

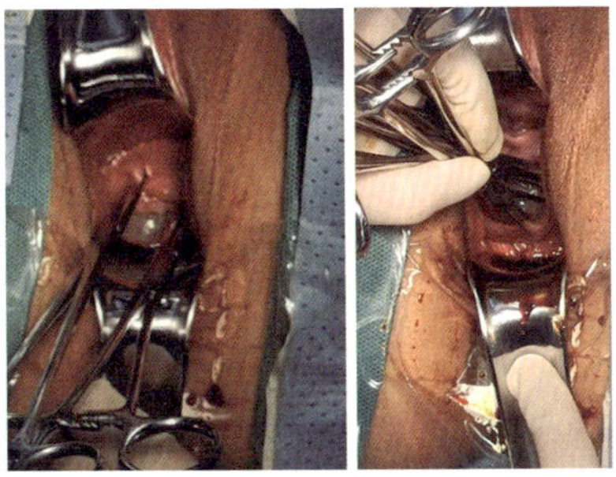

图5-8　无损伤皮钳依次钳夹宫颈12点、6点、9点、3点边缘

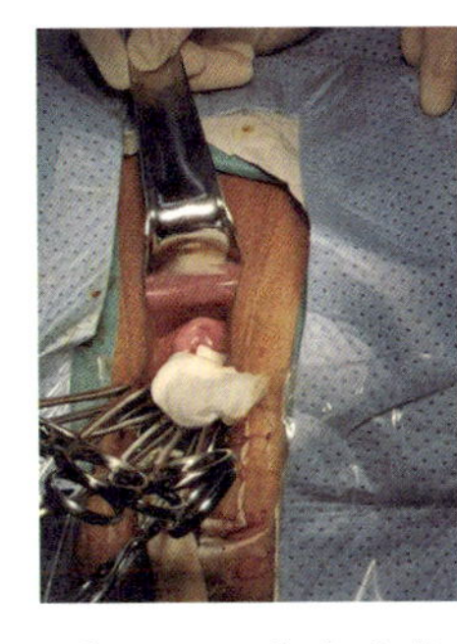

图5-9　1号小方纱填入宫颈管成功还纳水囊

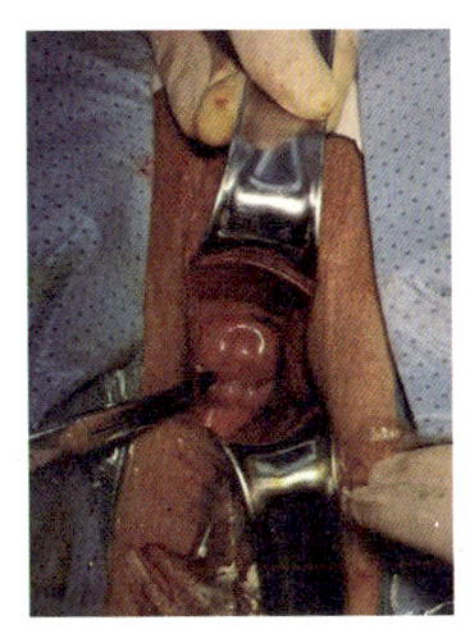

图5-10　荷包式缝合完成后

（7）再次消毒宫颈阴道，检查宫颈：无出血、缝线未穿透宫颈黏膜层，缝线距宫颈外口距离1.5cm，宫颈口缩小仅容一指尖（图5-10）。

（8）术毕，清点器械无误，听胎心138次/min，观察无明显宫缩，安返病房。

（二）注意事项

（1）定位。宫颈阴道穹隆顶端。

（2）还纳羊膜囊。① 膀胱截石位和头低臀高位，利用重力作用还纳羊膜囊。② 用4把无损伤皮钳钳夹宫颈12点、6点、9点和3点边缘，向外轻拉宫颈，缓慢上下皮钳轻轻用力挤压，将凸出的羊膜囊还纳于宫颈内口。③ 用卵圆钳将生理盐水湿润的1号小方纱裹住凸出的羊膜囊，并上推羊膜囊入宫颈内口。④ 用小儿导尿管置入宫颈管内口，膨胀小儿导尿管的气囊，将羊膜囊回纳至宫颈管内，然后向膀胱内注入300～500mL的生理盐水使水囊向子宫下段上移。

（3）缝线选择。W6977编织线和MB66编织线。

（4）缝扎方式。细、粗双重缝线加固缝合。

McDonald术式荷包式缝合。第一道环扎：宫颈阴道穹隆顶端，细线W6977编织线，宫颈的11点入针、10点出针，8点入针、7点出针，5点入针、4点出针，2点入针、1点出针，打结松紧度以宫颈口容纳一指尖为宜，打结6～8个。

第二道环扎：粗线MB66编织线，在距第一道环扎线外0.2~0.5cm再次缝扎宫颈，进出点与第一道环扎点针点稍微错开。

（5）打结及检查。缝线在宫颈肌层间穿行，避免穿透宫颈黏膜层，避免损伤羊膜囊。打结松紧度以宫颈口容纳1指尖为宜。防止线结滑脱。

三、救援性宫颈环扎术

（一）手术步骤

（1）麻醉。腰硬联合麻醉。

救援性宫颈环扎术视频

（2）选择体位。取膀胱截石位（充分外展双下肢）和头低臀高位。

（3）常规消毒外阴3次，铺无菌巾单，点数。

器械台器械包括：阴道拉钩2个，无损伤皮钳6把，中号血管钳2把，卵圆钳、宫颈钳、持针器、线剪、大号无齿镊和有齿镊各1把。取出预备环扎的W6977编织线和MB66编织线。

（4）导尿。消毒尿道口后，导尿，尿量100mL，色清。

（5）阴道拉钩暴露宫颈。直视下（阴道拉钩暴露宫颈），生理盐水消毒阴道和宫颈。观察并记录：原外院进行的单道的宫颈环扎的10号丝线已滑脱至宫颈口，斜跨在11点和6点间，宫口未开，宫颈长约1.5cm，分泌物较多（图5-11）。

（6）环扎和拆线。用6把无损伤皮钳钳夹宫颈12点、2点、10点、8点、6点和4点边缘。检查见宫颈3点与9点处撕裂伤，长约1cm，无渗血（图5-12）。再次用碘伏消毒宫颈及阴道。

第一重环扎和拆除原环扎线：用W6977编织线环扎，在宫颈阴道穹隆顶处分别在12点入针、11点出针，10点入针、8点出针，7点入针、6点出

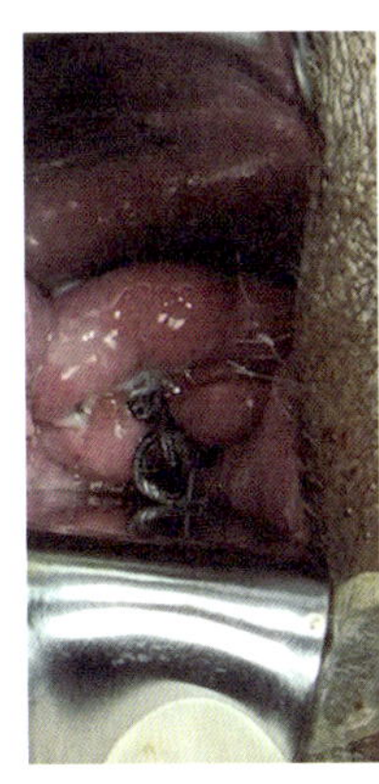

图5-11　原环扎丝线滑脱至宫颈口，斜跨在11点和6点间

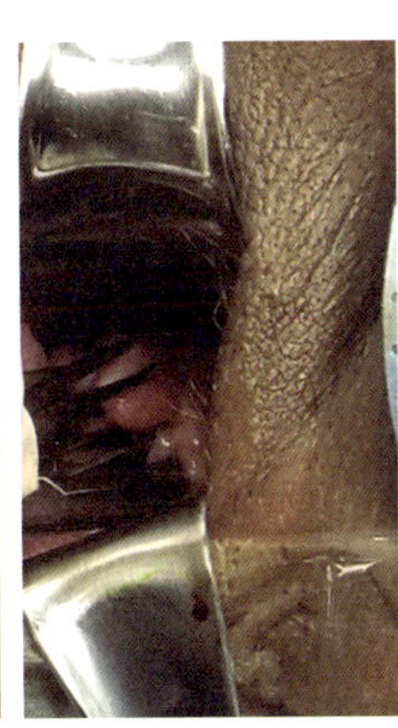

图5-12　宫颈3点处撕裂伤

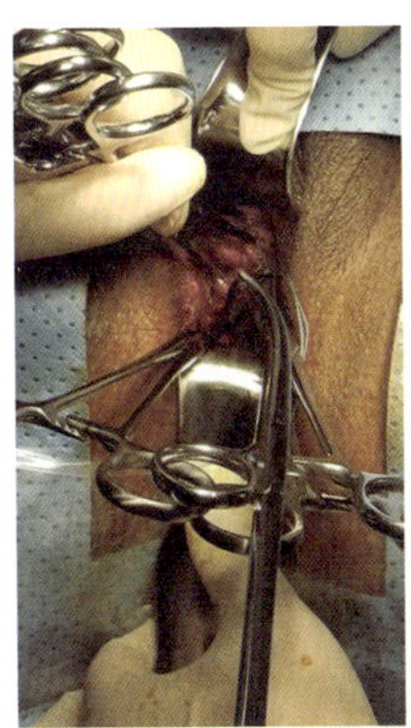

图5-13　第一重环扎后拆除原环扎线

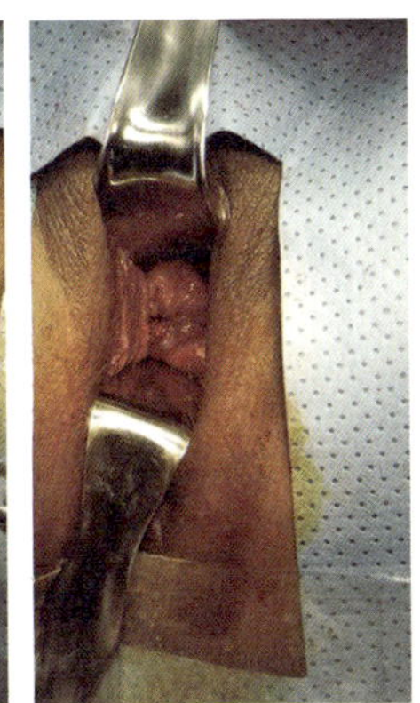

图5-14　双重环扎术后

针，5点入针、4点出针，2点入针、1点出针，环扎线在宫颈肌间穿行，剪掉针头，在宫颈阴道穹隆顶12点与1点处之间缝线打结，助手打结1个并用血管钳固定。术者剪断并拆除原10号丝线环扎缝线，再次核实新缝线未穿透宫颈黏膜层，继续打结共8个，松紧以容纳一指尖为宜（图5-13）。

第二重环扎：用MB66编织线在距第一道环扎线外约0.2cm处再次缝扎宫颈，12点入针、11点出针，9点入针、8点出针，6点入针、5点出针，5点入针、4点出针，2点入针、1点出针，剪掉针头，缝线不穿透宫颈黏膜层，在1点处缝线打结，使宫颈内口缩小仅容一指尖，打结8个，留线尾2cm（图5-12至图5-15）。

（7）再次消毒宫颈阴道，检查宫颈：无出血，缝线据宫颈外口距离1.5cm，宫颈口缩小仅容一指尖。

（8）术毕，听胎心138次/min，观察无明显宫缩，安返病房。

（二）注意事项

（1）环扎定位。宫颈阴道穹隆顶端。

（2）拆除原环扎线时机。若原环扎线影响本次救援线环扎的术野暴露，先拆线；若对维持宫颈形态和救援性环扎操作有利，则完成第一道环扎并打结固定后再拆线。

（3）缝线选择。W6977编织线和MB66编织线。

（4）缝扎方式。细、粗双重缝线加固缝合。

McDonald术式荷包式缝合。第一道环扎：宫颈阴道穹隆顶端，细线W6977编织线，宫颈的11点入针、10点出针，8点入针、7点出针，5点入针、4点出针，2点入针、1点出针，打结松紧度以宫颈口容纳一指尖为宜，打结6～8个。第二道环扎：粗线MB66编织线，在距第一道环扎线外0.2～0.5cm处再次缝扎宫颈，进出针点与第一道环扎针点稍微错开。

（5）打结及检查。缝线在宫颈肌层间穿行，避免穿透宫颈黏膜层，避免损伤羊膜囊。打结松紧度以宫颈口容纳一指尖为宜。防止线结滑脱。

四、宫颈环扎术体位摆放操作流程

宫颈环扎术体位摆放操作流程视频

（一）操作前评估

（1）了解患者病情、下肢活动度、全身皮肤情况。

（2）了解患者合作程度、耐受力、心理反应。

（3）向患者解释体位摆放的目的和方法。

（二）操作前准备

（1）床单位准备。截石位床（图5–15）。

（2）用物准备。脚架2个、啫喱垫2块、裤袜2个（图5–16）。

（三）操作过程

（1）协助麻醉医生完成麻醉，患者取仰卧位。协助患者脱裤，双下肢套上裤袜，注意保护患者隐私。

（2）在手术床两侧床沿安装脚架，脚架上铺置啫喱垫，将双下肢依次放置于脚架上外展，注意双腿外展不超过90°，根据手术患者情况，合理调节脚架高度，使其双腿自然弯曲舒适，并妥善固定，放下活动的床板，臀部下挪超过床沿约10cm，充分暴露会阴部及肛门（图5–17）。

（3）臀下铺置胶单1块。操作过程中注意患者保暖及隐私保护，动作轻柔，避免患者肢体夹伤。

（4）术中关注患者病情变化，并安抚患者，必要时将手术床调为臀高头低位，并提醒操作人员术中勿压迫患者肢体。

（四）术后护理

术后缓慢将患者双腿依次放平，将患者身上的消毒液、血渍抹拭干净，穿好衣裤之后再次评估患者，无异常且病情平稳，车床将患者送返病房。

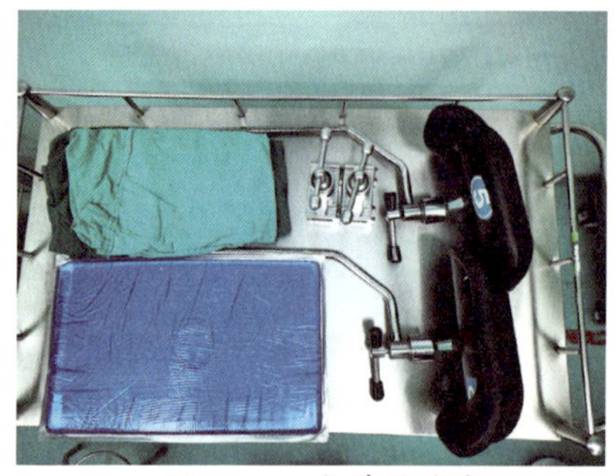

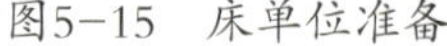
图5-15　床单位准备

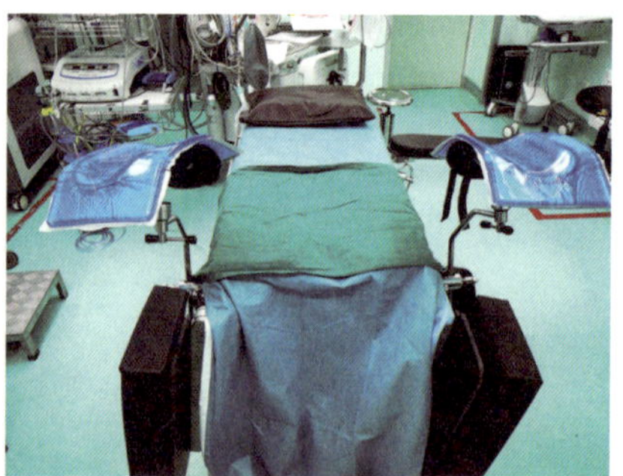

图5-16　用物准备

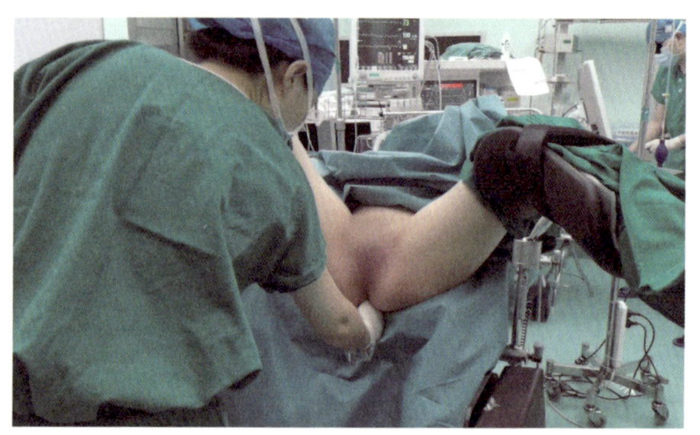

图5-17　标准环扎体位

五、宫颈环扎术后阴窥检查随访操作流程及注意事项

（一）操作前评估

（1）了解患者病情、下肢活动度等情况。

（2）了解患者合作程度、耐受力、心理反应。

（3）向患者解释阴窥检查随访的目的和方法。

宫颈环扎术后阴窥检查随访操作流程视频

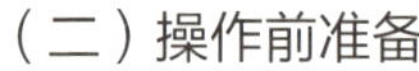

（二）操作前准备

（1）床单位准备。截石位床1张，踏板凳1个、鹅颈灯1盏（图5-18）。

（2）用物准备。聚维酮消毒液（含碘浓度0.45%~0.55%）1瓶、妇科大棉支1包、小棉签1包、一次性窥阴器1个、一次性垫床巾1张、B族链球菌和BV管各1支、玻片1盒（取白带标本用）、细菌培养皿2个、一次性薄膜手套1包（图5-19）。

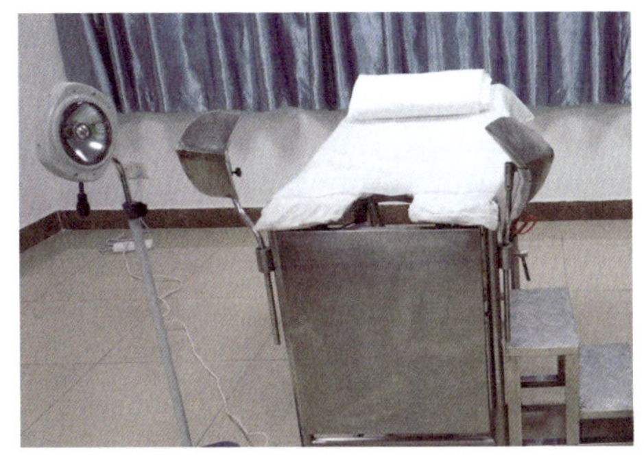

图5-18　床单位准备

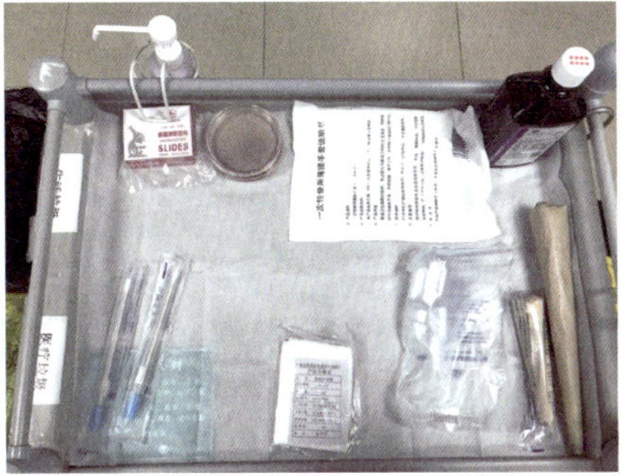

图5-19　操作前用物准备

（三）操作过程

（1）物品准备。在检查室的截石位床铺好一次性垫床巾，做好环境遮挡，注意保护患者隐私。妇科大棉支和小棉签标记开启日期，拆包。打开聚维酮消毒液、撕开一次性窥阴器外包装开口至1/3~1/2。分别在玻片、细菌培养皿、B族链球菌和BV管上标记好患者床号和姓名。

（2）协助孕妇上检查床。指导孕妇站在检查床边，协助其脱下右下肢的内裤和外裤，脱下双鞋，站上踏板凳，坐在检查床靠床尾一侧，然后上半身朝左侧卧位，双手扶床沿由侧卧位转平卧屈腿位，注意患者保暖。

（3）截石位的摆放。调整脚蹬位置，嘱患者双腿尽量分开，放松下半身肌肉，指导将其双腿分开、双脚置于脚蹬上，臀部下挪至超过床内设置的检查孔外沿约5cm，充分暴露会阴部及肛门。此为适合操作的截石位。

（4）阴窥检查。先观察并记录会阴外观及分泌物情况，用妇科大棉支沾聚维酮消毒液进行常规外阴抹洗，再将一次性窥阴器用侧入法置入阴道外1/3，转正并窥开阴道。然后缓缓推进，暴露宫颈及环扎线，于环扎线结部位以小棉签取分泌物送细菌学相关项目检查。拭净分泌物，与医生一起观察并记录宫颈长度、宫口是否扩张、环扎线位置是否有异常等，并注意核查与阴道宫颈超声描述是否吻合。脱手套，免洗洗手液消毒双手。

（5）协助孕妇下检查床。询问患者是否有不适，协助孕妇由截石位转换成左侧卧姿势，以左侧上肢为支撑点撑起上半身，缓慢坐起；然后将双腿垂直放在左侧床侧，挪动臀部，双脚踏在踏板凳上，缓慢下床。协助其床边站稳后，穿好裤子，整理好妆容，离开检查室。

（6）物品整洁归类。

（四）注意事项

（1）上检查床时避免使用腹部力量，侧卧位转变为平卧位的时候防止坠床。

（2）阴窥操作过程随时关注孕妇的感受，有任何不适及时处理。

（3）下床时尽量避免腹部用力，减少宫缩发生可能，若卧床时间过长会有眩晕症状出现，可适当休息后再离开。

（4）若发现有环扎线移位、活动性出血、水囊突出等情况，及时绿色通道安排入院进行处置。

第二节　宫颈环扎术后注意事项

一、术后指导

（1）预防性（11～14周）和治疗性（16～26周）宫颈环扎术后指导孕妇卧床1～2天，紧急性（宫口开<3～4cm）宫颈环扎术后卧床至28周或至分娩。

（2）保持大便通畅，预防发生便秘。指导患者进行床上排便训练，养成定时排便习惯，缓解排便时的紧张心理，排便时抬高床头，指导孕妇用力呼气，切忌过度用力以免腹压增加、诱发宫缩。

（3）指导床上运动肢体，每天3次，每次20～30min，在餐后1h 开始，以促进肠蠕动和预防下肢静脉栓塞的发生。

（4）B超提示羊膜囊凸入宫颈管者要严格执行臀高位，注意观察有无腹痛、腹胀、下腹坠胀，有无宫缩和阴道出血现象。

二、饮食指导

（1）多吃富含膳食纤维的食物，如根茎类、叶菜类蔬菜和大块的水果等。同时膳食中可选择一些通便的食物，如蜂蜜、核桃及火龙果等，保持大便通畅。

（2）饮食中碳水化合物、蛋白质、脂肪要合理搭配，保持体重的适宜增长。

三、健康教育与随访

（1）长时间卧床少动，阴道分泌物大量蓄积，易致阴道炎，并且阴道炎是宫颈环扎术的主要失败原因。要学会自我观察阴道分泌液情况，如分泌液的量、颜色、味等有无异常，如自觉有异常及时复查。注意个人卫生，保持外阴清洁，防止感染。感染易导致流产、早产、胎膜早破的发生。

（2）每2～4周复查白带1次。出现细菌性阴道病及时予局部药物治疗。

（3）每2～4周复查阴道彩超（宫颈情况）和胎儿纤联蛋白1次，至孕32周，做早产的预测和评估。32周后每一周进行1次胎心监护。

（4）如出现阴道出血、流液，或宫缩1～2次/h，立即到医院绿色通道就诊。

（5）在离上次不良孕产史发生前2周预防性使用孕酮凝胶，每天1次，塞肛。

（6）自我调整情绪，保持心情舒畅，不宜过度紧张，以免诱发宫缩。

（7）出院后尽量以卧床休息为主，避免使用腹压，禁止性生活和盆浴。

四、拆环扎线时机

（1）急诊拆线。尽量安排在产房

出现临产征兆或已临产：见红，宫缩1～2次/10min，胎膜早破伴感染等即行宫颈环扎拆线，严防发生宫颈撕裂伤。

（2）择期拆线。安排在治疗室或产房。若临近足月。双胎妊娠孕33～35周拆线为宜，单胎妊娠孕36～37周拆线为宜。

附 录

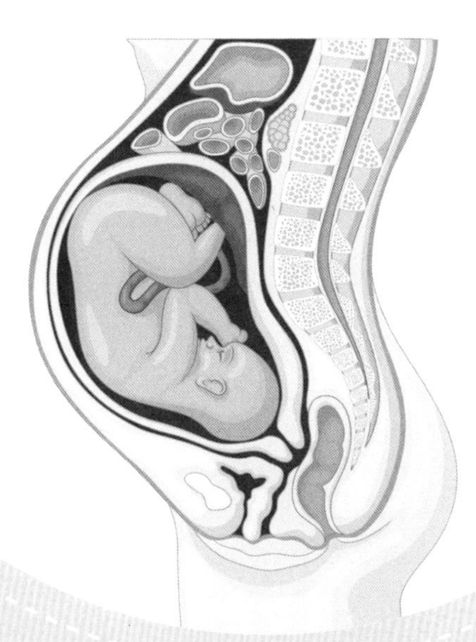

附录一　宫颈机能不全处置流程

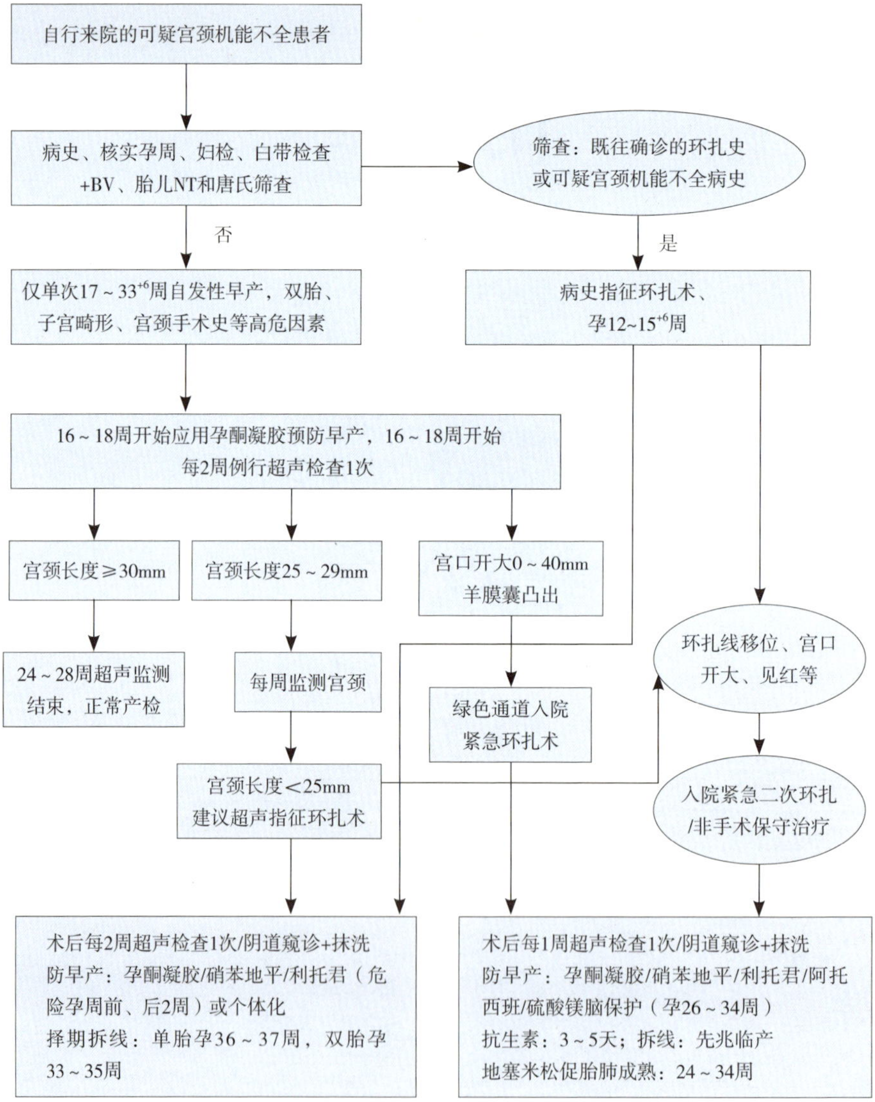

自行来院的可疑宫颈机能不全患者

病史、核实孕周、妇检、白带检查+BV、胎儿NT和唐氏筛查

筛查：既往确诊的环扎史或可疑宫颈机能不全病史

否

是

仅单次17～33^{+6}周自发性早产，双胎、子宫畸形、宫颈手术史等高危因素

病史指征环扎术、孕12~15^{+6}周

16～18周开始应用孕酮凝胶预防早产，16～18周开始每2周例行超声检查1次

宫颈长度≥30mm

宫颈长度25～29mm

宫口开大0～40mm羊膜囊凸出

24～28周超声监测结束，正常产检

每周监测宫颈

环扎线移位、宫口开大、见红等

绿色通道入院紧急环扎术

宫颈长度＜25mm建议超声指征环扎术

入院紧急二次环扎/非手术保守治疗

术后每2周超声检查1次/阴道窥诊+抹洗
防早产：孕酮凝胶/硝苯地平/利托君（危险孕周前、后2周）或个体化
择期拆线：单胎孕36～37周，双胎孕33～35周

术后每1周超声检查1次/阴道窥诊+抹洗
防早产：孕酮凝胶/硝苯地平/利托君/阿托西班/硫酸镁脑保护（孕26～34周）
抗生素：3～5天；拆线：先兆临产
地塞米松促胎肺成熟：24～34周

附录二 宫颈机能不全护理门诊病历

<table>
<tr><td>床号</td><td></td><td>住院号</td><td colspan="3"></td><td>门诊卡号</td><td></td></tr>
<tr><td>姓名</td><td></td><td>年龄</td><td>岁</td><td>籍贯</td><td></td><td>联系电话</td><td></td></tr>
<tr><td>诊断</td><td colspan="7"></td></tr>
<tr><td colspan="2">孕产史</td><td colspan="6"></td></tr>
<tr><td colspan="2">现孕周</td><td colspan="6"></td></tr>
<tr><td colspan="2">流产孕周及原因</td><td colspan="6"></td></tr>
<tr><td colspan="2" rowspan="2">特殊处理</td><td colspan="6"></td></tr>
<tr><td colspan="6"></td></tr>
<tr><td colspan="2">处理医院</td><td colspan="6"></td></tr>
<tr><td colspan="2">宫颈手术史</td><td colspan="6"></td></tr>
<tr><td colspan="8">身高： cm 孕前体重： kg BMI： kg/㎡
分娩体重 kg 孕期增重 kg</td></tr>
<tr><td colspan="8">妊娠合并其他疾病：</td></tr>
</table>

白带情况			
日期	清洁度	白细胞	假丝酵母菌

宫颈B超		
日期	宫颈长度	胎儿情况

复诊预约和宣教记录：

日期	宣教内容	孕妇签名	医护人员签名	备注

分娩情况登记表

<table>
<tr><td colspan="2">终止妊娠指征</td><td></td></tr>
<tr><td colspan="2">分娩方式</td><td></td></tr>
<tr><td colspan="2">产时出血</td><td></td></tr>
<tr><td colspan="2">24h总出血量</td><td></td></tr>
<tr><td colspan="2">围分娩期宫颈损伤情况</td><td></td></tr>
<tr><td colspan="2">产科并发症</td><td></td></tr>
<tr><td rowspan="3">新生儿情况</td><td>孕周</td><td></td></tr>
<tr><td>体重</td><td></td></tr>
<tr><td>Apgar评分</td><td></td></tr>
<tr><td colspan="3">手术医生：　　　　产检医生：
环扎孕周：　　　　环扎时间：</td></tr>
</table>

附录三　宫缩抑制剂使用记录表

孕酮、硝苯地平、利托君和阿托西班等使用记录表

药品名称	用药日期	用药孕周	用药剂量	用法	使用天数	宫缩情况（持续时间/间歇时间）

附录四　用药记录表

抗感染、地塞米松促胎肺成熟、硫酸镁脑保护等治疗用药记录表

药品名称	用药日期	用药孕周	用药剂量	用法	使用天数	特殊记录（血糖、血常规、C反应蛋白、降钙素原、膝反射等）

附录五　宫缩记录表和胎动计数记录表

宫缩记录表（周）

日期	强度	持续时间（s）	1h总数

宫缩强度评估标准：强-痛感，子宫硬如额头；弱-仅有下腹胀感。

宫缩持续时间：从胀痛感开始到完全消失。

提醒：宫缩>4次/h，请通知您的医生或护士

患者签名：

日　期：

胎动计数记录表（周）

日期	早	中	晚	12h总数

计数方法：可按孕妇本人习惯感受的胎动计数自成体系，每次按统一标准即可。

提醒：胎动<3次/h，请通知您的医生或护士

患者签名：

日　期：